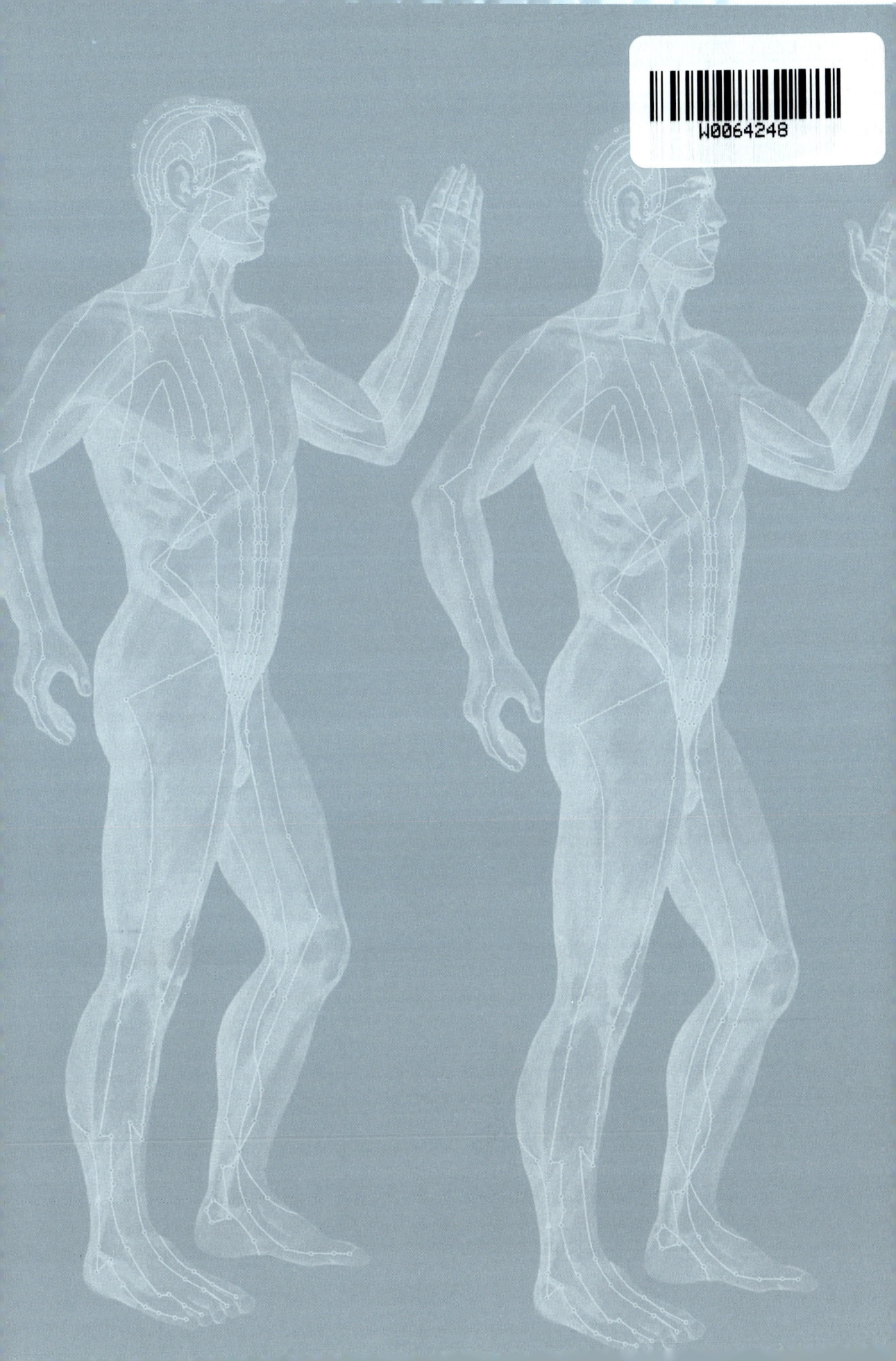

H.-J. Lehmann

Akupunkturpraxis

Hans-Joachim Lehmann

Akupunkturpraxis

Chinesische Standardtherapie
mit Relevanzkarten

Gestaltung der Relevanzkarten durch den Autor
unter Verwendung zweier Grafiken von Song Lianqi (Shanghai)

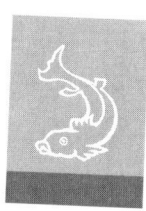

URBAN & FISCHER • München • Jena

Zuschriften und Kritik an:
Urban & Fischer, Lektorat Ganzheitsmedizin, Frau Dr. S. Schmidt, Karlstraße 45, 80333 München

Autor:
Hans-Joachim Lehmann, Geiserichstr. 7, 12105 Berlin

Wichtiger Hinweis: Die Erkenntnisse in der Medizin unterliegen laufendem Wandel durch Forschung und klinische Erfahrungen. Der Autor dieses Werkes hat große Sorgfalt darauf verwendet, daß die in diesem Werk gemachten Angaben dem derzeitigen Wissensstand entsprechen. Das entbindet den Nutzer dieses Werkes aber nicht von der Verpflichtung, seine therapeutischen Maßnahmen in eigener Verantwortung zu treffen.

Die Deutsche Bibliothek – CIP-Einheitsaufnahme

Lehmann, Hans-Joachim:
Akupunkturpraxis: Chinesische Standardtherapie mit Relevanzkarten / Hans-Joachim Lehmann. Gestaltung der Relevanz-Kt. durch den Autor unter Verw. zweier Grafiken von Song Lianqi.
- 1. Aufl. - München ; Jena : Urban und Fischer, 1999
ISBN 3-437-55550-2

Lektorat: Dr. med. Sabine Schmidt, München
Herstellung und Satz: Kadja Gericke, Arnstorf
Gesetzt in der 10p Times in QuarkXPress 4.04 auf Macintosh
Druck und Bindung: Wilhelm Röck Graphische Betriebe, Weinsberg
Umschlaggestaltung: prepress ulm GmbH, Ulm
Titelfoto: unter Verwendung einer Zeichnung von Song Lianqi (Shanghai)

Gedruckt auf 100 g/m^2 Praximatt 1,15

Aktuelle Informationen finden Sie im Internet unter der Adresse:
Urban & Fischer: http://www.urbanfischer.de

Zum Geleit

Die Akupunktur ist eine große Errungenschaft der chinesischen Kultur. Bei vielen Erkrankungen und Beschwerden erzielt sie ausgezeichnete Erfolge. Darum ist es kein Wunder, daß sie auch außerhalb Chinas immer mehr Freunde findet. Viele westliche Therapeuten lernen sie und wenden sie zum Nutzen ihrer Patienten an. Auch an den Universitäten und medizinischen Hochschulen im Westen nimmt das Interesse an ihr immer mehr zu.

Um die Akupunktur mit ihren vielfältigen Aspekten lehren und lernen zu können, ist es hilfreich, einen breiten Überblick über die chinesische Fachliteratur zu haben. Deshalb ist das vorliegende Buch ein bedeutender Fortschritt. Seine Grundlage sind 35 chinesische Lehrwerke, die der Autor sorgfältig studiert und ausgewertet hat. Das Ergebnis zeigt den großen Reichtum der chinesischen Akupunktur, wie er sich in mehreren Jahrtausenden entwickelt hat. Wer sich in die Einzelheiten vertieft, wird hier manches Familienrezept entdecken können, das früher sorgsam geheimgehalten wurde.

Aber das Buch zeigt auch mit großer Klarheit die Gemeinsamkeiten. Es zeigt, welche Prinzipien besonders wichtig sind und allgemein angewandt werden. Um das zu verdeutlichen, bedient sich der Autor einer eigenen, äußerst nützlichen Erfindung: der „Relevanzkarten". Wie auf einer Landkarte sind hier wichtige Punkte größer, seltener verwendete kleiner dargestellt. Das ist nicht nur für Studenten der Akupunktur sehr wertvoll, sondern auch für den praktizierenden Akupunkteur und für den Unterricht. Denn diese Relevanzkarten enthalten, was die Auswahl der Punkte betrifft, die Quintessenz der chinesischen Akupunktur: sie zeigen auf einen Blick, auf welche Punkte es bei welcher Krankheit besonders ankommt.

Dieses Buch ist ein Meilenstein der Akupunkturliteratur. Es ist eine unschätzbare Hilfe für den Anfänger, aber auch eine unerschöpfliche Fundgrube für den Fortgeschrittenen. Ich wünsche ihm viel Erfolg und eine weite Verbreitung!

Prof. Dr. Wu Yao-Chi

Leiter der Akupunktur-Abteilung des
6. Shanghaier Volkskrankenhauses

Zum Geleit

Oft lesen wir in westlichen Lehrbüchern der Akupunktur, daß bestimmte Vorgehensweisen, Regeln oder Leitsätze damit begründet werden, daß dies chinesische Lehrmeinung sei. Insgesamt gehen viele Autoren davon aus, daß sie mit dem Hinweis auf eine chinesische Quelle eine Art Gütesiegel abgegeben haben, ganz im Sinne von: „Das gilt!". Doch selten werden die Quellen auch genannt. Kollege Lehmann hat in den letzten Jahren verschiedentlich solche im Westen entstandenen regelhaften Neuschöpfungen nachgewiesen.

Die eingangs genannte Argumentationslinie hat viele von uns geärgert, aber niemand hat sich bislang die Mühe gemacht zu überprüfen, was denn in der chinesischen Akupunktur tatsächlich Konsens ist. Genau dies tut Lehmann in der hier von ihm vorgelegten und akribisch ausgeführten Studie anhand von 35 chinesischen Lehrbüchern und 30 Indikationen für die Akupunktur. Die Ergebnisse sind erstaunlich. Einerseits wird offensichtlich, daß in der chinesischen Akupunktur eine größere Vielfalt als landläufig angenommen herrscht. Trotz dieser Vielfalt findet sich durchaus Konsensus – therapeutische Standards. Und letztlich zeigt sich, daß sie pragmatischer orientiert sind und weniger bestimmten Ordnungssystematiken folgen. Die chinesische Medizin wird somit wieder mehr als Erfahrungsheilkunde denn als Theoriesystem erkennbar.

Ich bin mir sicher, daß die Resultate dieser Studie uns Grundlage bieten und Anstoß geben werden zur Überprüfung der Validität und Reliabilität vieler uns „liebgewonnener" Einstellungen und Ansichten in der Akupunktur. Gleichzeitig geben sie uns Standards für eine fundierte therapeutische Praxis und Forschung in die Hand.

Graz, im Juni 1999
Prof. Dr. med. Dr. phil. Thomas Ots

Inhaltsverzeichnis

Einführung

Konsens, Theorie und Praxis

Das vorliegende Buch erhebt einen hohen Anspruch: für die Akupunkturbehandlung wichtiger Indikationen den chinesischen **Therapiestandard** festzustellen. Wie läßt sich das bewerkstelligen?

Die Schulmedizin kennt dafür das Instrument der „Konsensus-Konferenz": die führenden Vertreter eines Fachgebietes prüfen, ob sie in der Bewertung therapeutischer Fortschritte übereinstimmen. Wenn das der Fall ist, einigt man sich auf entsprechende Empfehlungen, die bis auf weiteres als Standard gelten. Obwohl kein Arzt verpflichtet ist, sich daran zu halten, ist ihr Einfluß beträchtlich.

Die Akupunktur, erst recht hierzulande, ist von solcher Konsensbildung weit entfernt. In Deutschland gibt es zahlreiche größere und kleinere Gesellschaften, die Akupunkturkurse durchführen. Einige unterrichten anhand von Lehrbüchern, die im Buchhandel erhältlich sind, andere mit internen Materialien, die sich der öffentlichen Diskussion entziehen. In beiden Fällen sind Theorie und Praxis oftmals unterschiedliche Welten: was im Theorieteil gelehrt wird, findet im praktischen Teil kaum Anwendung.

Was ist „Kritische Akupunktur"?

Der Autor des hier vorgelegten Werkes leitet in Berlin den „Arbeitskreis Kritische Akupunktur". „Kritisch" heißt nichts anderes, als daß an die Kernaussagen des Fachgebietes einige selbstverständliche Fragen gestellt werden. Zum Beispiel diese:

Entsprechen die hierzulande gebräuchlichen Begriffe wirklich dem, was die chinesischen Ausdrücke meinen? Ist es für eine angemessene Therapie notwendig oder sinnvoll, auch Theorie und Krankheitslehre der TCM zu übernehmen? Ist die TCM-Krankheitslehre in der westlichen Literatur richtig wiedergegeben? Ist sie in China selber einheitlich? Ist die Interpretation westlicher Krankheitsbilder in den Kategorien der TCM angemessen?

Welche Unterschiede bestehen zwischen den Positionen westlicher Autoren, welche gegenüber der chinesischen Literatur? Wie sind diese Unterschiede entstanden? Wird das, was im Theorieteil der meisten Bücher gelehrt wird, auch in der Praxis verwendet? Sind die Indikationen, die für die einzelnen Punkte angegeben werden, realistisch?

Viele dieser Fragen sind im Prinzip leicht zu beantworten – man braucht sie nur zu stellen und Theorie und Praxis entsprechend zu überprüfen. Das Ergebnis ist allerdings selten erfreulich. Oft wird für jeden Punkt eine Vielzahl möglicher Indikationen genannt, von denen die meisten in der Praxis belanglos sind. Die Kriterien, nach denen laut Theorieteil der meisten Arbeiten Punkte ausgewählt werden, finden in der Regel nicht einmal im Praxisteil derselben Bücher Anwendung.

Noch gravierender sind die Unterschiede, wenn man die Therapiekonzepte mit denen anderer Gesellschaften oder mit der chinesischen Praxis vergleicht. Obwohl das Ausmaß dieser Abweichungen allgemein bekannt ist, verschweigen die meisten Autoren, worauf sich ihre Therapieempfehlungen im einzelnen stützen. Dabei sollte es für ein seriöses Buch über die Medizin eines anderen Kulturkreises selbstverständlich sein, jede wichtige Aussage, die es nicht selbst erarbeitet hat, mit Quellen zu belegen. Dies wird in dem hier vorgelegten Buch auch so gehandhabt.

Für den einzelnen Therapeuten mag es reichen, wenn er irgendwann zu eigenen Schlußfolgerungen kommt und mit den Resultaten seiner Nadelung zufrieden ist. Um die Akupunktur jedoch fundiert an Hochschulen unterrichten zu können, braucht es ein solideres Fundament. Das mindeste ist eine gesicherte Kenntnis dessen, was im Mutterland der Akupunktur herrschender Konsens ist – eben der aktuelle „Standard".

35 chinesische Werke als Grundlage

Einige der oben formulierten Fragen müssen nicht nur an die westliche, sondern auch an die chinesische Literatur gestellt werden. Aber dazu muß man sie erst einmal kennen. Die

Frage ist: kann man das überhaupt, ohne Sinologe zu sein?

In den Jahren nach 1975 sind in der VR China drei quasi-offizielle Akupunktur-Lehrwerke für Ausländer publiziert worden: 1975 das *Outline of Chinese Acupuncture*, 1980 die *Essentials of Chinese Acupuncture* und 1987 *Chinese Acupuncture and Moxibustion*. Für die Frage nach dem therapeutischen Standard haben diese Werke natürlich einen hohen Stellenwert. Aber zum einen beruhen sie nicht auf einem frei ermittelten Konsens, sondern spiegeln lediglich die aktuelle hierarchische Konstellation. Und während die *Essentials* und *Chinese Acupuncture and Moxibustion* sich vor allem durch ihre Ausführlichkeit unterscheiden, gibt es gegenüber dem (in China heute totgeschwiegenen) *Outline* bereits wesentliche Abweichungen. Für die Feststellung des aktuellen Standards und zur Beantwortung der oben gestellten Fragen sind diese drei Werke in keiner Weise ausreichend.

Das hier vorgelegte Buch stützt sich daher auf eine breitere Grundlage: auf **35 chinesische Lehrwerke, die seit 1975 auf englisch oder zweisprachig englisch-chinesisch erschienen sind** und sich ausschließlich oder schwerpunktmäßig mit Akupunktur beschäftigen. Natürlich gehören die „offiziellen" Lehrwerke dazu; in den Tabellen stehen sie jeweils an erster Stelle. Die anderen Werke sind im Umfang und Anspruch sehr unterschiedlich. Sie reichen von kleinen Arbeiten im Westentaschenformat (wie *A Common Chinese-English Terms of Acupuncture*, Henan 1985) über das zweibändige *Clinical Acupuncture & Moxibustion* (Tianjin 1996) bis hin zu dem bisher umfangreichsten zweisprachigen Lexikon speziell für Akupunktur und Moxibustion, dem *Chinese-English Dictionary of Acupuncture and Moxibustion* (Peking 1998), in dem u. a. für zahlreiche Indikationen Therapieempfehlungen gegeben werden. Alle diese Bücher waren oder sind frei im Buchhandel erhältlich. Da sie auf englisch bzw. zweisprachig englisch-chinesisch vorliegen (im Fall des *Practical Handbook on Acupuncture and Moxibustion* dreisprachig englisch-chinesisch-japanisch), können sie in gut ausgestatteten Bibliotheken auch im Westen eingesehen und überprüft werden.

Resultate und Relevanzkarten

Die 35 Arbeiten wurden im Blick auf Terminologie, TCM-Krankheitslehre, Punktauswahl, Therapiekonzepte und Behandlungstechnik un-

tersucht. Was die Punktauswahl betrifft, ergibt sich für jede Indikation eine Liste von Punkten, von denen manche überall Verwendung finden, andere nur zum Teil oder gar nur in einem Werk. So läßt sich für jede Indikation eine Rangliste erstellen, in der die reale Bedeutung der Punkte zu ersehen ist.

Der quantitative Ansatz erlaubt auch – zum ersten Mal auf dem Gebiet der Akupunktur – die Darstellung der klinischen Bewertung in Form von **Relevanzkarten**. Diese entsprechen dem Prinzip einer Landkarte: Punkte, über die allgemeiner Konsens besteht, sind groß dargestellt, seltener angewandte kleiner.

Sonderformen der Akupunktur

Nicht einbezogen wurden neuere Sonderformen der Akupunktur, beispielsweise Pharma-Akupunktur oder Catgut-Implantation, sowie die nach 1950 entwickelten Mikrosysteme (also die Nadelung einzelner Regionen mit dem expliziten Anspruch, von dort aus den gesamten Organismus ansprechen zu können). Dazu gehören Formen wie die spezielle Handakupunktur, Nasenakupunktur, Schädelakupunktur, und in der Regel auch die Ohrakupunktur. Diese wurde erstmals 1957 mit Bezug auf Nogier in einer chinesischen Zeitschrift beschrieben; 1959 erschien das erste Lehrbuch, in dem das Nogiersche System übernommen und seitdem als „chinesische Ohrakupunktur" bezeichnet wurde, ohne daß eine Überprüfung des Systems vorausgegangen wäre. Die Theorie der Ohrakupunktur ist im wesentlichen ihre Topographie, will sagen die Vorstellung des kopfstehenden Fetus; als solche ist sie eine singuläre Erfindung Nogiers und steht in Praxis und Theorie außerhalb der traditionellen chinesischen Akupunktur.

Dennoch wurde die Ohrakupunktur in zwei Fällen explizit einbezogen – beides bezeichnenderweise Indikationen, die in der klassischen Akupunktur offenbar gar nicht existierten: Adipositas-Therapie und Suchtentwöhnung. Hier steht sie in den meisten chinesischen Werken im Vordergrund und wird auch entsprechend dargestellt.

Erkenntnistheoretische Aspekte

An die Kriterien dieses Buches lassen sich zwei grundsätzliche Fragen stellen. Die erste: *Beweist die Zahl der Nennungen eines Punktes bei einer bestimmten Indikation wirklich seine Wichtigkeit?* Oder seine Unwichtigkeit?

Letzteres wird man bejahen können: wer einen Punkt nicht nennt, hält ihn für verzichtbar, und wenn darüber Konsens besteht, darf dieser Punkt für die betreffende Indikation derzeit als zweitrangig gelten.

Daß jemand umgekehrt einen Punkt zwar für nebensächlich hält, ihn aber trotzdem quasi als „letzte Wahl" erwähnt, kommt sicher gelegentlich vor – wird aber mit wachsender Zahl untersuchter Lehrwerke immer unwahrscheinlicher. Erst recht sprechen die detaillierten theoretischen Erwägungen, die den wichtigen Punkten vielfach gewidmet werden, dagegen.

Die zweite Frage ist gravierender: *Ist die Tatsache, daß die Mehrheit der chinesischen Lehrwerke ein bestimmtes Therapiekonzept vertritt, Gewähr für eine optimale Therapie?*

Nein, ist sie nicht. Sie wäre es selbst dann nicht, wenn alle Akupunkteure in China dieses oder jenes Vorgehen empfehlen sollten. Allerdings dürfte es im Zweifel besser sein, dem chinesischen Konsens zu folgen, als einer einzelnen Lehrmeinung – oder auch dem, was davon über oftmals dubiose Kanäle in westliche Lehrmeinungen eingeflossen ist.

Nach wie vor bedarf das gesamte Spektrum der Akupunkturtherapie einer verläßlichen Überprüfung. Denn ihre zentrale Frage ist nicht die Endorphinausschüttung oder neurale Verschaltung, sondern die **spezifische Wirkung der Punkte** – und zu dieser mangelt es noch immer an nachvollziehbaren vergleichenden Studien. Aber um diese machen zu können, muß man erst einmal wissen: Was ist Standard? Wo gibt es Unterschiede? Wie werden sie begründet? – Auf diese Fragen gibt das vorliegende Buch nachprüfbare Antworten.

Schlußfolgerungen

Wie der Titel sagt, geht es diesem Buch vor allem um die Anwendung. Es erlaubt aber auch eine **Überprüfung der Theorie**.

Denn die Tabellen zeigen nicht nur, welche Punkte für welche Krankheit wie häufig verwendet werden. Sie ermöglichen auch unmittelbare Aussagen über theoretische Prämissen. Zum Beispiel empfiehlt die Theorie die Kopplung von Yuan- und Luo-Punkten, oder von Back-Shu-(„Zustimmungs"-) mit Front-Mu-(„Alarm"-) Punkten. Auch zum Abschluß vieler Kurse wird das geprüft – aber wie oft

findet es sich in der Praxis? Spielen die Fernpunkte, denen die westliche Literatur oftmals überragende Eigenschaften zuschreibt, in China wirklich eine so wichtige Rolle? Rechtfertigt die reale Anwendung der Xi-Punkte die Bezeichnung „Akutpunkte", wie sie in der deutschen Literatur verwendet wird?

Auch darüber gibt das vorliegende Buch Auskunft. Trotzdem ist es weit davon entfernt, den Benutzer zu bevormunden. Im Gegenteil: es schafft Voraussetzungen für seine freie therapeutische Entscheidung. Die Relevanzkarten sind eine Einladung zum Vergleich mit dem, was der Nutzer gelernt hat oder gerade lernt, aber die Tabellen zeigen, daß es auch in China fast immer Positionen gibt, die von der Mehrheit abweichen. Es geht nicht darum, Gesetze aufzustellen, sondern um ein angemessenes Verständnis dessen, was man selber macht und was andere machen.

Das rechtfertigt allerdings nicht die Leichtfertigkeit, mit der viele Autoren – westliche wie chinesische – die TCM als kohärentes, widerspruchsloses Gebilde darstellen, das auf alle wichtigen Fragen von Lebensführung, Krankheit und Heilung eine schlüssige Antwort zu haben scheint. In Wirklichkeit war das selbst in der Blütezeit der TCM niemals der Fall, und heute – im Spannungsfeld mit der naturwissenschaftlichen Medizin als Gegenpol – noch viel weniger.

In einigen Fällen ist der Autor der Meinung, daß die chinesischen Therapiekonzepte nicht optimal oder sogar unangemessen sind. Dies wird im Einzelfall begründet, ändert aber nichts daran, daß eine rationale Akupunktur nach wie vor von der chinesischen Praxis ausgehen muß. Davon, daß die westliche Akupunktur der chinesischen ebenbürtig wäre, sind wir derzeit noch weit entfernt. Aber das vorliegende Buch versteht sich als Beitrag, diesem Zustand näherzukommen.

Berlin, im März 1999
Hans-Joachim Lehmann

Die Grundlage: 35 chinesische Lehrwerke

Kürzel	Lehrwerk *(in Klammern: Kurzname in Textzitaten)*
O	Academy of TCM: An Outline of Chinese Acupuncture, Peking 1975 (= *Outline*)
E	Beijing College of TCM et al.: Essentials of Chinese Acupuncture, Peking 1980 (= *Essentials*)
C	Chen Xinnong (Hrsg.): Chinese Acupuncture and Moxibustion, Peking 1987 (= *ChinAcMox*)
re	Shui Wae: A Research into Acupuncture and its Clinical Practice, Hongkong 1977 (= *Research*)
cu	Lee/Cheung: Current Acupuncture Therapy, Hongkong 1978 (= *Current Acupuncture*)
cp	Lo/Tsui: Acupuncture in Clinical Practice, Hongkong 1979 (= *Clinical Practice*)
ca	Wong/Law: Chinese Acupuncture Handbook, Hongkong 1982 (= *Chinese [Acupuncture] Handbook*)
ap	Sun Xue-Quan: Applied Chinese Acupuncture for Clinical Practitioners, Shandong 1985 (= *Applied Acupuncture*)
cn	Anonym: China's New Needling Treatment, Hongkong 1985 (Revised edition) (= *New Needling*)
co	Liu/Zhou: A Common Chinese-English Terms of Acupuncture, Henan 1985 (= *Common Terms*)
sy	Cheong/Yang: Synopsis of Chinese Acupuncture, Hongkong 1985 (Revised edition) (= *Synopsis*)
ma	Lee: The Manual of China's Current Acup. Therapy, Hongkong (Nachdruck) 1988 (= *Manual*)
na	Nanjing College of TCM: Acupuncture Treatment of Common Diseases Based Upon Differentiation Of Syndromes, Peking 1988 (= *Nanking-Lehrwerk*)
ex	Chen/Deng (Hrsg.): Essentials of Contemporary Chinese Acupuncturists' Clinical Experiences, Peking 1989 (= *Experiences*)
pr	Zhang Jiyou: Practical Handbook on Acupuncture and Moxibustion, Changchun 1989 (= *Practical Handbook*)

kn	Shao et al.: The Treatment of Knotty Diseases with Chinese Acupuncture and Chinese Herbal Medicine, Shandong 1990 (= *Knotty Diseases*)
rh	Hu/Zu (Hrsg.): An Outstanding Collection Culture of Chinese Rehabilitation Medicine, Nanking 1990 (= *Rehabilitation*)
sh	Zhang Enqin (Hrsg.): A Practical English-Chinese Library of TCM, Bd. 9: Chinese Acupuncture and Moxibustion, Shanghai 1990 (= *Shanghai-Acupuncture*)
pe	Xu Xiangcai (Hrsg.): The English-Chinese Encyclopedia of Practical TCM Bd. 6: Therapeutics of Acup. and Moxib., Peking 1991 (= *Peking-Acupuncture*)
pt	Geng/Su: Practical TCM - Acupuncture and Moxibustion, Peking 1991 (= *Practical TCM*)
sk	Yan: Skill with Illustrations of Chinese Acupuncture and Moxibustion, Hunan 1992 (= *Skill*)
zh	Wang De-Shen (Hrsg.): China Zhenjiuology, Buch zum Video-Kurs Tianjin 1992 (= *Zhenjiuology*)
ce	Hong Jiahe (Hrsg.): Clinical Essentials of TCM in Contemporary China, Shanghai 1993 (= *Clinical Essentials*)
cs	Yao Yong (Hrsg.): English-Chinese Concise TCM, Shanghai 1993 (= *Concise TCM*)
in	Zhang/Bai/Chen: Integrating Chinese and Western Medicine, Peking 1993 (= *Integrating*)
mi	Tu: The Miracle of Acupuncture, Peking 1993 (= *Miracle*)
tr	Anonym: The Treatment of 100 Common Diseases by New Acupuncture, Hongkong 1993 (Nachdruck) (= *100 Diseases*)
el	Zhang/Zhuang (Hrsg.): Fundament and Clinical Practice of Electroacup., Peking 1994 (= *Electroacupuncture*)
gu	Zhao/Fu (Hrsg.): A Guide-Book To The Proficiency Examination for International Acupuncture & Moxibustion Professionals, Peking 1994 (= *Guide-Book*)
hb	Xie: A Chinese-English Handbook of Acupuncture and Moxibustion, Jiangxi 1994 (= *Handbook*)
se	Geng et al.: Selecting the Right Acupoints, Peking 1995 (= *Selecting*)
am	Zhang/Du: Acupuncture-Moxibustion Therapy, Jinan 1996 (= *AcuMox-Therapy*)
cl	Liu et al.: Clinical Acupuncture & Moxibustion, Tianjin 1996 (= *Clinical Acupuncture*)
ad	Ming/Yang: Advanced Textbook on TCM and Pharmacology Vol. IV: Acupuncture and Moxibustion, Peking 1997 (= *Advanced Textbook*)
di	Shi Xue-Min (Hrsg.): A Chinese-English Dictionary of Acupuncture and Moxibustion, Peking 1998 (= *Dictionary*)

Hinweise zu Auswertung, Tabellen und Kategorien

Auswertung, Punktenamen, Zitate

Eine Reihe von Krankheitsbildern taucht in einigen Werken mehrmals auf, z. B. „Schulterbeschwerden" nicht nur als eigenständige Indikation, sondern auch im Rahmen der „Bi-Syndrome". Um eine einheitliche Gewichtung zu gewährleisten, wurde in solchen Fällen nur die ausführlichste Darstellung in die Auswertung übernommen. Auch alternative Therapiekonzepte, die einige Werke zusätzlich zu ihrer eigenen Hauptempfehlung angeben, wurden nicht in die Auswertung einbezogen.

Die Punkte sind **einheitlich mit deutscher Zählweise** aufgeführt, gefolgt vom chinesischen Namen. Statt „Konzeptionsgefäß, Lenkergefäß, Kreislauf, 3 Erwärmer" werden die Bezeichnungen „Ren-, Du-, Perikard-, Sanjiao-Leitbahn (Sj)" verwendet. Die „Punkte außerhalb der Leitbahnen" sind mit ihrem Namen angegeben; die Zählweise (soweit vorhanden) findet sich in der Gesamtliste am Schluß.

Hervorhebungen in den Zitaten wurden in der Regel nachträglich vorgenommen.

Tabellen

Die Tabellen führen in der Regel alle Punkte auf, die mehr als 2 Nennungen erhalten; die übrigen Punkte sind im Textteil genannt. Eine Differenzierung nach Unterformen erfolgt immer dann, wenn diese nicht nur sporadisch auftauchen und sich auch bei der Punktauswahl als relevant erweisen.

Behandlungsfrequenz und -technik

Prinzipiell wird die **Behandlungsfrequenz** in den chinesischen Arbeiten sehr hoch angegeben: häufig eine Sitzung pro Tag, manchmal noch mehr. Das ist unrealistisch und auch in den chinesischen Akupunkturabteilungen nicht mehr üblich. In der Regel kommt man zu Beginn mit zwei, gelegentlich drei Sitzungen pro Woche zurecht; ist eine Besserung eingetreten, kann bei längerer Behandlung auf eine Sitzung pro Woche oder auf noch längere Abstände umgestellt werden.

In den meisten Fällen sind die chinesischen Angaben zur hohen Behandlungsfrequenz nicht gesondert aufgeführt.

Angaben über die **Stichtiefe** finden sich als Richtwerte in der Gesamtliste im Anhang, neben den Angaben zur Punktlokalisation. Sie sind aber immer nur Anhaltspunkte – vorrangig ist stets das Wohlbefinden des Patienten.

Funktionelle Kategorien

Die Tabellen führen neben den Punktenamen auch die funktionellen Kategorien auf, und zwar aus Platzgründen in Form von Kürzeln. Nachfolgend einige Beispiele:

Lu5-Chize	5-
Lu6-Kongzui	Xi
Lu7-Lieque	Luo Con-Ren
Lu8-Jingqu	4
Lu9-Taiyuan	3+ Yuan Inf-Gefäße
Lu10-Yuji	2
Lu11-Shaoshang	1
Ma39-Xiajuxu	LH-Dünndarm
Bl20-Pishu	BS-Milz
Gb34-Yanglingquan	5 LH-Gb Inf-Sehnen
Gb35-Yangjiao	: Xi-Yangwei
Le13-Zhangmen	: Mu-Milz Inf-Zang

Hierbei bedeuten:

Zahlen von 1 bis 5: „5 antike Punkte" (1=Jing-Well, 2=Ying-Spring, 3=Shu-Stream, 4=Jing-River, 5=He-Sea)

+ / - : sogenannte „Tonisierungs- und Sedierungspunkte" der französischen Schule

LH = Lower-He-Punkt („Unterer einflußreicher Punkt")

Yuan = Source-/Quell-Punkt (auf Yin-Leitbahnen = 3)

Luo = Luo-/Connecting-/Passage-Punkt

Con = Confluent-/Kardinal-/Schlüssel-Punkt

Xi = Xi-/Cleft-/Spalt-Punkt (Im Deutschen z. T. fälschlich „Akutpunkt" genannt)

Mu = Front-Mu-/„Herolds"-/„Alarmpunkt"

BS = Back-Shu-/„Zustimmungspunkt"

Inf = Influent-/„Meisterpunkt"

: = „Kreuzungspunkt" von 2 oder mehr Leitbahnen.

Die Relevanzkarten

Wie bei einer Landkarte, wo große und kleine Städte unterschiedlich dargestellt sind, gilt:

Große Pfeile und große Schrift stehen für allgemein verwendete Punkte, kleinere Zeichen für seltener verwendete.

Das untenstehende Beispiel zeigt den Zusammenhang zwischen Auswertungsergebnis und Zeichengröße.

Maßstab ist jeweils die Zahl der Arbeiten, in denen eine Indikation auftaucht. Pfeil- und Schriftgröße eines Punktes spiegeln den Prozentsatz seiner Nennungszahl im Verhältnis zum theoretischen Maximum. Wenn ein Punkt in allen Lehrwerken Anwendung findet, entspricht das 100 Prozent und folglich der maximalen Pfeil- und Schriftgröße. Eine geringere

Übereinstimmung zeigt sich proportional in kleinerer Schrift und kleineren Pfeilen.

Dies wird in allen Relevanzkarten gleich gehandhabt. Sind also – wie etwa bei HWS-Beschwerden – Schrift und Pfeile generell klein oder höchstens mittelgroß, so zeigt das ein geringes Maß an Übereinstimmung.

In der Regel führen die Relevanzkarten alle Punkte auf, die mindestens ein Viertel der maximalen Nennungszahl erhalten. Bilateral vorhandene Punkte sind nur auf einer Seite dargestellt, werden aber in der Regel beidseits genadelt.

Die Bedeutung von zusätzlichen Kennzeichnungen wie [+]/[–] oder [A]/[C] ist dem Text bzw. den Tabellen zu entnehmen.

Heuschnupfen/Rhinitis in 26 Werken: Tabellenauszug mit Berechnung der Prozentwerte			
Punkt	Kategorie	Nennungen	% von 26
Di20-Yingxiang	:	24	92
Extr-Yintang		22	85
Lu7-Lieque	Luo Con-Ren	18	69
Gb20-Fengchi	:	13	50
Extr-Bitong/Bichuan	[= Shang-Yingxiang]	11	42
Du23-Shangxing		9	35
Extr-Taiyang		9	35
Bl13-Feishu	BS-Lunge	4	15
Du14-Dazhui	:	4	15

Kategorien: siehe Übersicht auf S. 14

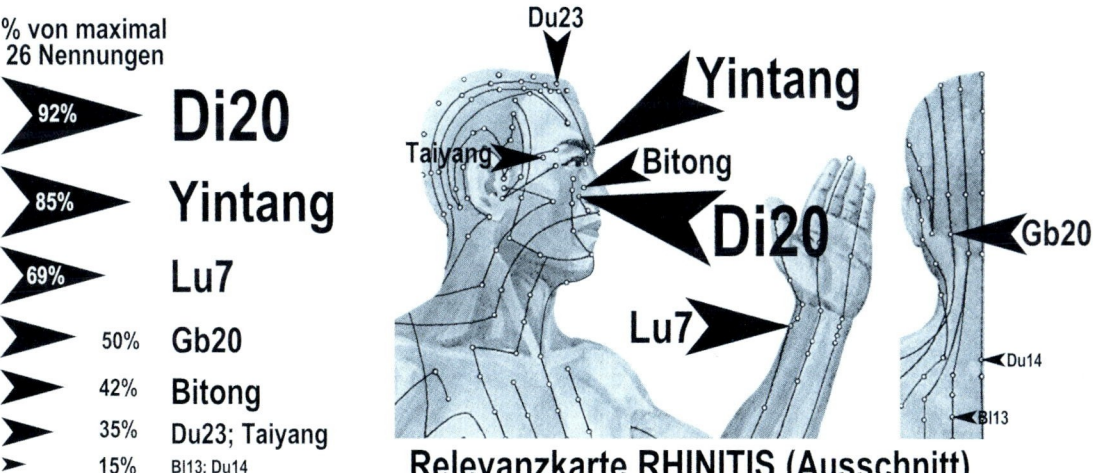

Relevanzkarte RHINITIS (Ausschnitt)

1 ► Bewegungsapparat

1.1 Epicondylitis humeri radialis („Tennisellenbogen")

Terminologie

In den chinesischen Arbeiten wird das Beschwerdebild unter drei Begriffen beschrieben, die etwa gleich häufig auftauchen:
- *„Elbow pain"* (zhou tong)
- *„Bi Syndrome"* (bi zheng)
- *„External Humeral Epicondylitis".*

Die Einordnung als „Bi-Syndrom" entspricht der traditionellen Interpretation. „Epicondylitis" hat in der TCM-Terminologie kein echtes Äquivalent. Strenggenommen ist dieser Begriff medizinisch auch nicht korrekt, zumindest – weil vielfach die Sehnenansätze mitbetroffen sind – unvollständig. „Elbow Pain" stellt einen beschreibenden Kompromiß dar.

TCM-Krankheitslehre

Als häufigste Ursache der Epicondylitis gilt hierzulande unphysiologische Belastung, vor allem die Kombination von Streck- und Drehbewegung. In der TCM scheint dieser Faktor ebenfalls eine Rolle zu spielen:

According to etiology and pathogenesis, Zhou Tong can be divided into three kinds:
- invasion of exogenous pathogenic wind,
- cold and dampness,
- impairment due to overstrain and traumatic injuries.
  (Clinical Acupuncture)

In der konkreten Syndromdifferenzierung taucht „overstrain" jedoch kaum auf. Das hat seinen Grund in der traditionellen, auf das *Huangdi Neijing* zurückgehenden Interpretation chronischer Gelenkbeschwerden:

Zhou Tong is a condition characterized by pain in the elbow joint. It belongs to 'Bi Syndrome' in TCM.
(Clinical Acupuncture)

Was aber meint „Bi-Syndrom" konkret?

Bi means obstruction of circulation of qi and blood, which usually results from invasion of the channels and collaterals by wind, cold and damp due to weakness of defensive qi when one is wet with perspiration and exposed to the wind, dwelling in damp places or wading in water. There are different types of bi syndromes, such as
- wandering bi (in which wind predominates),
- painful bi (in which cold predominates),
- fixed bi (in which damp predominates) and
- febrile bi (in which wind, cold and damp turn into heat).
  (Essentials)

Die hier genannten Auslöser wie „Wohnen an feuchten Orten" oder „naß vom Schwitzen und dem Wind ausgesetzt" deuten nicht auf die Faktoren hin, die in den meisten Fällen zum Tennisarm führen. Ein Blick auf die einzelnen Formen bestätigt das:

Wandering bi: This type is characterized by wandering pain of the joints of the extremities with limitation of movement. There may be chilliness and fever, thin and sticky coated tongue, superficial and rapid pulse.

Das meint mit Sicherheit nicht die Epicondylitis, deren Schmerz weder „wandernd" noch mit „Frösteln und Fieber" verbunden ist.

Fixed bi: Numbness of the skin and muscles, heavy sensation of the body and extremities, arthralgia with fixed pain, attacks provoked by cloudy or wet weather. White sticky coated tongue, deep slow pulse.

Auch „Taubheit und Schweregefühl" sowie „durch wolkiges oder nasses Wetter hervorgerufene Attacken" sind eher untypisch.

Febrile bi: Arthralgia with local redness, swelling and tenderness in which one or several joints are involved. Accompanying symptoms are fever and thirst. Yellow coated tongue, rolling rapid pulse.

„Rötung und Schwellung von ... *mehreren* Gelenken" deuten ebenso wie Fieber und Durst auf ein systemisches Geschehen hin.

Painful bi: Arthralgia responds to warmth and is aggravated by cold. There is no local inflammation. Thin white coated tongue, deep wiry pulse.

Äußerliche Entzündungszeichen sieht man bei der Epicondylitis in der Tat meistens nicht. Aber die hier beschriebene Reaktion auf Wärme und Kälte (ein pathognomonisches Merkmal dieser auf „Kälte" zurückgeführten Form) ist für die Epicondylitis in der Regel nicht kennzeichnend. Und was die weiteren Angaben betrifft, so fragt sich: wie und in welchem Zeitraum soll sich ein lokales Geschehen eigentlich auf Puls und Zunge auswirken?

Den Eindruck, daß sich das „Bi-Syndrom" gar nicht auf lokale Läsionen wie die Epicondylitis bezieht, bestätigt der Hinweis:

The concept of Bi syndrome in traditional Chinese medicine covers rheumatic fever, rheumatic arthritis, rheumatoid gout and rheumatic myofibrositis in modern medicine.
(Peking-Acupuncture)

Daher erstaunt es nicht, daß viele Autoren zwar einführend die über- Weiter auf S. 22 →

Epicondylitis: Akupunktur-Behandlung in 29 von 35 untersuchten Werken

Punkt	Kategorie	O	E	C	re	cu	cp	ca	ap	cn	co	sy	ma	na	ex	pr	kn	rh	sh	pe	pt	sk	zh	ce	cs	in	mi	tr	el	gu	hb	se	am	cl	ad	di	Ges.	Rang
Di11-Quchi	5+	●	●	●			●	●	●	●	●	●	●			●			●	●	○	●			●					●	●	●		●	●	●	26	1.
Ahshi-Punkte		●	●		●	●					●	●							●	●	●	●			●					●	●	●		●	●		20	2.
Di4-Hegu	Yuan		●	●		●	●				●		●					●	●		●		○		●	●	●	●	16	3.
Lu5-Chize	5-		●	●			●				●	●				●			●	●							●	●		12	4.
Sj5-Waiguan	Luo Con-Yangwei		●	●	○						●					●				●	●	●					○		●	12	4.
Sj10-Tianjing	5-		●	●			●	●	●	●	●					●			●	●						●	●	●	11	6.
Di10-Shousanli					●							○							●								●	●		9	7.
Di12-Zhouliao		●							●																	●	●		●	8	8.
He3-Shaohai	5					●	●			●	○	●									●						●		4	9.
Gb34-Yanglingquan	5 LH-Gb Inf-Sehnen	●												●	○	○							○	4	9.
Lu7-Lieque	Luo Con-Ren													●	●	○		●		3	11.
Dü8-Xiaohai	5-												●										2	12.
Di13-Shouwuli																						○	○		1	/
Di14-Binao	:																						○		1	/
Di15-Jianyu	:																						○		1	/
Dü3-Houxi	3+ Con-Du				○																		1	/
Dü6-Yanglao	Xi				●																		1	/
Pe3-Quze	5			●																		1	/
Pe5-Jianshi	4				●																	1	/
Sj15-Tianliao																				○		1	/
Gb21-Jianjing	:										○											1	/

● = Hauptpunkt; ○ = Zusatz- oder Symptompunkt
Buchkürzel und Kategorien siehe Übersichten S. 12ff.

Relevanzkarte Epicondylitis

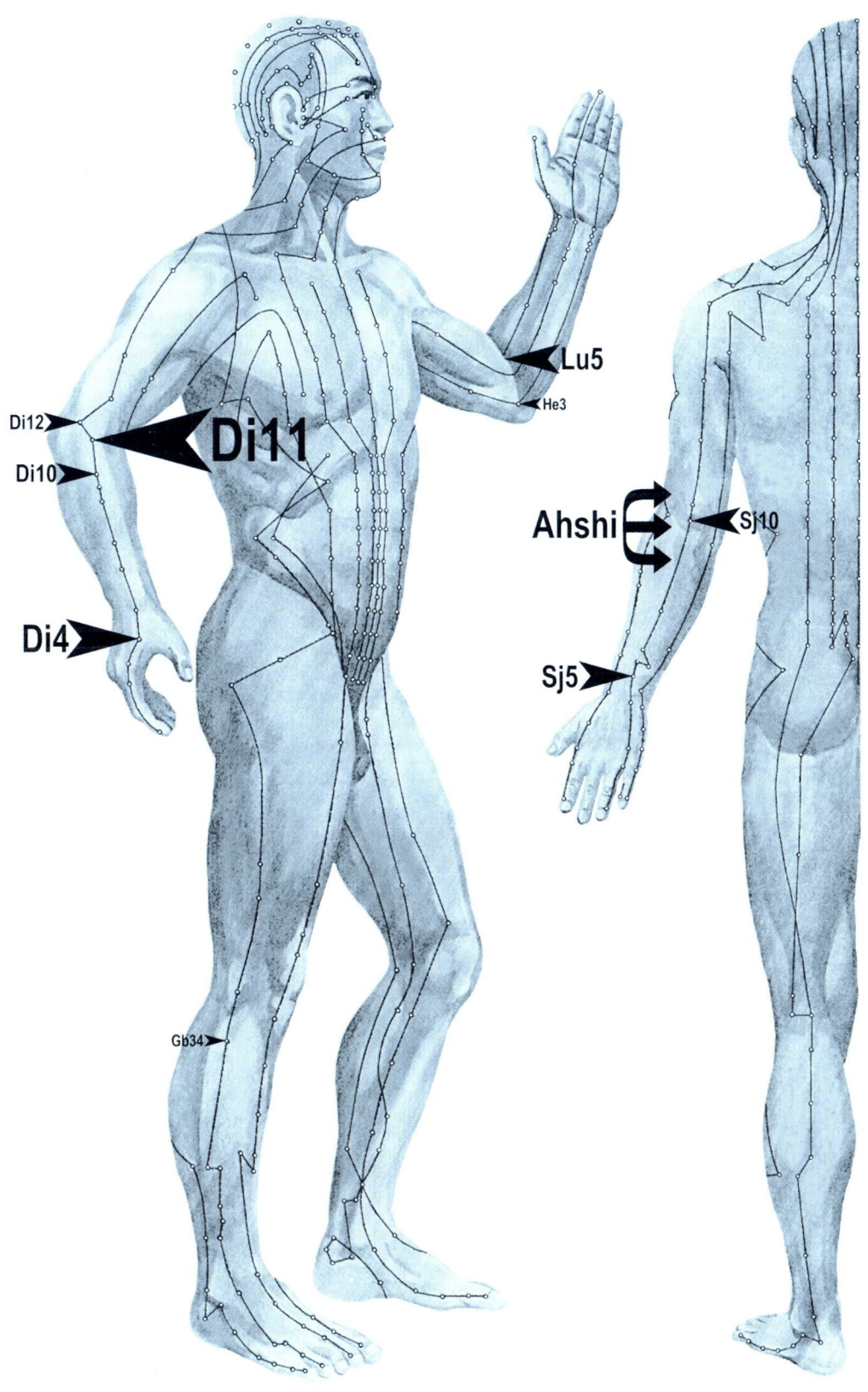

→ lieferte Darstellung übernehmen, aber bei der Therapie der einzelnen Gelenke gar nicht auf die Unterformen der Bi-Syndrome eingehen. Dies zeigt ein Blick auf die Tabelle (s. S. 20).

⬤ Anmerkungen zur Punktauswahl

Gelegentlich gibt es das auch in der TCM: daß die Therapie klüger als die Theorie.

Neben Di11-Quchi werden die spontan oder auf Druck schmerzhaften *Ahshi*-Punkte durchweg am häufigsten verwendet. Dies zeigt in aller Deutlichkeit, daß die chinesischen Praktiker den Tennisellenbogen – Bi-Syndrom hin, Puls- und Zungendiagnose her – als **lokales Geschehen** betrachten.

Und sie behandeln ihn so: mit den lokalen Punkten im Zentrum. Hinzu kommen einige distale Punkte im Leitbahnverlauf, von denen nur Di4-Hegu und Sj5-Waiguan größere Bedeutung haben.

Man könnte ein theoretisches Konzept darin sehen, daß 7 der genannten 21 Punkte He-Sea-Punkte sind (in der Tabelle mit „5" bezeichnet). Aber weil nun einmal die He-Punkte im Bereich von Ellenbogen bzw. Knie liegen, sind lokale Punkte am Ellenbogen zwangsläufig zum großen Teil He-Punkte – ohne daß die Kategorie wirklich eine Rolle spielen würde.

Sämtliche Punkte, die in der Tabelle insgesamt mehr als 4 Nennungen erhalten, liegen im Bereich von Ellbogen und Unterarm. Von allen genannten Punkten entspricht nur einer nicht der Grundregel **„Lokal plus distal im Leitbahnverlauf"**: Gb34-Yanglingquan. Er ist der einzige Repräsentant der Theorie unter den hier versammelten Armpunkten, und zwar als sogenannter „Meisterpunkt der Sehnen". Als solcher wird ihm in der westlichen Literatur hohe Bedeutung beigemessen. In den chinesischen Werken ist er für die Therapie des Tennisellenbogens mit gerade einmal 4 Nennungen aus 29 Arbeiten belanglos – und mit ihm die gesamte Theorie der Bi-Syndrome.

Technik

Einige Arbeiten empfehlen eine milde stimulierende Nadeltechnik; aber die Mehrzahl hält eine intensive Stimulierung für angeraten. Dazu gehören auch Techniken wie

Apply one needle multi-directionally in the pressure pain locus or in one locus with multiple needles (*Current Acupuncture*).

Daß in der Regel zusätzlich zur Moxibustion geraten wird, wäre – außer wenn es sich auf die Folgen postulierter „Kälte"-Zustände bezieht – bei einer Entzündung der Theorie nach falsch. In der Praxis ist es sinnvoll: eine stärkere Stimulierung, die auch das Nadelhämmerchen („Sieben-Sterne-Nadel") und Schröpfen einschließt, ist der milden offenbar überlegen.

⚖ Diskussion

Ein Beschwerdebild, das als rein lokales Geschehen betrachtet und behandelt wird – *gibt es das in der TCM überhaupt?*

Hier zeigt sich ein generelles Problem: ursprünglich kannte die TCM-Ätiologie nur die „Außen-Ursachen" *(wai yin)* und die „Innen-Ursachen" *(nei yin)*. Letzteres meinte die „schädlichen Emotionen" (als *qi qing* nicht fünf, sondern sieben), ersteres die „schädlichen Klima-Einflüsse": darunter wie oben genannt Wind *(feng)*, Kälte *(han)*, Feuchtigkeit *(shi)*. Sie alle erzeugten tiefgreifende Veränderungen, die sich auch bei Puls und Zunge zeigten.

Im Vergleich zur Dämonenmedizin oder der Sicht von Krankheit als Strafe für Sünden war das ein Fortschritt. Andererseits: wenn jemand ertrank, verwundet wurde oder nach verdorbenem Essen erbrach, war das schwer mit Wind oder schlechten Gefühlen zu erklären. Aber erst 1174 fand mit dem *San Yin Ji Yi Bing Zheng Fang Lun* eine dritte Gruppe Eingang in die TCM-Ätiologie: die *bu nei wai yin*, also die „weder inneren noch äußeren Einflüsse".

Wie oben gezeigt, wird dieser Gruppe äußerlich gesehen für die Entstehung der Epicondylitis durchaus eine Rolle beigemessen. Aber daß sie gar nicht wirklich in das Theoriegerüst integriert wurde, zeigt die Syndrom-Differenzierung der Bi-Syndrome. Die oben zitierte Darstellung aus den *Essentials* ist repräsentativ für alle Werke, in denen Gelenkbeschwerden als Bi-Syndrom interpretiert werden. Lokale Beschwerden – also auch solche, die keine Veränderungen von Puls- und Zungenbild mit sich bringen – scheint es in der Theorie gar nicht zu geben.

In der Praxis sieht das anders aus. Nur fehlt den heutigen chinesischen Autoren wohl der Mut, sich offen gegen alte oder neue Autoritäten auszusprechen. Also machen sie in der Klinik, was sie für richtig halten, bleiben aber im Theorieteil lieber bei dem, was ihre Chefs anderswo geschrieben haben. Darum ist ein

kritischer Ansatz in der Akupunktur so wichtig
– gegenüber den chinesischen Autoren nicht
weniger als gegenüber den westlichen.

Notizen

1.2 Schulterbeschwerden

Terminologie

Auch medizinische Begriffe haben offenbar ihre Moden. In den frühen chinesischen Werken finden sich nur Bezeichnungen wie „Shoulder Pain" oder „Painful shoulder". 1988 ist im *Manual* erstmals die Rede von „Periarthritis of the shoulder", und seitdem ist dies die übliche Bezeichnung. Nur das *Dictionary* spricht von „Omalgia" und nennt als chinesischen Ausdruck dafür *lou jian feng*.

TCM-Krankheitslehre

Wie im *Outline* die Regel, verzichtet das Werk auch beim Schulterschmerz (ebenso wie *Current Acupuncture* und *Applied Acupuncture*) auf die TCM-Kategorien und schreibt:

Painful shoulder often occurs as a symptom due to sprain or strain of the soft tissues surrounding the shoulder joint, which may cause perifocal inflammation of the shoulder joint, supraspinatus tendinitis, infraacromial bursitis, tendosynovitis of m. biceps brachii longus, etc.

Die Nachfolger *Essentials* und *ChinAcMox* stellen das Beschwerdebild wieder in den Kontext der TCM-Pathogenese und behandeln es im Rahmen des „Bi-Syndroms". Das tut auch *Experiences*:

Periarthritis humeroscapularis falls within the range of **Bi-syndrome** in TCM. It is also called the frozen shoulder.

Practical TCM präzisiert sogar:

- If it is **wind-Bi**, it would be mostly due to the injury of tendon, manifested by the pain in the nape, back and fingers.
- If it is **cold-Bi**, it would be due to an injury of the tendons accompanied by severe pain that is ameliorated by warmth and pressure.
- If it is **damp-Bi**, it means that muscles are injured with a fixed location of pain, and swelling and distension of the affected area which is not eased by pressure.

Aber die meisten Arbeiten aus den letzten Jahren beschreiben die schmerzende Schulter zwar in TCM-Kategorien, jedoch als eigenständiges Beschwerdebild:

„A disease, also known as frozen shoulder, mostly due to **deficiency of ying and wei, local attack by wind and cold, or sprain in labour** leading to stagnation of qi and blood." *(Dictionary)*

„Ying" und „Wei" meinen „Nahrungs-(Ying-)Qi" und „Abwehr-(Wei-)Qi":

Frozen shoulder is mostly caused by **weakness of the nutrient and defensive systems,** asthenia of muscles and joints as well as wind-cold invasion. However, twisting and contusion due to careless exertion or stagnation of Qi and blood due to habitual one-sided sleep **pressing the channels and collaterals may also cause frozen shoulder.**
(Peking-Acupuncture)

Ganz nebenbei zeigt hier die Ätiologie des „pressing the channels and collaterals", daß die westliche Vorstellung quasi körperloser „Meridiane" nicht dem entspricht, was die TCM meint.

Bei der Differenzierung des Krankheitsbildes gibt es zahlreiche Unterschiede. *AcuMox-Therapy* nennt als Unterformen:

- Wind-Cold syndrome
- Wind-Dampness syndrome
- Loss of nourishment of the tendons syndrome.

Einige Arbeiten gehen von einer Mitbeteiligung weiterer Organsysteme aus:

It is thought in TCM that it is mostly related to wind cold invading the meridians, **insufficiency of liver blood, hyperactivity of liver Yang,** qi stagnation, blood stasis, and an internal accumulation of cold retention, etc.
(Clinical Acupuncture)

Concise TCM beschreibt auch eine Beteiligung der Niere:

Scapulo-humeral Periarthritis:
(1) Cold Accumulation in the Meridians
(2) Insufficiency of the Liver and **Kidney**.

Die beschriebenen Symptome erinnern gelegentlich an den rheumatischen Formenkreis:

Pain, or to be precise, resting pain, is the main symptom in the early stage of the disease, **which becomes serious at night during winter and is alleviated in the daytime after the joint has been moved.** *(Advanced Textbook)*

Für die Therapie sind die ätiologisch-pathogenetischen Differenzierungen jedoch nur in wenigen Werken von Bedeutung. Auch in denjenigen chinesischen Arbeiten, die Schulterbeschwerden explizit den Bi-Syndromen zuordnen, spielt dies für die Punktauswahl nur eine zweitrangige Rolle. Allerdings führt es dort, wo es der Fall ist, zur Nennung zahlreicher zusätzlicher Punkte.

Die meisten Arbeiten nennen eine Gruppe von Hauptpunkten, und dazu weitere Punkte – teils in Abhängigkeit vom Ort der Beschwerden, teils für Formen, wie sie die TCM mit Sicherheit nicht kannte, z.B.:

- Periarthritis
- Tendinitis of supraspinatus
- Subacromial bursitis
- Tenosynovitis of biceps brachii
(Manual)

Schulterbeschwerden: Akupunktur-Behandlung in 31 von 35 untersuchten Werken

Punkt	Kategorie	O	E	C	re	cu	cp	ca	ap	cn	co	sy	ma	na	ex	pr	kn	rh	sh	pe	pt	sk	zh	ce	cs	in	mi	tr	el	gu	hb	se	am	cl	ad	di	Ges.	Rang
Di15-Jianyu	:	●	●	●	●	●	●	●	●	●	●	●	●	●	●			●	●	●	●	●	●	●	●					●	●	●	●	○	●	●	29	1.
Di11-Quchi	5+	●	●	○	●	○		●		●	○		○	○	●	●		○	○	●	●	●	○		●		●		●	○		●	●	○	●	●	23	2.
Sj14-Jianliao		○	●	●	●	●	●	●	●	●	●				●	●		○	●	●	○	●	●		○	○	○		●			●	●			●	23	2.
Dü9-Jianzhen			○	○	●	●	●		●				●	●	●	●				●	●			●	●				●	●		●	●		●	●	17	4.
Dü11-Tianzong	:		○	○	●	●	●	○	●	○	○				●			○	○	●	●	●	○		●		●	○		●	●	●	●		●	●	16	5.
Di14-Binao	:		○	○			●		●	●		○	●	○	●			●	●	●		●	●						○	●		●	●		●	●	12	6.
Dü3-Houxi	3+ Con-Du		○	○				○		○	○				○				○	○	○	●						○		○		●	●	●			12	6.
Di4-Hegu	Yuan		○	○					●						●		○	○	●				○				○			○		○	○	○			11	8.
Bl16-Jugu	:	○			○	●																						○									11	8.
Ma38-Tiaokou	:	●	●	●			●	●			●	●	●		○	●		●		●		○	●	●			○		○	●	●	●				●	11	8.
Dü10-Naoshu	:	●		●			●						●	●	○	●					○		●	●			○				●		○		●		11	8.
Gb34-Yanglingquan	5 LH-Gb Inf-Sehnen	●	○						●					○	○	●				●	●							●	●		●	●		●	●	●	10	12.
Sj5-Waiguan	Luo Con-Yangwei					○		○	●						○				○		○	●								○		○			●	●	9	13.
Ahshi				●		●			●	●					●						●	●	●						●		●	●		●		●	9	13.
Bl57-Chengshan		●																													●	●				●	7	15.
Dü14-Dazhui	:		○				●		●		○									○	○		○						●	○		●	●			○	7	15.
Ma36-Zusanli	5 LH-Magen		○	○	○	○							○	○	○		○		○							○					○	○			●		6	17.
Dü13-Quyuan								○		●			○						○	○	○		○			○				○			○				6	17.
Bl17-Geshu	Inf-Blut		○								○				○			○	○	○	○									○		○	○				6	17.
Lu5-Chize	5-			○	○											○					○									○		○					5	20.
Lu9-Taiyuan	3+ Yuan Inf-Gefäße		○	○	○											●					○											○					5	20.
Bl11-Dazhu	Inf-Knochen		○	○				○													○	○	○			○						○	○				5	20.
Extr-Jianqian…	[bzw. Jiansanzhen]		○	○		●	●																														5	20.
Mi21-Dabao	Luo		○	○							○				○	○					○						●			○	●						4	25.
Dü12-Bingfeng	:		○	○							○				○				○		○									○							4	25.
Dü14-Jianwaishu	:		○	○							○			●	●					○															●		4	25.
Bl62-Shenmai	: Con-Yangqiao		○	○				○			○					○																		○			4	25.
Gb21-Jianjing	:		○	○														●									●		●								4	25.
Extr-Jianneiling			○		●								●							○	○				○						●					●	4	25.

● = Hauptpunkt; ○ = Zusatz- oder Symptompunkt   Buchkürzel und Kategorien siehe Übersichten S. 12ff.

Je 3 Nennungen: Lu7 (pt, se, cl); Mi9 (na, ex, gu); Bl10 (pe, hb, cl); Bl43 (E, C, co); Gb20 (pt, cl, di); Le3 (ex, hb, cl). – **Je 2 Nennungen:** Di17 (rh, hb); Mi6 (ex, cl); Dü6 (ca, hb); Dü8 (pt, se); Bl23 (C, na); Sj4 (C, cu); Gb39 (C, co); Ren4 (C, na). – **Je 1 Nennung:** Di10 (pt); Ma34 (ex); Ma41 (C); Mi5 (C); Mi10 (C); He1 (co); He3 (ca); Dü1 (cu); Dü17 (pt); Bl1 (cl); Bl2 (cl); Bl12 (na); Bl18 (na); Bl20 (na); Sj9 (cu); Gb30 (C); Du9 (cl); E-Huatuojiaji (cl)

Relevanzkarte Schulterbeschwerden

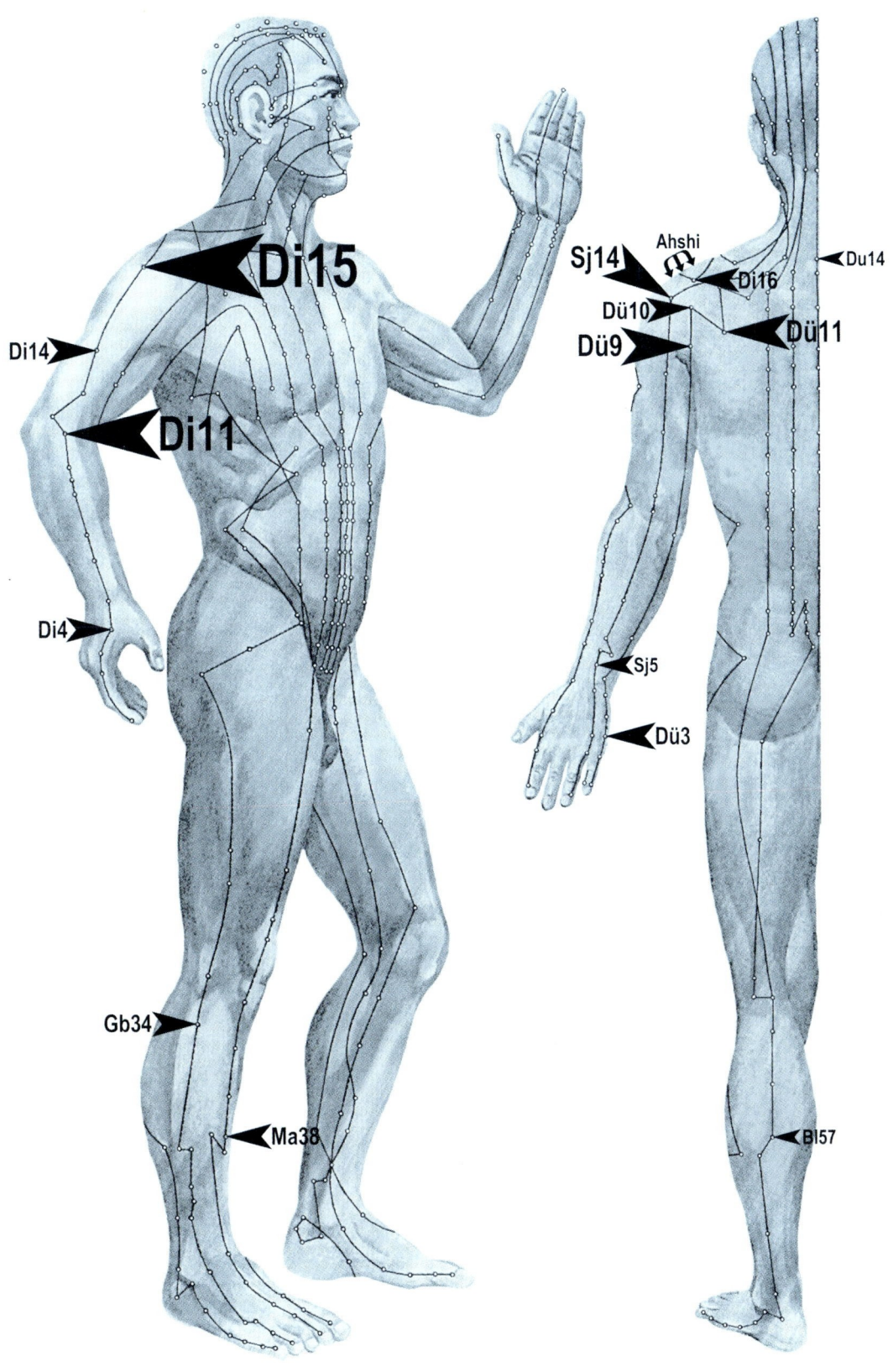

Di15

Di14

Di11

Di4

Gb34

Ma38

Sj14

Ahshi

Di16

Du14

Dü10

Dü11

Dü9

Sj5

Dü3

Bl57

● Anmerkungen zur Punktauswahl

Wie meistens bei Gelenkbeschwerden, ist die Hauptregel für die Punktwahl auch hier „*Lokal plus distal im Leitbahnverlauf*":

Both local and distal points on channels which traverse the painful area are selected according to the nature and location of the actual condition. Ahshi Points and points according to symptoms and signs may also be selected. *(Nanking-Lehrwerk)*

Dem entspricht auch Gb34-Yanglingquan:

The muscle regions of this meridian [= Gallenblasen-Leitbahn] goes upward to the neck and winds around the shoulder. Therefore Gb34-Yanglingquan of this meridian has distal therapeutic function to the shoulder. *(Experiences)*

Unter den Punkten, die in mindestens einem Drittel der Arbeiten Anwendung finden (bis Rang 12) weicht nur Ma38-Tiaokou von der obigen Hauptregel ab. Daß dieser Punkt nur 11 Nennungen auf sich vereinigt, zeigt jedoch, daß man ihm in China weit weniger Bedeutung beimißt als teilweise im Westen.

Wie bei Gelenkbeschwerden üblich, folgt die Therapie nur in geringem Maß theoretischen Leitsätzen wie „Luo- und Yuan-Punkte", „Xi-Punkte anwenden" oder „Back-Shu- und Front-Mu-Punkte koppeln". Die Wahl von Ma38-Tiaokou und Gb34-Yanglingquan entspricht dem Leitsatz: „Für Beschwerden der oberen Körperhälfte Punkte der unteren heranziehen." Eine Reihe von Arbeiten erwähnt bei Gb34-Yanglingquan auch explizit seine Zuordnung als „Influent-Punkt der Sehnen".

Technik

Überwiegend wird kräftige Stimulierung empfohlen:

Give **fairly strong** stimulation. Moxibustion or the electro-needling may be also applied. *(Outline)*

Die Behandlung findet üblicherweise im Sitzen statt; daher ist bei der ersten Behandlung Vorsicht geboten. Besonders bei akuten Beschwerden soll der Patient während der Nadelung der Distalpunkte die Schulter bewegen:

First treat the point of the lower extremity of the diseased side – Ma38-Tiaokou or Gb34-Yanglingquan. While manipulating the needle **ask the patient to exercise the affected shoulder, the more vigorously the better.** *(Outline)*

Andere Arbeiten empfehlen mehr Vorsicht:

After the patient has the acupuncture sensation, ask him to raise his affected arm up, or to rotate it backward to touch the back, or to reach the opposite shoulder. **All these movements should be done gently, with no force.** *(Practical TCM)*

Was Ma38-Tiaokou betrifft, so empfiehlt die Mehrzahl der Werke eine tiefe Nadelung in Richtung Bl57-Chengshan:

Insert a needle 3 cun in length at Ma38-Tiaokou but thrust further towards Bl57-Chengshan, and rotate continuously. *(Selecting)*

Applied Acupuncture empfiehlt als einziges Werk statt der Beinpunkte einen Armpunkt:

Let the patient sit back, puncture **Sj5-Waiguan** 0.5–0.8 cun with constantly twirling the needle, and at the same time, let the patient move one's shoulder.

⚖ Diskussion

Bei der Therapie der Schulterbeschwerden (wie generell bei Beschwerden des Bewegungsapparates) zeigt sich ein deutlicher Unterschied zur Akupunktur im Westen. In China stehen die Lokalpunkte im Vordergrund, während im Westen besonderes Gewicht auf die Fernpunkte gelegt wird. Ein Grund dafür liegt vermutlich in der Geschichte der europäischen Akupunktur. In der Zeit nach dem 2. Weltkrieg, als die Rezeption vor allem über die französischen Autoren erfolgte, entwickelte sich vielfach eine übertriebene Geringschätzung des „Locus-dolendi-Stechens". Die Nadelung von Fernpunkten auf der Basis theoretischer Kriterien wurde als „Grande Piqûre" weitaus höher bewertet. Beides hat in der chinesischen Literatur keine Grundlage.

Ein anderer Aspekt ist das Risiko der Erstverschlimmerung, das sicherlich größer ist, wenn die schmerzhafte Region durch die Nadelung von Lokalpunkten zusätzlich gereizt wird. Wer Erfahrung mit Akupunktur hat – in China der Regelfall – stört sich nicht daran. Aber Patienten, die sich zum erstenmal akupunktieren lassen, könnte es irritieren.

Einige Arbeiten zählen die lokale Kombination *Jiansanzhen* (= „drei Schulternadeln") zu den Hauptpunkten. Diese umfaßt neben Di15-Jianyu die beiden Extrapunkte Jianqian (1 cun über dem vorderen Ende der Achselfalte) und Jianhou (1,5 cun über ihrem dorsalen Ende). Bei entsprechendem Schmerzort ist das Einbeziehen dieser Punkte sinnvoll.

Notizen

1.3 HWS-Beschwerden
Steifer Hals

Terminologie

Der schmerzende Nacken präsentiert sich in den chinesischen Arbeiten unter zahlreichen Bezeichnungen. Am häufigsten ist „Stiff Neck", aber auch „Sprained Neck", „Strained Neck" oder „Neck Pain" sind nicht selten.

Ungewöhnlich ist die Verwendung des Begriffs „Torticollis" in den chinesischen Arbeiten: er steht in der Regel nicht für die Schiefstellung, sondern lediglich als Synonym für die Halssteife.

Der chinesische Ausdruck ist *lao zhen.*

Das Bild des akuten steifen Halses wird von einer chronischen Läsion der Wirbelkörper bzw. der Bandscheiben im HWS-Bereich nicht immer abgegrenzt. Wo die untersuchten Arbeiten sowohl „Cervical Spondylopathy" als auch „Stiff Neck" abhandeln, wurden die Angaben zu letzterem ausgewertet. In den anderen Fällen wurde die Therapie der „Cervical Spondylopathy" einbezogen, wenn ersichtlich die Therapie des schmerzenden Nackens im Vordergrund steht. Bei *Knotty Diseases* ist das nicht der Fall; daher wurde die Darstellung dieses Werkes nicht berücksichtigt.

TCM-Krankheitslehre

Als häufigste Auslöser des akuten steifen Halses werden genannt:

improper position of the head during sleep, chilling of the local area, or slight strain on the neck muscles (*Outline*)

Also: falsche Position beim Schlafen, kalte Zugluft, oder belastungsbedingte Überdehnung von Muskeln und/oder Bandapparat des Halses. Die Folge davon ist

local stagnation of qi and blood in the meridians of diseased areas (*Essentials*)

Was nichts anderes ist als die allgemeine TCM-Erklärung für das Entstehen von Schmerzen.

Der Zustand kann chronisch werden und reagiert besonders empfindlich auf Kälte, Wind und Feuchtigkeit:

In a protracted case, qi and blood are consumed, and their circulation in the meridians tends to be further obstructed by exposure to wind, cold and damp. (*ChinAcMox*)

Doch gilt für den chronischen Zustand erst recht, was *Rehabilitation* bereits über den steifen Hals sagt:

It belongs to the range of 'arthralgia' according to traditional Chinese medicine.

Und ein Blick in den chinesischen Teil des zweisprachigen *Rehabilitation* macht klar, was damit gemeint ist: nämlich die Interpretation als „Bi-Syndrom", samt der damit verbundenen ätiologisch-pathogenetischen Zuordnungen.

Es fällt aber auf, daß die übrigen Arbeiten diese Interpretation für die akute Symptomatik des schmerzenden Nackens vermeiden. Nur dort, wo explizit die „Cervical Spondylopathy" abgehandelt wird, treten Ätiologie und Pathogenese des Bi-Syndroms wieder in den Vordergrund.

Ohne dies explizit zu sagen, machen die meisten Arbeiten deutlich, daß sie den akuten steifen Hals für ein lokales Geschehen halten. Dazu paßt auch, daß die Mehrzahl der Autoren auf Puls und Zungenbild gar nicht eingeht. Als eine von wenigen Ausnahmen meint *Peking-Acupuncture*, selbst bei „Neck Sprain" besondere Merkmale feststellen zu können:

... thin white tongue coating and tense pulse.

Fragt sich allerdings, wie und innerhalb welchen Zeitraumes eine akute Zerrung zur Ausbildung eines typischen Zungenbelages führen kann. „Dünner weißer Zungenbelag und gespannter Puls" wären eigentlich Merkmale eines Wind-Kälte-Syndroms. Aber was hat das mit einer Überdehnung von Bandapparat und Muskulatur des Halses zu tun?

Da ist es geradezu wohltuend, einmal einen Satz wie in *Clinical Acupuncture* lesen zu können:

Tongue and Pulse Diagnosis: A normal tongue coating and pulse condition.

Daß keine der untersuchten Arbeiten das Beschwerdebild mit mentalen Faktoren oder „schädigenden Emotionen" in Verbindung bringt, sei nur am Rande angemerkt.

HWS-Beschwerden: Akupunktur-Behandlung in 32 von 35 untersuchten Werken

Punkt	Kategorie	O	E	C	re	cu	cp	ca	ap	cn	co	sy	ma	na	ex	pr	kn	rh	sh	pe	pt	sk	zh	ce	cs	in	mi	tr	el	gu	hb	se	am	cl	ad	di	Ges.	Rang
Dü3-Houxi	3+ Con-Du	●	●	●	○						●	●				●			●	●	●	●		●				●	●	●	●	●	●	●		●	20	1.
Ahshi		●	●	●	○						●	●				●			●	○	○	●	●						●	●		●	○	●		●	20	1.
Gb2-Fengchi	:		●	●	●	●	●			●	●	●		●		●				○	○		●		●								●	●	●	●	18	3.
Bl10-Tianzhu		●	●	●	●	●	○			●	●	●		●		●		○	●	●		●			●			○	○				●	●	●	●	17	4.
Gb39-Xuanzhong	Inf-Knochenmark	●		●	○			○		●				●		●	●			○													○	●		●	16	5.
Extr-Luozhen			●	●	○		●	○		●				●		●	○					●		●	●									●		●	15	6.
Du14-Dazhui	:			●	○		●												●		○		●		●											●	13	7.
Dü14-Jianwaishu				●	○									●						●		●											○		●	●		11	8.
Dü6-Yanglao	Xi				●		○					●						○			●		●	●	○			○	○								9	9.
Lu7-Lieque	Luo Con-Ren		○		○	○							●	●					●		○			○	●	●											7	10.
Gb21-Jianjing	:											●		●						●	●	●	●		○	○		○	○								7	10.
Dü7-Zhizheng	Luo		○			○													●	●	○					○											6	12.
Bl60-Kunlun	4												●		●						○				●	○	●				●						6	12.
Sj5-Waiguan	Luo Con-Yangwei												●	●						○	○	●		○	○						●			●			5	14.
Di4-Hegu	Yuan						○						●			●		○																			4	15.
Du16-Fengfu	:													●	●												●	●		●				●			4	15.
Extr-Neck-Jiaji					○																				●		●	●									4	15.
Bl11-Dazhu	: Inf-Knochen			●	●																●						●				●		●				4	20.
Bl12-Fengmen	:				●																●												●				3	20.
Bl64-Jinggu	Yuan				○								○						●									○									3	20.
Gb34-Yanglingquan	5 LH-Gb Inf-Sehnen																					●			●						●	●					3	20.

● = Hauptpunkt; O = Zusatz- oder Symptompunkt.; **Je 2 Nennungen:** Di11 (sh, cs); Dü15 (cs, ad); Sj10 (cu, tr); Du20 (ex, adj); E-Nei-Hegu (ca, sk). – **Je 1 Nennung:** Di15 (sh); Di20 (re); Ma25 (ex); Ma27 (tr); Ma36 (sh); Dü11 (sh); Dü13 (se); Bl23 (sh); Bl62 (ex); Sj3 (sk); Gb30 (sh); Du1 (ex); Du4 (ex); Du12 (ad);Du26 (ex); E-Taiyang (re); E-Xinshe (re); E-Xinjian (re); E-Yintang (ex). Buchkürzel und Kategorien siehe Übersichten S. 12ff.

Relevanzkarte HWS-Beschwerden

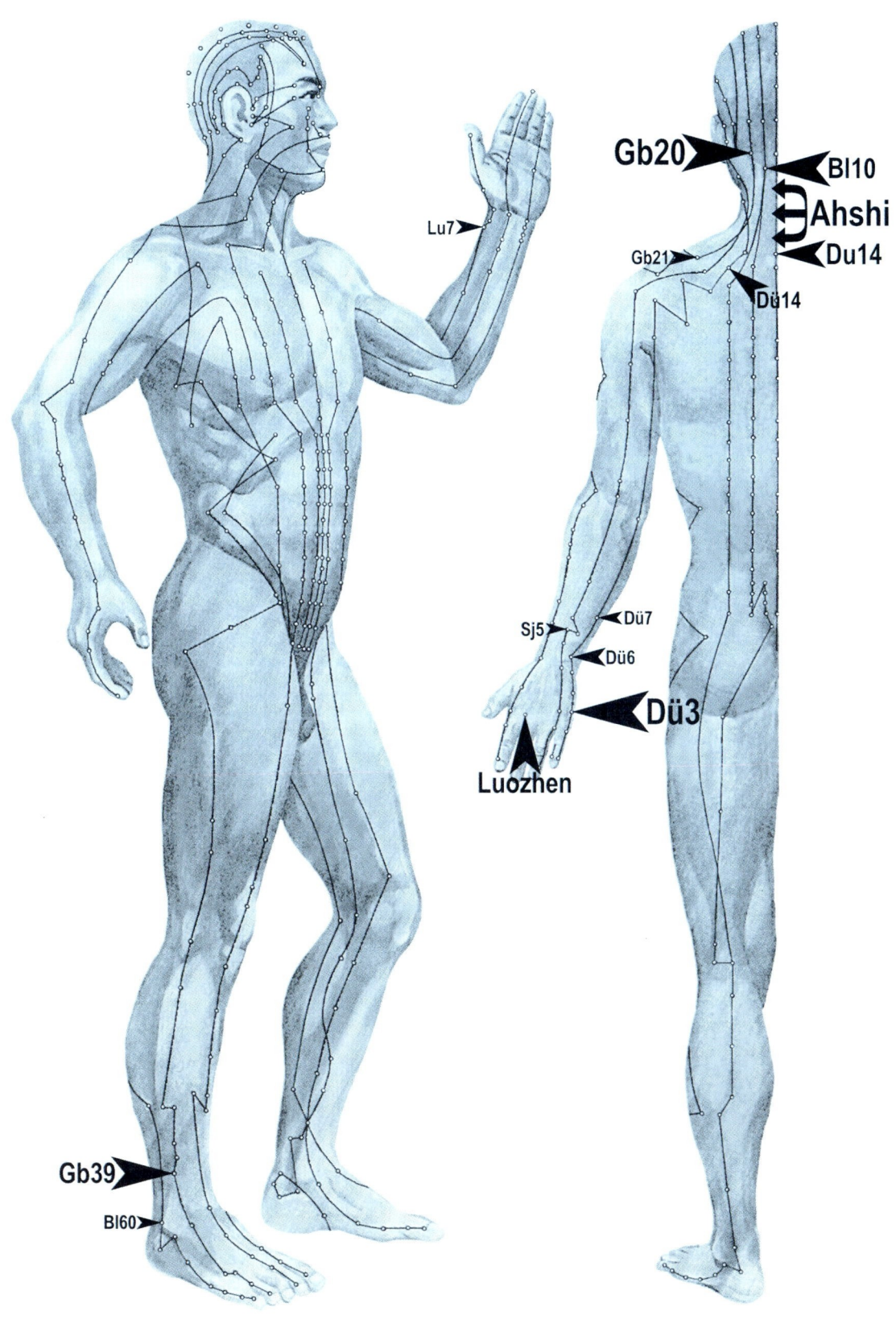

⬤ Anmerkungen zur Punktauswahl

Darüber, wie der schmerzende Nacken am besten zu behandeln ist, bestehen bei den chinesischen Autoren deutliche Meinungsverschiedenheiten. Von den 5 Hauptpunkten verwenden die meisten Arbeiten jeweils nur 3 oder 4. Offenbar spiegelt sich darin die Schwierigkeit, eine Symptomatik wie die hier zur Diskussion stehende in das Theoriegerüst der TCM einzuordnen.

Daß die spontan schmerzhaften Ahshi-Punkte mit an der Spitze stehen, bestätigt noch einmal die Sicht des Beschwerdebildes als eines lokalen Geschehens. Es relativiert auch die Bedeutung der Lokalpunkte Gb20-Fengchi, Bl10-Tianzhu und Du14-Dazhui; denn je nach Schmerzort werden hier andere Nackenpunkte wie z. B. Sj16-Tianyou hinzutreten.

Die Rolle von Dü3-Houxi erklärt sich zum einen als distaler Fernpunkt der Dünndarm-Leitbahn, die über den Nacken läuft, zum anderen aus seiner Zuordnung als Confluent-Punkt („Kardinalpunkt") der Du-Leitbahn.

Distalpunkt im Leitbahnverlauf ist auch Gb39-Xuanzhong. Nicht schlüssig ist jedoch, warum man diesen Punkt für wirksamer hält als Gb34-Yanglingquan, der als „Influent-Punkt („Meisterpunkt") der Sehnen" von den westlichen Autoren in der Regel höher eingeschätzt wird. Möglich, daß die Gb39-Xuanzhong zugeschriebene Eigenschaft als „Influent-Punkt des Knochenmarks" hierbei eine Rolle spielt. (Bekanntlich betrachtete die TCM das Gehirn – in dessen Nähe der Nacken liegt – als Ansammlung von Knochenmark).

Für den Extrapunkt Luozhen (auch *Wai-Lao-gong* [= „Außerhalb von Pe8-Laogong"] genannt) gilt:

Luozhen (Stiff Neck, Extra) is an empirical point in the treatment of strained neck. *(Nanking-Lehrwerk)*

Auffällig ist die geringe Rolle, die der ebenfalls über den Nacken verlaufenden Sanjiao-Leitbahn zugemessen wird. Auch Fernpunkte im Verlauf von Du- und Blasen-Leitbahn sind zweitrangig.

Technik

Einige Arbeiten empfehlen bezüglich der Stimulierung:

Apply filiform needles with **even method** and retain the needles for 15-20 minutes, manipulating them two to three times. *(Peking-Acupuncture)*

Andere raten zur stärkeren Reizung:

Give **moderate or strong** stimulation. *(Outline)*

Bezüglich der Reihenfolge empfiehlt das *Manual:*

First, needle Tender points, needle is not left in position, [then] Wailaogong, strong stimulation.

Die Mehrzahl der Arbeiten sieht dies jedoch genau umgekehrt:

First needle Luozhen using moderate to strong stimulation. **At the same time ask the patient to move his neck; if pain is not relieved, needle the pressure pain points.** *(Current Acupuncture)*

Teilweise wird dies für *alle* Distalpunkte empfohlen. Einige Arbeiten geben an, daß der Patient den Kopf während der gesamten Behandlung gelegentlich bewegen soll – was sicherlich kein Fehler ist. Für hartnäckige Fälle wird zusätzlich zum Schröpfen und zum Einsatz der Sieben-Sterne-Nadel geraten.

Oftmals kommt es jedoch schon initial während der Nadelung von Extr-Luozhen zu einer deutlichen Besserung.

⚖ Diskussion

Beim akuten steifen Hals ist die Akupunktur oftmals erstaunlich schnell wirksam, obwohl die realen Kriterien der Punktauswahl unspektakulär sind: lokale Punkte, distale Punkte im Leitbahnverlauf, plus – falls vorhanden – empirische Symptompunkte.

Die empfohlene Anwendung der spontan- oder druckschmerzhaften „Ahshi"-Punkte ist nicht nur Zeichen eines als lokal interpretierten Beschwerdebildes, sondern auch ein Angebot an den Behandler, sich nicht zu eng an vorgegebene Punkte zu halten. Je nach Ort der Beschwerden dürfte beispielsweise die Heranziehung der „Hals-Jiaji" (jeweils unterhalb des Wirbeldornes, 0,5 cun lateral der Mittellinie) ebenso sinnvoll sein wie die des Extrapunktes Xinshe (unter dem processus transversus des vierten Halswirbels, lateral des Trapezius).

Auf der hier dargestellten Grundlage läßt sich auch das „Peitschen-Trauma" nach Auffahrunfällen behandeln, wobei das Heranziehen weiterer Distalpunkte sinnvoll ist.

Notizen

1.4 Lumbalgie

Terminologie

Die Mehrzahl der Werke benennt das Beschwerdebild als „Low Back Pain" oder „Lumbar Pain". Einige sprechen von „Lumbago", meinen jedoch dasselbe:

Lumbago, also called lower back pain, refers to the pain in the lumbar region. (*Zhenjiuology*)

Vereinzelt ist auch von „Injury" bzw. „Acute Lumbar Muscle Sprain" die Rede. Ausstrahlung in Glutealregion und Beine wird häufig miteinbezogen, aber nicht immer eindeutig von der Ischialgie abgegrenzt.

Der chinesische Ausdruck *yao tong* bedeutet „Lenden-" bzw. „Lumbal-Schmerz".

TCM-Krankheitslehre

Lumbalgie entsteht laut *Essentials* durch

(1) Retention of pathogenic wind, cold and damp in the channels and collaterals,
(2) Xu (deficiency) of qi of kidney, and
(3) stagnation of qi and blood in the lumbar region due to sprain or contusion.

Form (3), verursacht durch „Zerrung oder Prellung", entspricht noch am ehesten dem klassischen „Hexenschuß", meint aber nicht nur einen akuten Zustand. Symptome sind

Rigidity and pain of the lower back. The pain is fixed and aggravated on pressure and turning of the body. (*Essentials*)

Was aber meinen die anderen Formen? *ChinAcMox* schreibt über Typ (1):

a) Invasion by pathogenic cold and damp:
[...] The precipitating factors may be living in cold and damp places, exposure to the rain or wading in water, or being drenched with sweat.

„Cold-Damp" ist hier ganz wörtlich zu verstehen: als Einwirkung einer kalten und feuchten Umgebung. Das führt zu

- Main Manifestations: [...]cold feeling and pain [...] aggravated in bad weather.
- Accompanying Symptoms and Signs: Soreness and numbness in the lumbar region, limited movement, better or worse from time to time and usually worsened after lying in bed and alleviated by warmth.

Der wetterbedingte Charakter der Schmerzen, die sich bei Wärme bessern, jedoch durch Bettruhe ausdrücklich *nicht* gelindert werden, deutet eher auf den rheumatischen Formenkreis hin. Für die Mehrzahl der Lumbalgien ist er nicht typisch.

Bleibt Form (2), die *ChinAcMox* wie folgt beschreibt:

Deficiency of the kidney qi: In this case low back pain is *generally due to excessive sexual activity* that consumes essence and qi, resulting in poor nourishment of the meridians in the lumbar region.

Lumbalgie als „Folge übertriebener sexueller Aktivität" – Syndrom heißblütiger junger Männer, und ansonsten klinisch belanglos?

Keineswegs. *Clinical Acupuncture* ist im Gegenteil der Auffassung:

Lumbar pain is mostly due to kidney deficiency.

Wäre also „*excessive sexual activity*" die häufigste Ursache aller Lumbalgien?

Wohl kaum. Vermutlich ist die Darstellung in *Practical TCM* realistischer:

Qi-Xu (deficiency) of the kidney type
This is due to kidney Qi-Deficiency in *elderly people or after chronic disease*. Stress and excessive sexual activities also exhaust kidney essence and blood, leaving the tendons and bones unnourished.

Gemeint ist ein Zustand tiefer Erschöpfung, vor allem bei chronisch Kranken und Älteren – erst danach die erschöpfte Vitalität durch sexuellen Exzess. Symptome dieser Form sind:

Onset is insidious, and pain is mild but protracted, with lassitude and weakness of the lumbar region and knee. Symptoms are intensified after strain and stress and alleviated by bed rest. (*Essentials*)

Bleibt die Frage: Warum wird ausgerechnet der Niere bzw. der „Nieren-Schwäche" eine solche Bedeutung zugemessen? *ChinAcMox* erklärt das wie folgt:

The lumbar region is said to be the 'dwelling house of the kidney.' The kidney dominates the bones, produces marrow and stores essence. When the kidney has insufficient essence, the bone is lacking of marrow, and the result is soreness and pain in the lumbar region accompanied by weakness of the knees.

Mit anderen Worten: Lumbalbeschwerden umfassen auch die Knochen und äußern sich in der Nähe der Niere; diese „produziert Knochenmark", und dessen Mangel führt zu Schmerzen – also wird ein pathologischer Zustand der „Niere" wohl daran wesentlichen Anteil haben.

Anzumerken ist, daß eine der häufigsten Ursachen für den banalen LWS-Schmerz – nämlich das lange Sitzen am Schreibtisch oder vor dem Computer – in den chinesischen Arbeiten so gut wie gar nicht auftaucht Weiter auf S. 40 →

Lumbalgie: Akupunktur-Behandlung in 32 von 35 untersuchten Werken

Punkt	Kategorie	O	E	C	re	cu	cp	ca	ap	cn	co	sy	ma	na	ex	pr	kn	rh	sh	pe	pt	sk	zh	ce	cs	in	mi	tr	el	gu	hb	se	am	cl	ad	di	Ges.	Rang
Bl23-Shenshu	BS-Niere	●	●	●	●	○	●	●		●	●					●	●	●	●	●	●	●	●		●				●	●	●	●	●	●	●	●	26	1.
Bl40-Weizhong	5 LH-Blase	●	T	●	●						T		●		●	●	●	●	●	●	●	●	●		●				●	●	●	●	●	●	●	●	23	2.
Du4-Mingmen		●	–	–		●			○		–		–		–	–		–	–	–	–		–		–	–	–		●	–	–	–	●	●	–	–	20	3.
Ni3-Taixi	3 Yuan	●	–	–		●					–		–	●	●	–		–	–	–	–		T		–	–	–		○	–	–	–	●	–			17	4.
Du26-Renzhong	:	○	T	T		●					T		T	T	T	T		T	●	T	T		T		T	T	T		○	T	T	T	●	T	●		17	4.
Du3-Yaoyangguan		●	●	●	●		●	●		●	●	●	○		●	●		●	●	C	C		●	●	●	C	C		C	●	C	C	●	●	●	C	16	6.
Ahshi		T		T															●		●			●						●	T	●	●	●	●	●		15	7.
Bl52-Zhishi		–	–	–							–		–		–	–		–	–	–	–		–		–		–		–	–	–	–	–	–		–	13	8.
Dü3-Houxi	3+ Con-Du	○	○					●				○						●					●		●	T				T	–	●					10	10.
Bl17-Geshu	Inf-Blut												T		T			T	T	T	T		T	T		T	T		T	T	–		●	●		T	10	10.
Bl32-Ciliao													T		T			T	T	●	●		T			T	T		T	T	–	T	●	●	●	T	10	10.
Bl60-Kunlun	4				●		○	○	○				○		○			○										○	○								8	12.
Bl25-Dachangshu	BS-Dickdarm		C				●											C					C		C						C			C			7	13.
Gb34-Yanglingquan	5 LH-Gb Inf-Sehnen												T		T			●	●	●			●	●	●			●	●	●		●		●	●		7	13.
Du16-Fengfu	:												C		C			C	C	C	C		C			C	C		C	C		C					7	13.
Bl37-Yinmen								●		●			○		○												T	●									6	16.
Bl26-Guanyuanshu			C																	C										C		C					4	20.
Gb30-Huantiao	:								○															●									●	C			4	20.
Extr-Huatuojiaji			●												●				●									●						●	●		4	20.
Extr-Yaoyan			–		○	●																												●			4	20.
Extr-Yaotongxue			T																								T		T		T			T			4	20.
Mi6-Sanyinjiao	:																												T							●	3	22.
Dü6-Yanglao	Xi		●																												T		T				3	22.
Bl58-Feiyang	Luo		●									●					–															T		–		●	3	22.

● = Hauptpunkt; ○ = Zusatz- oder Symptompunkt; [–] = „Cold-Damp"-Typ; [C] = „Deficiency of kidney qi"-Typ; [T] = „Trauma"-Typ.

Je 2 Nennungen: Bl10 (rh, ce); Bl54 (cu, di); Bl57 (ca, cn); Ni2 (cu, na); Ren4 (rh, hb). – **Je 1 Nennung:** Mi9 (di); Bl22 (cu); Bl24 (rh); Bl47 (cp); Ni6 (di); Sj6 (ad); Gb39 (di); Gb41 (ex); Du2 (re); Du14 (rh); Di15 (ex); Du20 (di); Ren6 (rh); E-Pigen (cp); E-Niushangxue (sy).

Buchkürzel und Kategorien siehe Übersichten S. 12ff.

Relevanzkarte Lumbalgie

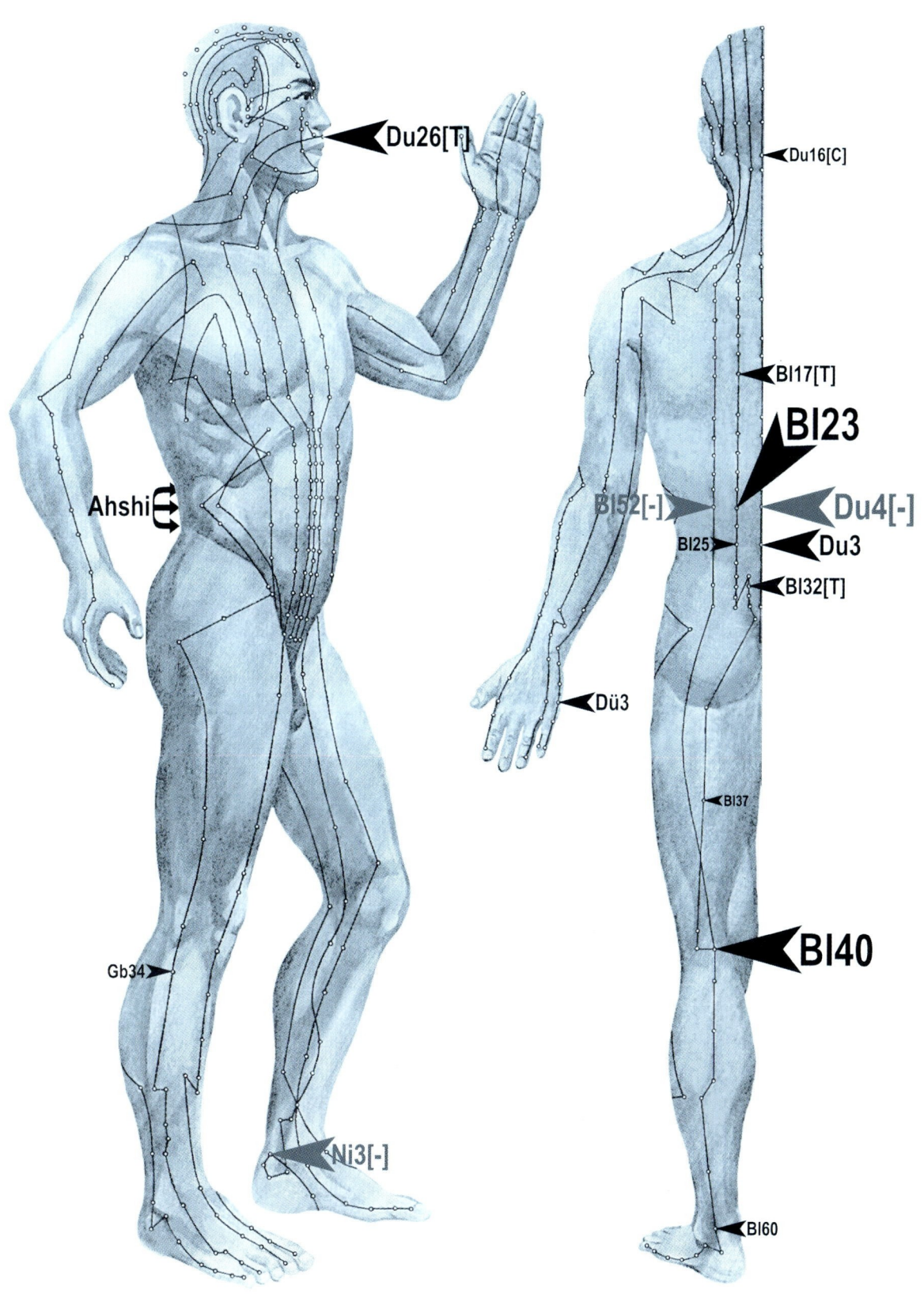

→ (es sei denn, man wollte „prolonged over-strain" in diesem Sinne interpretieren).

⬤ Anmerkungen zur Punktauswahl

Hauptpunkte für alle Lumbalbeschwerden sind Bl23-Shenshu und Bl40-Weizhong. Für die auf „Nieren-Schwäche" zurückgeführte Form folgen Du4-Mingmen und Ni3-Taixi.

Zu den allgemeinen Hauptpunkten zählen ansonsten (obwohl nach der bloßen Zahl der Nennungen gerechnet deutlich zurückliegend) vor allem die „Ahshi", also die spontan- oder druckschmerzhaften Punkte.

Was die große Zahl der von der Theorie genannten Auswahlkriterien betrifft, so kommen erneut nur wenige zum Einsatz. Weder werden Yuan- und Luo-Punkte kombiniert, noch Back-Shu- mit Front-Mu-Punkten. Von den 16 Xi-Punkten (der deutschen Terminologie zufolge angeblich „Akutpunkte") findet sich in der Tabelle ein einziger, der aber nur 3 Nennungen erhält. Mit Ausnahme von Ni3-Taixi entsprechen alle Punkte, die mehrheitlich zum Einsatz kommen, der Regel *„Lokalpunkte plus Distalpunkte im Leitbahnverlauf"* – konkret: Ahshi-Punkte plus Punkte der Blasen- und Du-Leitbahn.

Dü3-Houxi ist der einzige unter den wichtigen Punkten, der weder dieser Hauptregel noch der ätiologischen Zuordnung zum Bereich „Niere" entspricht. Als Confluent-Punkt kommuniziert er der Theorie zufolge mit der über den Schmerzort verlaufenden Du-Leitbahn, was sich hier als klinisch relevant erweist.

Technik

Die *Essentials* empfehlen:
- Apply both acupuncture and moxibustion for cold-damp type.
- In case of Xu (insufficiency) of qi of kidney, apply needling with reinforcing method and moxibustion.
- For traumatic low back pain, apply needling with reducing method or pricking to cause bleeding.

Das *Nanking-Lehrwerk* rät außerdem zum Schröpfen, *Peking-Acupuncture* desgleichen, allerdings mit Blutaustritt:
Pricking is applied on Ahshi points, which is then followed by cupping in order to suck out the stagnant blood as much as possible.

Bei akutem Lumbago empfiehlt sich:
Apply treatment on the distal points Dü3-Houxi, Du26-Renzhong, etc. Ask patient to turn hip while the needle is rotated. *(Outline)*

⬥ Diskussion

Welche Bedeutung man im Fall der Lumbalgie dem Punkt Ni3-Taixi beimißt, hängt vermutlich davon ab, ob man die chinesische Zuordnung zur „Nieren-Schwäche" teilt. Das ist bei Du4-Mingmen anders. Der Punkt liegt auf derselben Höhe wie bilateral davon Bl23-Shenshu, und wenn generell auch die spontan schmerzhaften Ahshi-Punkte genadelt werden, spricht nichts dagegen, als wichtigen Punkt dieser Region Du4-Mingmen regelmäßig mitzuverwenden.

Wen die Zurückführung der Lumbalgie auf einen Mangelzustand der „Niere" nicht überzeugt, der könnte sich stattdessen primär nach dem Schmerzort richten. Gegebenenfalls kann man eine Wirbel-Etage tiefer gehen und statt Bl23-Shenshu den darunterliegenden Bl24-Qihaishu nadeln, ebenso wie den medianen Punkt unterhalb des 3. LW-Dorns (der seltsamerweise kein regulärer Leitbahnpunkt ist, sondern nur ein Extrapunkt). Das Heranziehen von empirischen Punkten bzw. Distalpunkten im Leitbahnverlauf (Bl40-Weizhong, Bl60-Kunlun, Gb34-Yanglingquan) ist sinnvoll, das zusätzliche Schröpfen ebenso.

Das vom *Outline* genannte Vorgehen bei akutem Hexenschuß gibt es auch als *Ein-Nadel-Behandlung: während der Patient die Hüfte bewegt, wird Du26-Renzhong bis zur Schmerzgrenze stimuliert.* Das führt oftmals zu einer sofortigen Besserung.

Notizen

2 ▶ Neurologie

2.1 Ischialgie

Terminologie

Die große Mehrzahl der Arbeiten beschreibt das Krankheitsbild als „Sciatica". Einige wählen als Überschrift das erklärende „Protrusion of Lumbar Intervertebral Disk". In mehreren Arbeiten findet sich die Ischialgie als Anhang zum „Bi-Syndrom". Eine Fallbeschreibung in *Experiences* ist explizit übertitelt als „Bi syndrome (Sciatica)". – Da die TCM keine Nerven kannte, ist natürlich auch eine Übersetzung wie *zuo gu shen jing tong* („Schmerz des Sitz-Knochen-Nerven") kein TCM-Begriff.

TCM-Krankheitslehre

Wie schon an anderer Stelle erwähnt, wird in den chinesischen Arbeiten zwischen Lumbalgie (im Vordergrund Schmerzen und Bewegungseinschränkung im Lumbalgebiet) und Ischialgie (im Vordergrund die Manifestationen im Versorgungsgebiet des N. ischiadicus) nicht immer klar unterschieden.

Die TCM-Interpretation der Ischialgie ist jedoch äußerlich gesehen eindeutig:

In TCM, sciatica falls into the category of **Bi syndrome**.
(Nanking-Lehrwerk)

Zur Erinnerung: das „Bi-Syndrom" hat folgende Formen:

- **Wandering bi** (in which wind predominates),
- **painful bi** (in which cold predominates),
- **fixed bi** (in which damp predominates) and
- **febrile bi** (in which wind, cold and damp turn into heat).
  (Essentials)

In dieser Unterteilung sind traumatische Einwirkungen oder sonstige Irritationen der Nervenwurzeln nicht vorgesehen. Trotzdem wird die „traumatische" Ursache fast überall genannt, z. B. im *Nanking-Lehrwerk*:

Sciatica arises from the invasion of pathogenic wind, cold, damp or heat, or **from trauma such as falling or twisting injuries or contusion**.

Andererseits wird gerade diejenige Differenzierung, wie sie die Einordnung als „Bi-Syndrom" eigentlich nahelegen würde, in keinem der Werke vorgenommen. Die Begriffe „wandering bi", „painful bi" usw. werden nicht einmal erwähnt.

Einige Werke differenzieren wie *Shanghai-Acupuncture*:

- **Wind-cold-damp** arthralgia
- **Deficiency of the kidney-essence**
- **Blood stasis** obstructing collaterals.

Das *Nanking-Lehrwerk* unterteilt anders:

- If the disease is due to **wind-heat**, the patient may complain of a burning pain aggravated by exposure to heat.
- If the disease is associated with **wind-cold**, the patient may feel a cold sensation and pain which will be alleviated by warmth.
- For the disease caused by **damp**, the patient may feel a sensation of heaviness which will be intensified by cloudy or rainy weather."

Hauptmerkmal ist die Reaktion auf Temperatur oder Wetter. Klinische Aspekte wie fixierter oder wandernder Schmerz, Veränderungen bei Bewegung oder Belastung, Sensibilitätsstörungen fließen hier kaum ein.

Peking-Acupuncture, sonst fest auf dem Boden der TCM-Theorie stehend, bevorzugt wie das *Outline* die Einteilung in

- Primary Sciatica
- Secondary Sciatica.

Es definiert die primäre Form als „Sciatic Neuritis" – eine Definition, die es in der TCM nicht geben konnte, weil das Nervensystem unbekannt war. Aber ohne dessen Funktion lassen sich natürlich Lähmungserscheinungen nur so beschreiben wie in *Practical TCM*:

If the illness is prolonged, and the **tendons and muscles lose the nourishment from Qi and blood**, there would be atrophy, numbness, cold pain or burning.

Die Lähmung wird also zurückgeführt auf „fehlende Ernährung der Sehnen und Muskeln mit Qi und Blut". Therapeutisch kann das trotzdem zu brauchbaren Konzepten führen, weil sich der Verlauf der Leitbahnen vielfach mit dem von peripheren Nerven deckt. Was allerdings die Gefahr realer Nervenschädigung betrifft, so wird nur in einem Werk darauf hingewiesen, daß in schweren Fällen auch einmal eine Operation nötig werden kann:

According to the experience of the author, if the severe pain with acute onset can't be alleviated within one week of the treatment, **surgical operation should be performed immediately** so as to avoid serious impairment of nerves, which may develop into irreversible sequela.
(Clinical Experiences)

Ischialgie: Akupunktur-Behandlung in 23 von 35 untersuchten Werken

Punkt	Kategorie	O	E	C	re	cu	cp	ca	ap	cn	co	sy	ma	na	ex	pr	kn	rh	sh	pe	pt	sk	zh	ce	cs	in	mi	tr	el	gu	hb	se	am	cl	ad	di	Ges.	Rang
Gb30-Huantiao	:	●				●	●	●				●	●	●	●	●						●	●	●	●	●	●	●	●	●	●	●	●		●		20	1.
Gb34-Yanglingquan	5 LH-Gb Inf-Sehnen	●				●	●	●				●	●	●	●							●	●	●	○	●	●	●	●	●		●	●		●		19	2.
Gb39-Xuanzhong	Inf-Knochenmark	●				○		○															●	●			●	●	●	○			○	○		●		15	3.
Bl40-Weizhong	5 LH-Blase	●				●	●					○											●		●	●	●	●	●			●	●		●		14	4.
Bl54-Zhibian		●				●	●						●	●							●	●	●		●	●	●	●		●		●	●		●		14	4.
Extr-Huatuojiaji L4-5		●				○						○		○					●		●		●		○	●	●					○	○				12	6.
Bl37-Yinmen		●						○				●		●					●			●	●			●	●		○			○	○				12	6.
Bl60-Kunlun	4					○		○														●			●			●	●				○	●				11	8.
Bl23-Shenshu	BS-Niere	●				●	●							●					●			●	●			●	●	●	●	●			○	○		●		11	8.
Bl25-Dachangshu	BS-Dickdarm	●												●								●				●	●	●					○	○				11	8.
Bl57-Chengshan		●				○						○											●		○			●			●		○					10	11.
Ahshi						○			●			○		●					○			●								○			○					10	11.
Ma36-Zusanli	5 LH-Magen					○									●							●			○	●	○		●	○			○	●		●		9	13.
Bl32-Ciliao						○									●				●											●				○				5	14.
Gb31-Fengshi																																	○	○				4	15.
Mi6-Sanyinjiao	:														●					●																●		3	16.
Mi9-Yinlingquan	5																		○											○		●		○				3	16.
Bl26-Guanyuanshu														●						●	●																	3	16.
Bl28-Pangguangshu	BS-Blase																		○											○			○					3	16.
Du26-Renzhong	:																		○			○								○								3	16.

● = Hauptpunkt; ○ = Zusatz- oder Symptompunkt;

Je 2 Nennungen: Bl17 (el, se); Bl30 (cu, ca); Bl31 (cu, ma); Bl50 (cu, cpl); Ni3 (sh, gu); Gb40 (cs, se); Du3 (sk, el); Du4 (cp, el); Du14 (sh, gu). – **Je 1 Nennung:** Bl10 (ce); Bl36 (cs); Bl49 (cu); Bl51 (cpl); Bl58 (am); Bl65 (na); Sj2 (mi); Sj3 (mi); Gb29 (cs); Gb37 (cpl); Gb41 (cu).

Buchkürzel und Kategorien siehe Übersichten S. 12ff.

Relevanzkarte Ischialgie

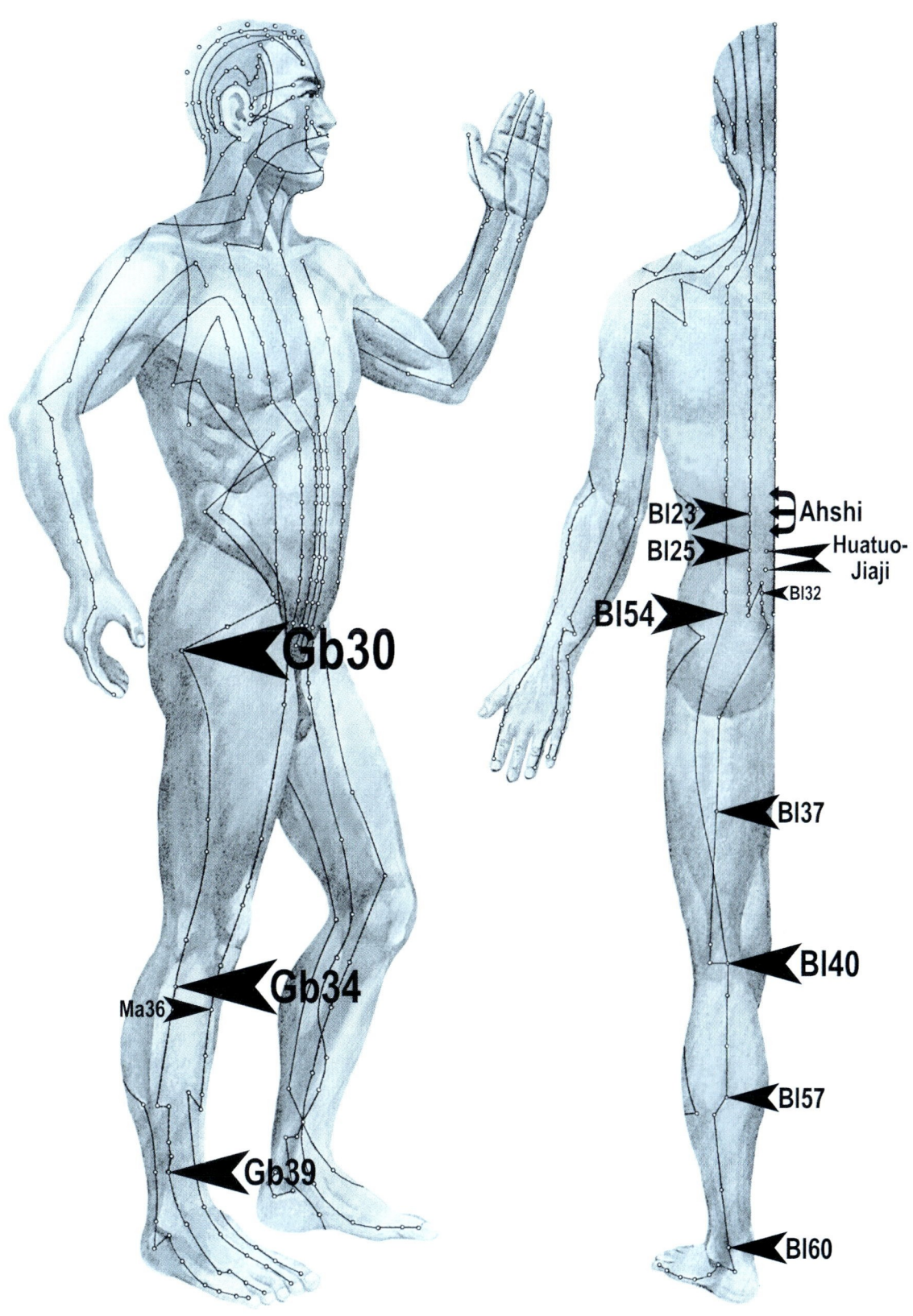

⬤ Anmerkungen zur Punktauswahl

Die Unterschiede in der Darstellung der Pathogenese wirken sich bei der Therapie nur wenig aus. Generell gibt man *eine* Empfehlung, und gegebenenfalls werden für spezielle Formen einige Punkte zusätzlich vorgeschlagen.

Ein Blick auf die Tabelle bestätigt, daß es sinnvoll ist, Lumbalgie und Ischialgie prinzipiell getrennt zu betrachten. Als einziger Punkt taucht Bl40-Weizhong in beiden Fällen unter den 5 Hauptpunkten auf; und bis Rang 10 tritt lediglich Bl23-Shenshu hinzu.

Die für die Ischialgie ausgewählten Hauptpunkte liegen ausnahmslos im Verlauf bzw. Versorgungsgebiet des N. ischiadicus und seiner Äste – was im Beinbereich angesichts der überragenden Rolle dieses Nerven nicht verwunderlich ist.

Dabei dominieren die dorsal bzw. lateral verlaufenden Yang-Leitbahnen: die 3 Hauptpunkte liegen auf der Gallenblasen-Leitbahn (Gb30-Huantiao, Gb34-Yanglingquan und Gb39-Xuanzhong); danach folgen 7 Punkte der Blasen-Leitbahn, zwischen die sich nur die Ahshi-Punkte und die paravertebralen Huatuojiaji-Punkte L4 und L5 schieben können. Die Präferenz für die beiden Leitbahnen wird explizit formuliert, jedoch nicht begründet:

Use acupoints along the Bladder and Gallbladder meridians as main points and together with those along the Stomach and Spleen meridians for cases with muscular atrophy. The principle is to dredge and activate meridians, to promote the flow of qi, and to alleviate pain. *(Advanced Textbook)*

Von den 20 Punkten der Tabelle liegen 10 auf der Blasen-Leitbahn, 4 auf der Gallenblasen-Leitbahn, 2 auf der Milz-Leitbahn, je einer auf Magen- und Du-Leitbahn.

Daß Gb34-Yanglingquan hier eine größere Rolle spielt als bei der Lumbalgie, läßt darauf schließen, daß bei Ischialgie die Lage wichtiger ist als die funktionelle Kategorie eines „Influent-Punkt der Sehnen". Auch die Kategorien anderer Punkte (Bl40-Weizhong als Lower-He-Punkt der Blase, Gb39-Xuanzhong als „Influent-Punkt des Knochenmarks") dürften als Auswahlkriterien kaum eine Rolle spielen.

Technik

Einige Arbeiten empfehlen nur eine milde Stimulierung, z. B. das *Guide-Book*:

Use the filiform needles to puncture the points with the **reinforcing or even** movement method.

Die Mehrzahl neigt jedoch eher zu einer intensiveren Stimulierung:

Reducing manipulations by twisting, lifting and thrusting the needle are applied. On puncturing at Gb30-Huantiao, Bl54-Zhibian and Bl37-Yinmen, the needling sensation induced is required to radiate to the foot. *(Skill)*

Meist wird zusätzlich der Einsatz von Schröpfköpfen empfohlen, zum Teil blutig:

Use strong stimulation and hammer to **bleeding, then apply** cupping. *(Current Acupuncture)*

Skill hält (ebenso wie bei Lumbalgie) auch bei Ischialgie die schmerzhafte Stimulierung von Du26-Renzhong für sinnvoll:

On puncturing at Du26-Renzhong, **bird-peck needling** is applied until the patient's eyes are filled with tears.

Massage und begleitende Techniken werden gelegentlich kontralateral empfohlen – in einem der Lehrwerke auch die Nadelung selbst:

Sciatica can be treated by puncturing the points on the healthy side, which has been reported in some modern literature. (Applied Acupuncture)

⚖ Diskussion

Auch Ischialgie ist der TCM-Theorie zufolge als Bi-Syndrom im Prinzip ein systemisches Krankheitsbild. In der Praxis wird es aber als lokales Krankheitsbild behandelt.

Als solches steht im Prinzip das gesamte Gebiet vom Plexus sacralis über Glutealregion, Kniekehle, Unterschenkel und Fuß für eine Beeinflussung zur Verfügung. Nicht selbstverständlich ist dabei die weitgehende Beschränkung auf Punkte der Blasen- und Gallenblasen-Leitbahn. Da der Ischiasnerv u. a. die gesamte Muskulatur von Unterschenkel und Fuß versorgt, dürfte es kein Fehler sein, wenn man je nach dem Ort der Beschwerden außer Ma36-Zusanli, Mi6-Sanyinjiao und Mi9-Yinlingquan auch weitere Beinpunkte heranzieht.

Daß Bl23-Shenshu für die Ischialgie eine weitaus geringere Rolle spielt als für die Lumbalgie, ist angemessen – für die Einwirkung auf den Plexus sacralis liegt dieser Punkt bereits zu hoch. Daher könnte man dem weiter kaudal gelegenen Bl25-Dachangshu und den benachbarten paravertrebralen Huotuojiaji-Punkten eine größere Bedeutung beimessen, als es in der Tabelle zum Ausdruck kommt. Doch bietet diese auch in der vorliegenden Form ein gutes Fundament für eine erfolgreiche Behandlung.

Notizen

2.2 Kopfschmerz

Terminologie

Fast alle Arbeiten behandeln das Krankheitsbild unter der Bezeichnung „Headache". *Knotty Diseases* wählt als einziges Werk „Migraine", die in wenigen Arbeiten zusätzlich zu „Headache" in der Überschrift erscheint. *Current Acupuncture* spricht von „Cephalgia", *Electroacupuncture* von „Nervous Headache" und „Postoperative Headache". – Das chinesische *tou tong* bedeutet „Kopfschmerz".

TCM-Krankheitslehre

Die chinesischen Arbeiten differenzieren
   a) nach traditionellen Syndromen
   b) nach Lokalisation der Schmerzen.
Bei der Syndrom-Differenzierung findet sich für den Kopfschmerz eine große Vielfalt unterschiedlicher Benennungen und Untergruppen. Allein das *Dictionary* nennt:

- headache due to wind-cold pathogen,
- headache due to wind-heat pathogen,
- headache due to wind-dampness pathogen,
- headache due to liver-yang trouble,
- headache due to blood deficiency,
- headache due to phlegm-turbidity,
- headache due to blood stasis.

Einige Arbeiten fassen die drei „Wind"-Formen als „Headache due to **External Evils**" zusammen, die übrigen Formen als „Headache due to **Internal Disorders**". Die *Essentials* unterteilen nach „Shi"-(„Fülle"-) und „Xu"-(„Mangel"-)Formen. Am häufigsten werden jedoch drei Syndrome genannt, wie sie z. B. *Shanghai-Acupuncture* beschreibt:

(1) Headache due to **invasion of pathogenic wind into the channels and collaterals:** Headache occurs often, especially on exposure to wind. The pain may extend to the nape of the neck and back regions. Thin and white tongue coating, floating pulse.

(2) Headache due to **upsurge of liver-yang:** Headache, distension of the head, irritability, hot temper, dizziness, blurred vision, red tongue with thin and yellow coating, taut and rapid pulse.

(3) Headache due to **deficiency of both qi and blood:** Lingering headache, dizziness, blurred vision, lassitude, lustreless face, pale tongue with thin and white coating, thin and weak pulse.

Hierbei erinnert Typ (2) an den Kopfschmerz eines heftigen Hypertonikers. Darauf könnte auch „Benommenheit und verschwommenes Sehen" bei Typ (3) hindeuten; doch spricht der „dünne und schwache Puls" dagegen. Möglich wäre auch die Aura vor einem Migräneanfall – doch ordnet nur eines der Lehrwerke die Migräne u. a. diesem Typ zu.

Am wichtigsten ist Typ (1), also die „Invasion von pathogenem Wind". Zum einen ist hier Kopfschmerz zentrales Symptom; *Miracle* meint sogar (allerdings als einziges Werk):

Generally there are **no accompanying symptoms.** This type is also called head wind.

Zum anderen werden die durch ihren Schmerzort definierten Formen explizit als Untergruppe des „Wind"-Typus dargestellt, der jeweils ein Leitbahnpaar zugeordnet ist:

Headache due to invasion of pathogenic wind into meridians and collaterals:

- Occipital headache – Taiyang Meridians of Hand and Foot [= Dünndarm-/Blasen-Leitbahn]
- Frontal headache – Yangming Meridians of Hand and Foot [= Dickdarm-/Magen-Leitbahn]
- Temporal headache – Shaoyang Meridians of Hand and Foot [= Sanjiao-/Gallenblasen-Leitbahn]
- Parietal headache – Taiyang Meridians of Hand and Foot [siehe oben] plus Jueyin Meridian of Foot [= Leber-Leitbahn]" *(ChinAcMox)*

„Temporal Headache" oder „One-sided Headache" wird vielfach als Synonym für „Migräne" verwendet. Diese Reduktion auf die Halbseitensymptomatik geht einher mit einer recht stiefmütterlichen Behandlung der Migräne. Nur ein Werk versucht, ihre Besonderheiten aus TCM-Sicht zu beschreiben:

Migraine is [...] due to **wind fire of the liver channel,** and the flare up of wind fire along the channels to the head, frequently complicated with wind cold, phlegm and blood stagnation. *(Knotty Diseases)*

Zwar werden Symptome wie Übelkeit und Erbrechen gelegentlich genannt. Differentialdiagnostische Berücksichtigung finden jedoch weder die Besonderheiten der Aura, noch Häufigkeit und Verlauf der Anfälle, noch psychosoziale Aspekte.

In der Praxis ist der Schmerzort das wichtigste Kriterium für die Punktauswahl. Deshalb werden auf den Seiten 52–59 unterschiedliche Tabellen und Relevanzkarten erstellt: zuerst unter dem Aspekt der symptom-unabhängigen Anwendung, danach spezifiziert nach den verschiedenen Unterformen und Lokalisationen.

Kopfschmerz (I): Symptom-unabhängige Anwendung; Akupunktur-Behandlung in 29 von 35 untersuchten Werken

Punkt	Kategorie	O	E	C	re	cu	cp	ca	ap	cn	co	sy	ma	na	ex	pr	kn	rh	sh	pe	pt	sk	zh	ce	cs	in	mi	tr	el	gu	hb	se	am	cl	ad	di	*	Rang
Gb20-Fengchi	:	S	H	●	●	●	H	●	H	●	H	●	●	●	●	H	L		●	●	●	●	●			L		S	●		●	●	●	●	●	●	20	1.
Di4-Hegu	Yuan	F	F	F	F	F	●	●	H	●	F	F	F	●	●	F				●	●	F	F			●	●	S	●	F	●	F	F	F	●	●	18	2.
Du20-Baihui	:	V	V	●	●	●	●	●	V	V	V	V	V	●	V	V		V	●	●	●	●	●			●	●	V	●	●	●	●	●	●	●	●	18	2.
Extr-Taiyang		S	S	S	S	S	S	●	●	●	S	●	S	S	●	S			●	●	S		S			S	S	S	●	S	S	S	●	●	●	●	15	4.
Lu7-Lieque	Luo Con-Ren	S		●	●	●	●	●	S	●		●					L													○		○					9	5.
Ma8-Touwei	:	F	F	F	●	L	●	●			F	F	F	●	○	F	L		S	●		F	F			F		●		F	F	F		F		–	7	6.
Sj5-Waiguan	Luo Con-Yangwei	●	S	S	L	●			S	S	S	S		S		F		S	S	S	●	S	S					●		S	S	●	F	F		●	7	6.
Dü3-Houxi	3+ Con-Du	●	●	●	H		H	H		○	●	S	H	H	○	●			V	H		–						●	V	V	●	H				5	8.
Mi6-Sanyinjiao	:				●		S		S	S	●	S	●	○	●	S			V	●	S		S						●	S	S	○		●	●	●	5	8.
Gb8-Shuaigu	:	S	S	S	S	S	S	●			S	V	V		●	V		V	V	V	V	S						S		V	S	●		●	●	●	4	10.
Le3-Taichong	3 Yuan	V	V	V	F	●	●	●	○	S	V	●	V	●	●	V	L	V	V	V	L	V	V			○	○	○	V	V	V	●	●	●	●	L	4	10.
Extr-Yintang		F	F	F	F	●	F	F	F	F	F	F	F		●	F	L	F	F	F	L	F	F			I		○		F	F	F		L	○	○	4	10.
Du16-Fengfu		●	●	●	●			●	●							●	●														●	●		●	●	●	4	10.
Ma36-Zusanli	5 LH-Magen	I	I	I		I	H				I	I	–		○	I		I	I	I	I	I	I			I		○	–		–	–	V	●	–	–	3	15.
Le2-Xingjian	2-	V	L	L	I					L		L		V	V	I	L	L	L	L	L	L	L			V	V	V	L	L	L		V				3	15.
Bl10-Tianzhu		H		H	H	H	H	H			H	H	H	H		H		H	H	H	H	H	H			H	H	H	H	H	H	H	H			●	3	15.
Du23-Shangxing			F	F	F	H	H	H		○	F	F	F	●		F	L	F	F	F	F	F	F			F	F	F	F	F	F	F		H		–	3	15.
Bl7-Tongtian		F	F	F			H	●			F	S	V					V	F	●	●	V	V			V		●		●	●	F	●	V			3	15.
Ahshi		●	●	●	●	●	●	●	●	●	●	●	●	●		●	●		●	○	●							●		●	●	●	●	○	●	●	3	15.
Du15-Yamen	:	I	–	–	H		H									–			–	–	I		I						○		–	–	V		○	○	3	15.
Sj8-Sanyangluo	:	L	L	L	I	I				L		L		I		I		L	L	L	H		L			I	I	L	H		●		H				3	15.
Du14-Dazhui	:	H		H	H	H	H	H	H		H	H	H	H	●	H		H	H	H	H	H	H			H	H	H	H		●	H		●	H		3	15.
Bl60-Kunlun	4	●	H	S	●	●		H	●	○		S	H			H	○		H	H	●		H			H			S	H	H	H	H	H	●	●	2	25.
Ma44-Neiting	2	F	F	L	F	●	●	F	F	F	F	S	V	●	●	●	○	F	F	V		F	F			V	F	○	F	F	F	F	F	○			2	25.
Ma40-Fenglong	Luo															●		○			●							○	●		F	○	○	●	○	○	2	25.
Ren12-Zhongwan	Mu-Magen Inf-Fu				○	○										●	○				○										F	F		●	●	○	1	26.
Pe6-Neiguan	: Luo Con-Yinwei									○		S					○				○											○	○	○	○	○	0	27.

● = Hauptpunkt; ○ = Zusatz- oder Symptompunkt; [F] = Frontal/Stirn; [H] = Hinterkopf/Occipital; [V] = Scheitel/„Vertex"; [S] = Seitlich/Temporal/„Migräne";
[L] = „Liver Fire"; [–] = „Deficiency of qi and blood". Buchkürzel und Kategorien siehe Übersichten S. 12ff.
*: Die Zählung umfaßt nur die Nennungen als „Hauptpunkt"

Relevanzkarte Kopfschmerz (I)

Symptom-unabhängige Anwendung

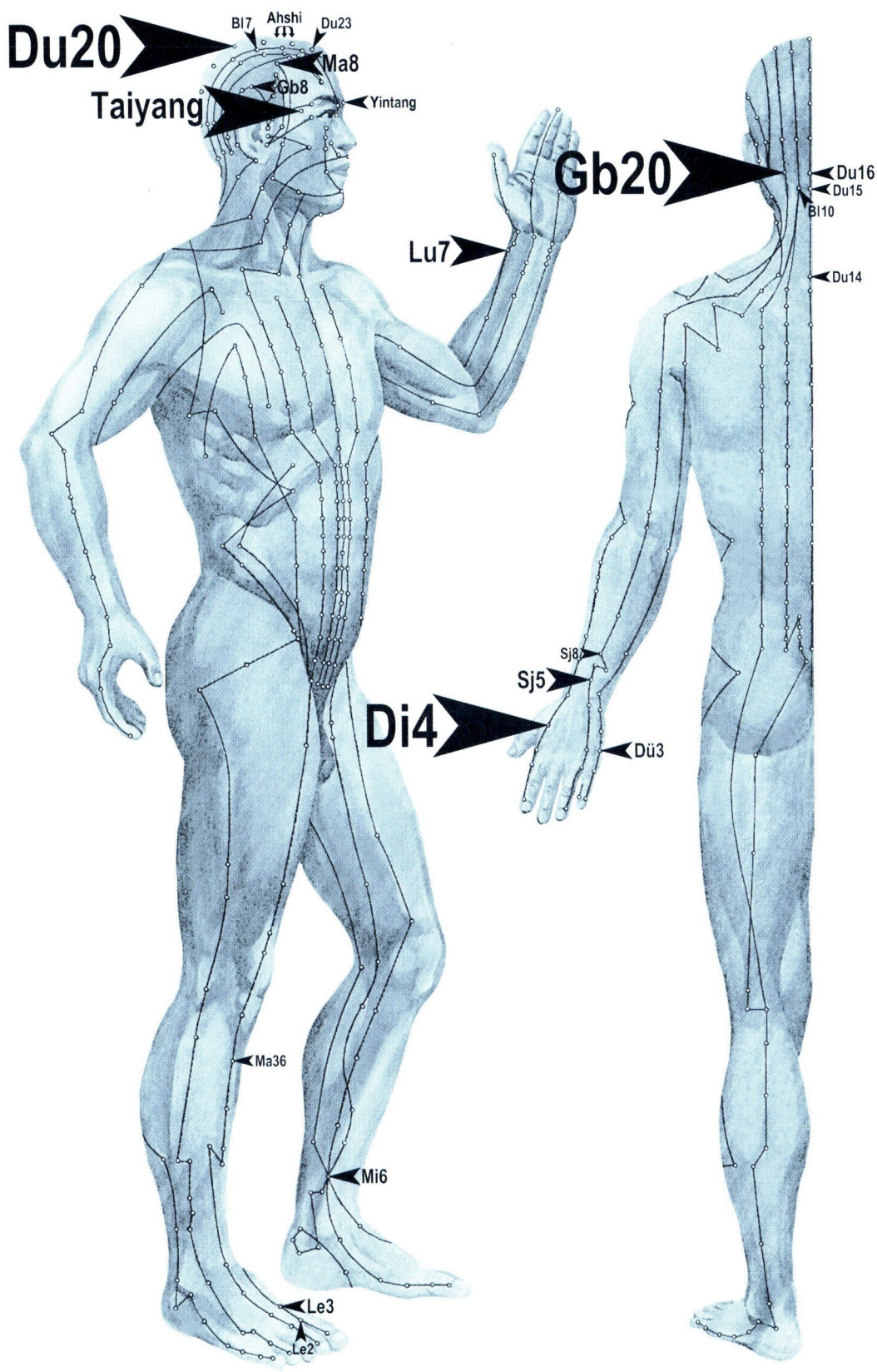

Kopfschmerz (IIa): Stirn / „Frontal"

Punkt	Kategorie	O	E	C	re	cu	cp	ca	ap	cn	co	sy	ma	na	ex	pr	kn	rh	sh	pe	pt	sk	zh	ce	cs	in	mi	tr	el	gu	hb	se	am	cl	ad	di	F+●*	Rang
Di4-Hegu	Yuan	●	F	F	F	F	●	●	●	●	F	●	F	●	●	●		●	●	●	●		F			●	●		●			●		●	●	●	27	1.
Extr-Yintang		●	F	F	F	F	F	●	F	F	F	F	F			F		F		●			F					●		F	F	F				○	○	18	2.
Ma8-Touwei	:	F	F	F	●	●	●		S		F			○	○	F	L	F	F	●	●		F					●	F	F	F	F		F	●	–	16	3.
Du23-Shangxing	:	F	F	F	●	●			F		F	F	F	●	F	F		F	F	F	●		F							F	F	F		●	●	–	15	4.
Gb14-Yangbai	:	F	F	F	F	F	F	F		F		F	F						F	F	F							F	F						●		12	5.
Ma44-Neiting	2		F	F	F	●		F			F	F		●	●		F	○			F									F	F			○			9	6.
Bl2-Zanzhu				F	F	F						F		●				○				F						F		F	F						5	7.

Kopfschmerz (IIb): Hinterkopf / „Occipital"

Punkt	Kategorie	O	E	C	re	cu	cp	ca	ap	cn	co	sy	ma	na	ex	pr	kn	rh	sh	pe	pt	sk	zh	ce	cs	in	mi	tr	el	gu	hb	se	am	cl	ad	di	H+●**	Rang
Gb20-Fengchi	:	S	H	●	●	●	H	●	H	H	H	H	●	H	●	H	L	H	H	H	H		●				L	S	●	●	●	●		H	●	H	25	1.
Bl10-Tianzhu		H		H	H	H	H						H		●				H	H	H		H				H	H	H		H	H	H		H	H		16	2.
Bl60-Kunlun	4	●	H			H	H	○		○	H		H	H	●	H		V	H	H			H				H	H		H	H	H			H			15	3.
Dü3-Houxi	3+ Con-Du		●	H		H	H	○	●		H	H	H	○	○	●		V	H	V	H								V	●		H						11	4.
Du19-Houding									H					H					H	H			H				H						H		H			5	5.
Bl9-Yuzhen															○														H									2	6.
Gb12-Wangu	:											H			○														H									2	6.

● = Hauptpunkt; O = Zusatz- oder Symptompunkt; [F] = Frontal/Stirn; [H] = Hinterkopf/Occipital; [V] = Scheitel/„Vertex"; [S] = Seitlich/Temporal/„Migräne"; [L] = „Liver Fire"; [–] = „Deficiency of qi and blood".
Buchkürzel und Kategorien siehe Übersichten S. 12ff.
*: Die Zählung umfaßt die Nennungen als „Hauptpunkt" sowie für den „frontalen" Kopfschmerz
**: Die Zählung umfaßt die Nennungen als „Hauptpunkt" sowie für den „occipitalen" Kopfschmerz

Relevanzkarte Kopfschmerz (II)

Stirnkopfschmerz / Hinterkopfschmerz

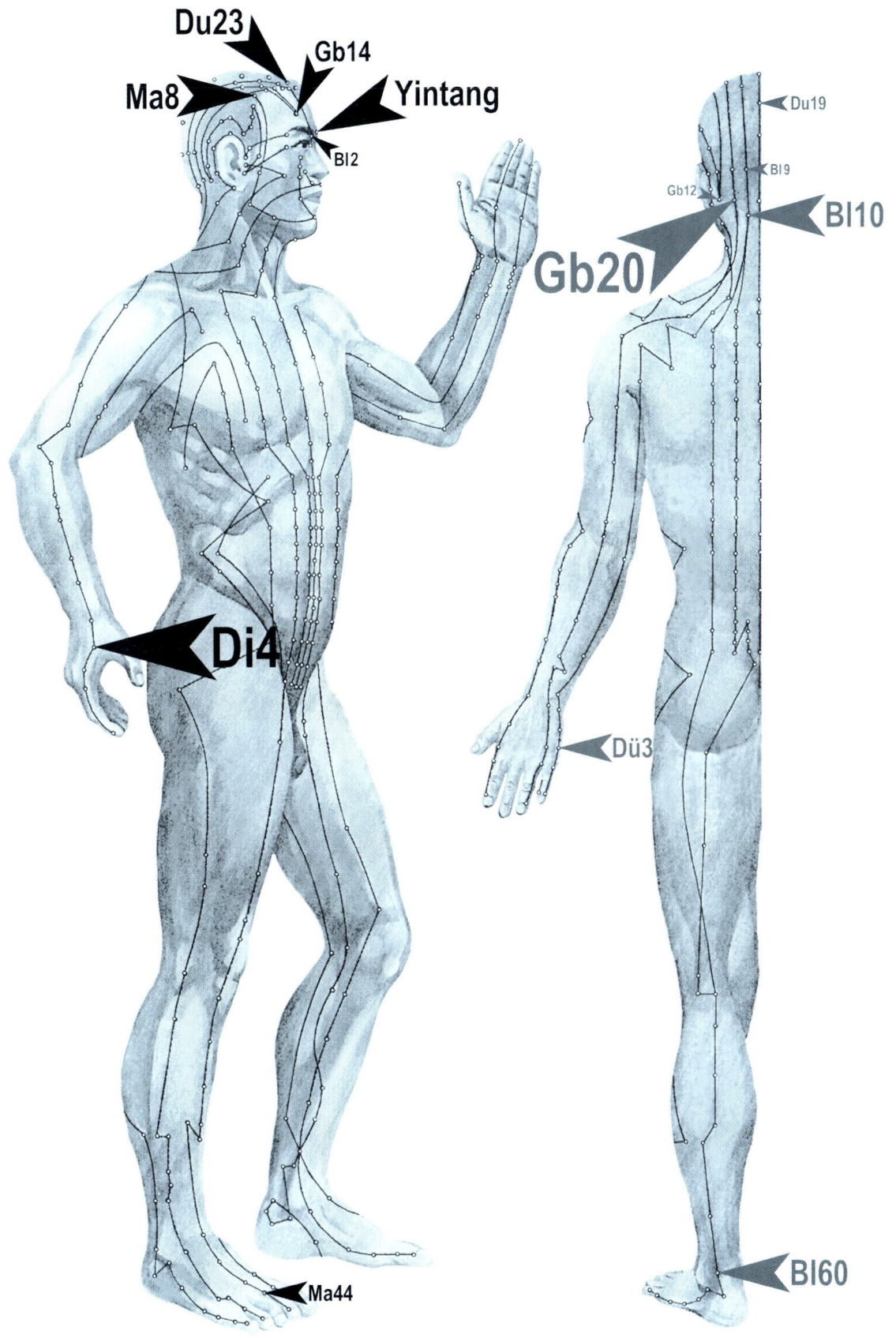

Kopfschmerz (IIIa): Scheitelregion / „Vertex"

Punkt	Kategorie	O	E	C	re	cu	cp	ca	ap	cn	co	sy	ma	na	ex	pr	kn	rh	sh	pe	pt	sk	zh	ce	cs	in	mi	tr	el	gu	hb	se	am	cl	ad	di	V+●*	Rang
Du20-Baihui	:	V	V	●	●	●	●	●	V	●	V	V	V	●	●	V			●	●	●	●	●			●	●	V		●	●	●	●	●	●	●	26	1.
Le3-Taichong	3 Yuan	V	V	V	●					S	V	V	V		V	V	L		V	V	L		V				V		o	V	V	●		L	●	L	14	2.
Bl67-Zhiyin	1+	V	V	V							V	V	V		V				V				V				V			V	V			V		●	8	3.
Bl7-Tongtian													●												V									V		7	4.
Le2-Xingjian	2-	V	L	L		o				L	L	●			L		L		L	L	L		L			●	V			L	L		V	V			6	5.
Ni1-Yongquan	1-							V	V	V	V																					V					3	6.

Kopfschmerz (IIIb): Laterale Form / „Seitlich" / „Temporal" / „Migräne"

Punkt	Kategorie	O	E	C	re	cu	cp	ca	ap	cn	co	sy	ma	na	ex	pr	kn	rh	sh	pe	pt	sk	zh	ce	cs	in	mi	tr	el	gu	hb	se	am	cl	ad	di	S+●**	Rang
Extr-Taiyang		S	S	S	S	S	S	S	●	●	S	S	S	●	●	S			●	●	S	S	S			●	S		S	●	S	●	●	S	●	●	26	1.
Gb8-Shuaigu	:	S	S	S	●	S	S	S	●	●	S	S	S	●	S	S			S	S	S	S	S					●		●	S	S	S	S	S	●	20	2.
Sj5-Waiguan	Luo Con-Yangwei	●	S	S	●		●		●	●	S	S	S	S	●	S	●		S	S	S	S	S							S	S				●	●	17	3.
Gb41-Zulinqi	3 Con-Dai	S	S						●	●	S		S	S	●	S			S											S							8	4.
Sj3-Zhongzhu	3+								●		S																						S				3	5.

● = Hauptpunkt; o = Zusatz- oder Symptompunkt; [F] = Frontal/Stirn; [H] = Hinterkopf/Occipital; [V] = Scheitel/„Vertex"; [S] = Seitlich/Temporal/„Migräne"; [L] = „Liver Fire"; [-] = „Deficiency of qi and blood".
Buchkürzel und Kategorien siehe Übersichten S. 12ff.
* : Die Zählung umfaßt die Nennungen als „Hauptpunkt" sowie für den Scheitelkopfschmerz („Vertex")
** : Die Zählung umfaßt die Nennungen als „Hauptpunkt" sowie für den „seitlichen" Kopfschmerz

Relevanzkarte Kopfschmerz (III)

Scheitelkopfschmerz / Lateraler Kopfschmerz

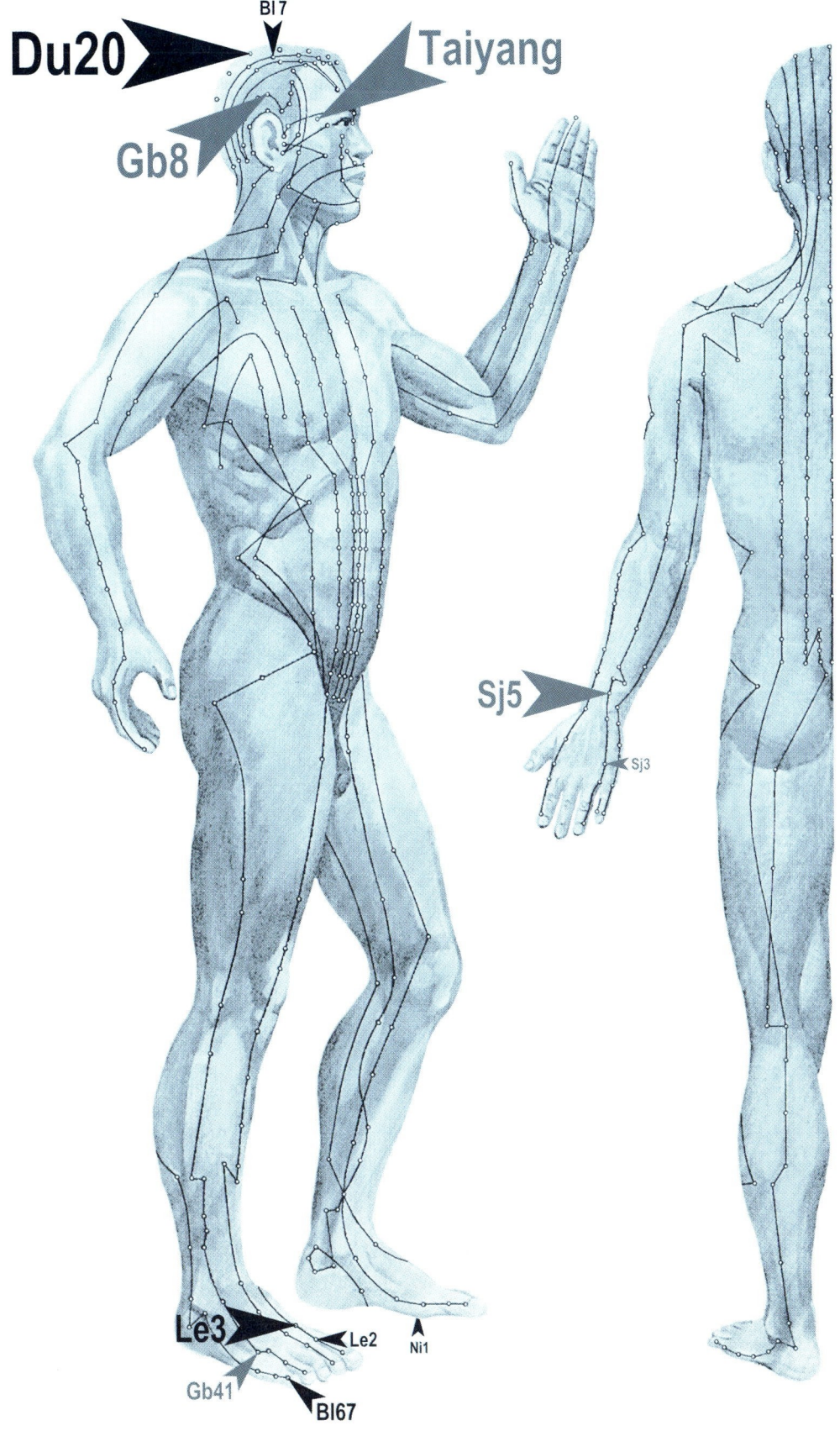

Du20

Bl 7

Taiyang

Gb8

Sj5

Sj3

Le3

Le2

Ni1

Gb41

Bl67

Kopfschmerz (IVa): „Liver-Fire"-Form

Punkt	Kategorie	O	E	C	re	cu	cp	ca	ap	cn	co	sy	ma	na	ex	pr	kn	rh	sh	pe	pt	sk	zh	ce	cs	in	mi	tr	el	gu	hb	se	am	cl	ad	di	L+•*	Rang
Le2-Xingjian	2-	V	L	L		o	•				L			•		L	L	L	L	L			L				•	V		L	L		V			L	13	1.
Gb5-Xuanlu			L								L		L			L	L	L	L	L	L		L				L			L	L		L	L	L	L	10	2.
Le3-Taichong	3 Yuan	V	V			•				S	V	V	V		•	V		V	V	V	L		V						o	V	V	•		L	•	L	8	3.
Gb43-Xiaxi	2+			L							V			•		L		L	L	L			•				L			L	L		S			L	8	3.
Ni3-Taixi	3 Yuan				o														L	L	L		L				L			L	L	o	•		L	L	6	5.
Gb4-Hanyan	:														•	•					L													L	L	L	5	6.
Gb34-Yanglingquan	5 LH-Gb Inf-Sehnen	L									L				L	L							•				L						•				4	7.

Kopfschmerz (IVb): „Deficiency of qi and blood"-Form

Punkt	Kategorie	O	E	C	re	cu	cp	ca	ap	cn	co	sy	ma	na	ex	pr	kn	rh	sh	pe	pt	sk	zh	ce	cs	in	mi	tr	el	gu	hb	se	am	cl	ad	di	[-]+•**	Rang
Ma36-Zusanli	5 LH-Magen	-	-	-	•	-					-	-	-		o	-			-	-	-		-			-	-		o	-	-	-	•		-	-	18	1.
Ren6-Qihai		-	-	-	•						-	-	-			-			-		-		-			-				-	-			-			13	2.
Bl20-Pishu	BS-Milz		-		-								-						-	-	-		-			-				-	-				-		11	3.
Bl23-Shenshu	BS-Niere		-		-	o							-						-	•	-		-			-				-					o		9	4.
Bl18-Ganshu	BS-Leber			-	-							-					•		-	•	-		-			-				-					-		9	4.
Mi6-Sanyinjiao	:												o		o		o	•	-	-		-				-		•				o	•	•	-		7	6.
Mi10-Xuehai												•			o		o	-	-		-							•			-		-	-	o	•	5	7.

● = Hauptpunkt; ○ = Zusatz- oder Symptompunkt; [F] = Frontal/Stirn; [H] = Hinterkopf/Occipital; [V] = Scheitel/„Vertex"; [S] = Seitlich/Temporal/„Migräne"; [L] = „Liver Fire"; [-] = „Deficiency of qi and blood".
Buchkürzel und Kategorien siehe Übersichten S. 12ff.
* : Die Zählung umfaßt die Nennungen als „Hauptpunkt" sowie für die „Liver-Fire"-Form
** : Die Zählung umfaßt die Nennungen als „Hauptpunkt" sowie für die „Deficiency"-Form

Je 4 Nennungen: Sj1 (na:o, pe:o, pt:o, ct:o); Sj23 (re:S, cp:f, ex:o, di:o).
Je 3 Nennungen: Ma43 (cu:L, cl:●, di:●); Mi9 (el:o, cl:●, di:●); E-Yiming (cn:S, ex:o, pt:o).
Je 2 Nennungen: Ma25 (pe, pt); Ma41 (ma, na); Sj2 (cp, di); Gb7 (kn, cl); Gb40 (cu, kn); Du21 (pt, se); Ren4 (cu, cl); E-Sishencong (ap, pe).
Je 1 Nennung: Lu5 (di); Lu10 (cp); Di11 (ad); Ma6 (ex); Ma7 (ex); He7 (ex); Dü1 (cp); Bl11 (ad); Bl12 (ad); Bl17 (pe); Bl19 (cn); Bl21 (kn); Bl58 (ca); Bl59 (ex); Bl65 (ma); Pe5 (pe); Pe7 (kn); Sj9 (cn); Sj16 (ex); Sj17 (ex); Sj22 (di);
Gb15 (ex); Gb19 (pe); Gb39 (pe); Le1 (kn); Du17 (ap); Du24 (cp); Du26 (ex); E-Anmian-2 (ap); E-Heyan (ap); E-Waiting (ex).

Relevanzkarte Kopfschmerz (IV)

„Liver-Fire"-Form / „Deficiency"-Form

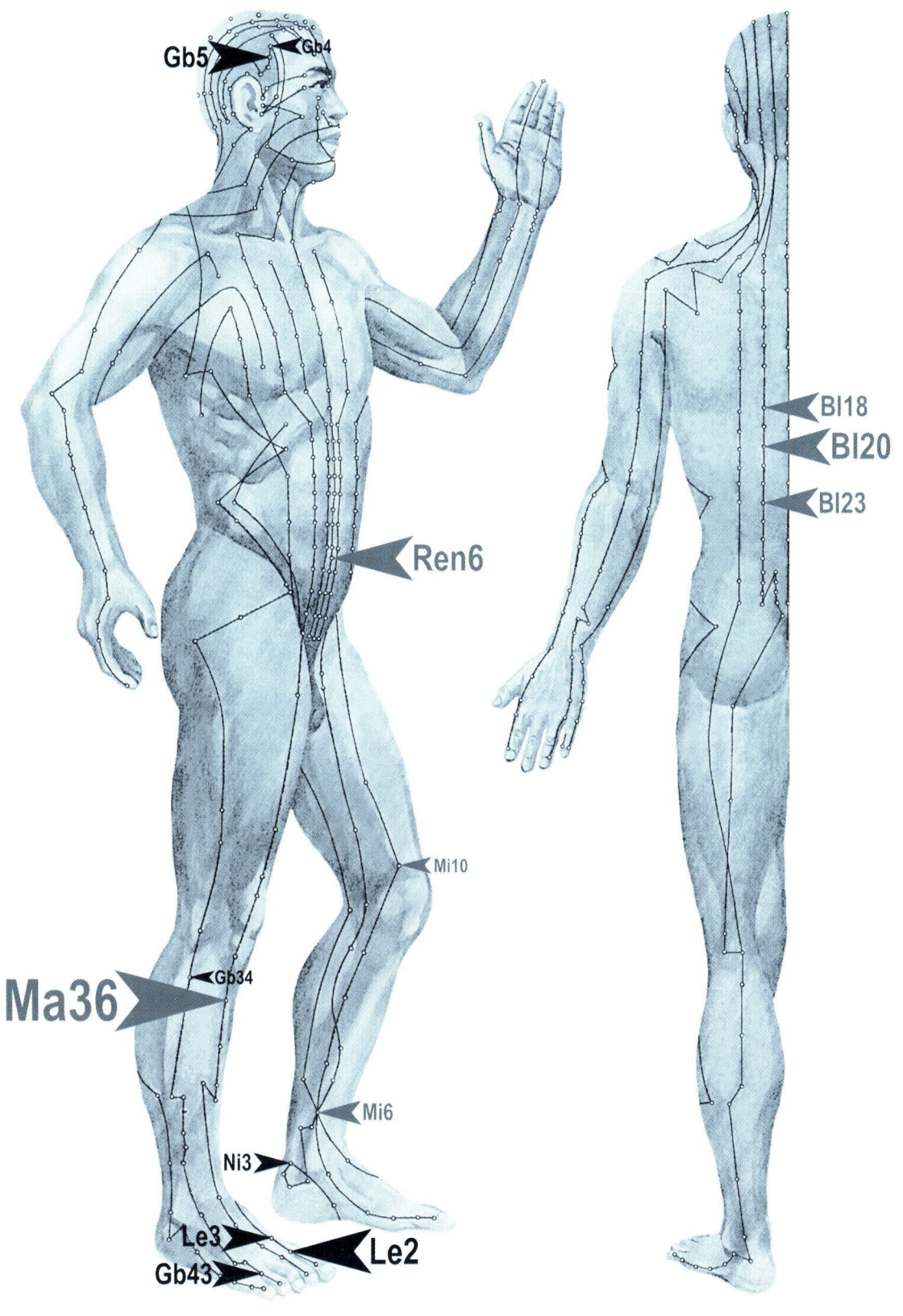

◉ Anmerkungen zur Punktauswahl

Ein Vergleich der symptom-unabhängig verwendeten Punkte mit den spezifizierten Tabellen zeigt: die ersten 4 Punkte werden überwiegend als allgemeine Hauptpunkte genannt, sind aber gleichzeitig die wichtigsten Punkte für jeweils eine Schmerzlokalisation: Gb20-Fengchi für den occipitalen Kopfschmerz, Di4-Hegu für den frontalen, Du20-Baihui für den Scheitelkopfschmerz und Extr-Taiyang für den Halbseitenkopfschmerz.

Tabellen und Relevanzkarten für die verschiedenen Unterformen geben jeweils die dafür genannten Spezialpunkte an. Bei der Punktauswahl sind also in der Regel weitere Hauptpunkte hinzuzufügen.

Daß in den Tabellen die „Wind"-Form nicht gesondert aufgeführt ist, erklärt sich aus den einführenden Bemerkungen: sie ist als wichtigster Typ in den lokalisierten Formen des Kopfschmerzes enthalten, die ja in der Regel zu den „Wind"-Formen gerechnet werden.

Auffällig ist das (Nicht-)Verwenden von Lu7-Lieque: von 1977–85 taucht der Punkt geballt in den in Hongkong erschienenen Werken auf – aber erst ab 1996 in einigen Lehrwerken vom Festland.

Interessant ist auch die Verwendung von Le3-Taichong: nicht primär für die „Leber-Wind"-Form, sondern vor allem für den Scheitelkopfschmerz.

Technik

Das *Guide-Book* schreibt zur Nadelung:

Use [...] the **reinforcing** method and moxibustion for headache due to **deficiency of both qi and blood**, and with the **reducing** method or even movement **for the other two types of headache.**

Das scheint wie immer selbstverständlich und findet sich in fast allen Büchern. *ChinAcMox* empfiehlt sogar:

For acute pain, Extr-Taiyang and Gb14-Yangbai may be tapped to slight bleeding, then apply cupping.

Also auf Schläfe und Stirn mit Dreikantnadel oder Nadelhämmerchen etwas Blut austreten lassen ... was mit der Theorie völlig konform geht. Trotzdem scheint mir hierzulande bei Punkten im Gesicht etwas mehr Vorsicht angebracht – wie dies auch (als einziges Werk) das *Outline* meint:

It is not generally advisable to puncture with strong stimulation at points of the head region.

Dem widerspricht nicht, vor allem bei Migräne die Technik des „Auffädelns" anzuwenden, wie dies *Research* empfiehlt:

The insertion of **one needle for two points**, from Sj23-Sizhukong piercing through Gb8-Shuaigu on the bad side, is a special treatment for healing migraine.

⚖ Diskussion

Daß bei anhaltendem Kopfschmerz eine gründliche Anamnese und Diagnostik unumgänglich ist, versteht sich von selbst. Die Hauptindikation der Akupunktur ist der chronische funktionelle Kopfschmerz, und hier erzielt sie gute Erfolge.

Im Prinzip ist die TCM-Zuordnung lokalisierter Kopfschmerzen zu bestimmten Leitbahnen ein brauchbarer Ansatz, vor allem im Blick auf die Fernpunkte. Es gibt aber keinen Grund, daraus ein Dogma zu machen: Denn zum einen verlaufen einige Leitbahnen (etwa Blasen- und Gallenblasen-Leitbahn) über mehrere Regionen des Kopfes. Zum anderen ist gerade der Spannungskopfschmerz oftmals diffus oder ausstrahlend.

Zur Therapie der meist auf die Halbseitensymptomatik reduzierten Migräne macht die große Mehrzahl der Arbeiten keine gesonderten Angaben. Doch sollte bei Übelkeit und Erbrechen stets Pe6-Neiguan genadelt werden, vielleicht auch Ren12-Zhongwan (und Ma36-Zusanli sowieso). Auch für die Augensymptomatik sollten zusätzliche Punkte wie Bl2-Zanzhu oder Sj23-Sizhukong genadelt werden.

Unterbewertet scheinen mir in der chinesischen Literatur vor allem die Punkte im Beinbereich. Viele der mir in China bekannten Akupunkteure setzen Punkte wie Ma36-Zusanli, Mi6-Sanyinjiao, Le3-Taichong oder Ma44-Neiting auch bei anderen als den in den Lehrwerken genannten Formen ein. Aber auch die schmerzempfindlichen Ahshi-Punkte verdienen ebenso wie die 4 Sishencong-Punkte (um Du20-Baihui herum) und sonstige Punkte im Bereich des Schädeldaches meiner Meinung nach mehr Aufmerksamkeit, als ihnen in den Lehrwerken entgegengebracht wird.

Notizen

2.3 Fazialisparese

Terminologie

Die Benennung des Krankheitsbildes erfolgt weitgehend einheitlich als „Facial Paralysis", zum Teil präzisiert als „peripheral". *Knotty Diseases* spricht von „Facial Neuritis". In einigen Fällen wird zusätzlich oder alternativ „Deviation of Mouth and Eyes" genannt – die Übersetzung des chinesischen *kou yan wai xie*.

TCM-Krankheitslehre

Da die TCM Struktur und Funktion des Nervensystems nicht kannte, konnte eine nervlich bedingte Lähmung nur als Störung der Leitbahnen und der Versorgung mit Qi und Blut interpretiert werden:

Onset of the disease is due to **derangement of qi and blood** and the malnutrition of the channels caused by the invasion of the channels and collaterals in the facial region by **pathogenic wind-cold or phlegm**. *(Essentials)*

Daß neben „Wind" auch „Schleim" als Auslöser genannt wird, findet sich außer in den *Essentials* nur in wenigen anderen Werken.

ChinAcMox führt aus, welche Leitbahnen im einzelnen betroffen sind:

... attack of pathogenic wind and cold on **Yangming and Shaoyang Meridians**, which leads to malnutrition of the muscle regions of the meridians.

Demnach wird das Krankheitsbild auf eine Schädigung von Dickdarm- und Magen-Leitbahn (Yangming) sowie Sanjiao- und Gallenblasen-Leitbahn (Shaoyang) zurückgeführt.

Sowohl von der Symptomatik (Lähmungserscheinungen) als auch von der Ätiologie her (pathogener Wind) sieht die TCM eine enge Beziehung zum Schlaganfall:

In the literatures of traditional Chinese medicine, **facial paralysis is included in apoplexy**, which is one of four apoplexy syndromes. *(Applied Acupuncture)*

Zum Teil (z. B. im *Nanking-Lehrwerk*) wird die akute Lähmung als Fülle-Zustand *(Shi)* betrachtet, der bei chronischem Verlauf in einen Mangel-Zustand *(Xu)* übergehen kann.

Eine weitergehende Differenzierung im Sinne der TCM gibt es nur in einer Minderheit der untersuchten Werke. Und dort, wo sie vorgenommen wird, zeigt sie sich bemerkenswert uneinheitlich.

Das *Nanking-Lehrwerk* und *Practical TCM* differenzieren nach „Wind-cold-type" und „Wind-heat-type".

Die *Experiences* nennen 4 Typen:

1) Obstruction of wind-cold
2) Wind-cold invading the stomach
3) Damp-heat of the liver and kidney
4) Deficiency of the liver and kidney

Knotty Diseases differenziert nach

(I) Wind phlegm invasion of collateral
(II) Wind agitation due to blood deficiency

AcuMox-Therapy unterteilt:

1. Affection of exogenous pathogenic Wind syndrome
2. Stirring of endogenous Wind of Deficiency type

Wie man sieht, gibt es zu den Details der Krankheitsentstehung in den verschiedenen Arbeiten kaum Übereinstimmungen. Für die Praxis spielt dies jedoch nur ein untergeordnete Rolle. Auch diejenigen Lehrwerke, die eine tiefergehende TCM-Differenzierung unternehmen, ziehen daraus mehrheitlich keine Konsequenzen für die Punktauswahl.

Ein Blick auf Tabelle und Relevanzkarte zeigt, daß so gut wie alle Punkte im Gesichtsbereich Verwendung finden, und zwar mit hoher Übereinstimmung. Das Heranziehen von Distalpunkten beschränkt sich im wesentlichen auf Di4-Hegu sowie am Rande Le3-Taichong (höchstens noch, wenn man ihn als Distalpunkt sehen will, Gb20-Fengchi).

Eine extreme Anhäufung von Lokalpunkten, dazu das weitgehende Fehlen von Distalpunkten – was soll man davon halten? Offenbar bringen die chinesischen Autoren der TCM-Theorie zur Entstehung von Lähmungen selber nur wenig Vertrauen entgegen. Um so mehr wird über technische Fragen – vor allem die Art der Stimulierung – nachzudenken sein.

Fazialisparese: Akupunktur-Behandlung in 30 von 35 untersuchten Werken

Punkt	Kategorie	O	E	C	re	cu	cp	ca	ap	cn	co	sy	ma	na	ex	pr	kn	rh	sh	pe	pt	sk	zh	ce	cs	in	mi	tr	el	gu	hb	se	am	cl	ad	di	Ges.	Rang
Di4-Hegu	Yuan	●	●	●		●		●		●		●				●	●	●	●	●	●	●	●							●	●	●	●		●	●	29	1.
Ma4-Dicang	"	●	●	●		●		●		●		●	○			●	●	●	●	●	●	●	●							●	●	●	●		●	●	29	1.
Gb14-Yangbai	"	●	●	●	●	●		○	●	○		●				●	●	●	●	●	●	●	●								●	●	●		●		28	3.
Ma6-Jiache	"	○			○			○				●	●	●	●	●	●	●	●	●	●	●	●						○	○	●	●	●	●	●	●	26	4.
Sj17-Yifeng	"	●	●						●			○	●	●	●	●	○	○	●	○	○	●	●				○		○	○	●	●	●	●	●	●	26	4.
Di20-Yingxiang	"	○	○	○		○		○		○		●	○	○	○	○	○	○	○	●	○	●	○					○		○	○	○	●	●	●	○	22	6.
Ma7-Xiaguan	"	○	●		○			○		○		●			○	●	●	●	●	●	●	●	●				●	●	●	○	●	●			●		19	7.
Du26-Renzhong	"		○		●					○		●		○	○	○	○	○			○	●								○	○	○	●			○	18	8.
Gb20-Fengchi	"		○		●							●	●	○	○	○	●	○	●	●	●	●	●								○	●	●	●		●		17	9.
Ma2-Sibai		●								○	●	●	●		○	○		●	●	●	●	○	○			○		○			○	○				○	16	10.
Bl2-Zanzhu		●	●	●				●				●	○		●	○	●			●	●	●	●					○	●	○	●	●					14	11.
Extr-Taiyang		○	●		○					○		○					○	○			●								●		●						14	11.
Ren24-Chengjiang	"													○	○	○			○	○	○	●	○				○	○	○	○	○	○	○				13	13.
Sj23-Sizhukong	"	●	●	●								●			●	●		●	○		○	●									○	○	○				12	14.
Extr-Yuyao			○	○								●		○	●	●				○	○	○									○	○	○				10	15.
Dü18-Quanliao	"	●	○	●		●		○		○	●	●	●	●	●	●	○	●	○	●	●	●	●			○	●			○	●	●			●		9	16.
Le3-Taichong	3 Yuan	○	○	○										●				○			●	●	●													●	9	16.
Ma3-Juliao	"	○	○	○	○							●																									7	20.
Bl1-Jingming	"	○	○	○									○	●	●	○	○		●	○	○	●									○						7	20.
Gb1-Tongziliao	"	○	○	○		○				○		○				○	○			○	○										○						7	20.
Gb2-Tinghui	"	○	○	○		○										○				○	○										○		○				6	21.
Gb12-Wangu	"	○	○	○								●								○	○										○						6	21.
Sj5-Waiguan	Luo Con-Yangwei											●	○																○								5	23.
Extr-Jiachengjiang								○	○	○			○		●					○															●		4	24.
Lu7-Lieque	Luo Con-Ren			○		○		○																								○					3	25.
Di19-Kouheliao				○		○											○			○											○				●		3	25.
Ma36-Zusanli	5 LH-Magen											●		●															○							○	3	25.
Ma40-Fenglong	Luo	○				○		○		○			○			○		○		○	○					○	○		○		○	○				○	3	25.

● = Hauptpunkt; ○ = Zusatz- oder Symptompunkt; **Je 2 Nennungen:** Ma5 (ex; rh); Ma44 (cu, pe); Mi6 (sy, kn); Bl23 (kn, el); Sj7 (O, tr); Ren23 (pt, se).
– **Je 1 Nennung:** Di11 (el); Ma8 (ex); Ma37 (sk); Mi10 (kn); He3 (rh); Dü3 (sy); Dü4 (in); Bl15 (in); Bl18 (el); Du20 (ex); E-Jinjin/Yuye (ex); E-Qianzheng (sk); E-Yintang (ex)
Buchkürzel und Kategorien siehe Übersichten S. 12ff.

Relevanzkarte Fazialisparese

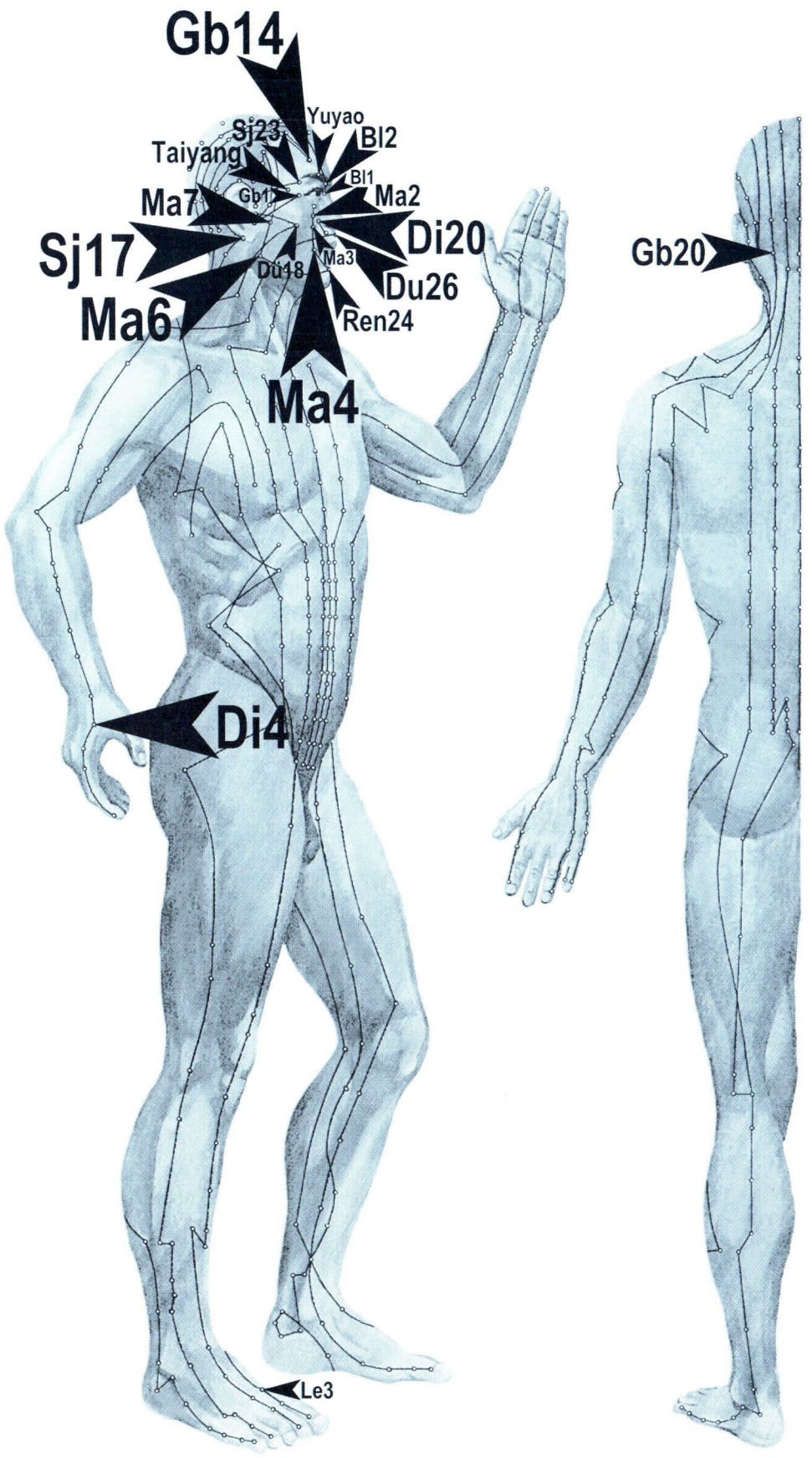

Gb14

Sj23 Yuyao Bl2
Taiyang
Ma7 Gb1 Bl1 Ma2
Sj17 Di20
Ma6 Du18 Ma3
Du26
Ren24
Ma4

Gb20

Di4

Le3

⬤ Anmerkungen zur Punktauswahl

Di4-Hegu ist wie schon erwähnt der einzige echte Fernpunkt. An Eigenschaften, die ihn hierfür geeignet machen, führt *ChinAcMox* an:

Di4-Hegu, the Yuan (Primary) point of the Large Intestine Meridian of Hand-Yangming, can eliminate pathogenic wind from the head and facial region.

Allerdings lassen sich solche Aussagen fast immer über viele Punkte machen. Das zeigt z. B. *Peking-Acupuncture*:

Di4-Hegu and Ma44-Neiting, points of the Yangming channels, have the effect of promoting the Qi circulation of the Yangming channels and eliminating wind from facial and head areas.

Doch wird diese Hochschätzung von Ma44-Neiting nur von einem einzigen weiteren Werk geteilt. – Etwas besser, aber im Grunde nicht viel anders sieht es mit der Bewertung von Le3-Taichong aus:

Di4-Hegu and Le3-Taichong are distal points along the channels. Di4-Hegu, as stated in Four Points Rhyme, is indicated in disorders of the head and face. Le3-Taichong is reduced to obtain quick results for deviated lips, as stated in Verses for Hundreds of Diseases. *(Nanking-Lehrbuch)*

Daß die theoretischen Erwägungen eine untergeordnete Rolle spielen, zeigt auch ein Blick auf die Kategoriezugehörigkeit: außer Di4-Hegu gehört keiner der 15 wichtigsten Punkte einer der funktionellen Kategorien an.

Das *Outline* gibt als Auswahlkriterium an:

Select points from the local area and distal points according to the route of the channel.

Aber selbst dies findet im Blick auf die „distal points" nur für Di4-Hegu Anwendung.

Technik

Für die Punkte im Gesichtsbereich wird schräge oder **horizontale Nadelung** empfohlen. Das erlaubt eine besondere Technik:

The method of horizontal penetration of two points may be used. *(Essentials)*

Dieses „Auffädeln" kann z. B. die folgenden Punkte umfassen:

Gb14-Yangbai through to Extr-Yuyao; Ma4-Dicang through to Ma6-Jiache ... Extr-Taiyang through to Ma6-Jiache. *(Current Acupuncture)*

Überwiegend wird für die lokalen Punkte eine **ipsilaterale Nadelung** empfohlen:

Except for Di4-Hegu and Le3-Taichong which are used bilaterally, all the above points are needled only on the diseased side. *(Nanking-Lehrwerk)*

Applied Acupuncture meint jedoch:

The points should be selected mainly on ill side, but the points on both sides may be punctured alternately too. Through clinical practice, the author found if puncture on ill side too long, the tolerance to acupuncture will appear. Thus the effect will be reduced.

Zu **Stimulierung** und begleitenden Verfahren empfiehlt das *Nanking-Lehrwerk*:

The **reducing** method is applied in the early stages of treatment and the reinforcing method and moxibustion in the later stages.

Das entspricht der Sicht der akuten Lähmung als Fülle-Zustand. Anders das *Outline*:

Apply **moderate** stimulation. Moxibustion may also be applied on the affected side.

Ähnlich bei *Current Acupuncture*:

Do **not** use strong stimulation in the beginning. 1–2 weeks after onset, electrical acupuncture may be initiated.

⚖ Diskussion

Wie stimuliert man bei Lähmungen? Hier zeigt sich ein weiterer Konflikt zwischen Theorie und Praxis. Die TCM-Sicht der akuten Lähmung als Fülle-Zustand würde initial für intensive Stimulierung sprechen. Die klinische Erfahrung spricht für das Gegenteil: die betroffene Region erst einmal zur Ruhe kommen zu lassen, erst recht, wenn entzündliche Prozesse eine Rolle spielen.

Sieht man andererseits die länger bestehende Lähmung als „Mangel-Zustand", so spräche das für eine milde Stimulierung, höchstens kombiniert mit Moxa bzw. der „warmen Nadel". Auch hier erweist sich in der Praxis das Gegenteil als richtig: intensive Reizung – einschließlich elektrischer Stimulierung und sichtbarer Kontraktion der Muskeln – ist der milden, „tonisierenden" Reizung überlegen.

Meine persönliche Sicht: Bei Nervenläsionen und Lähmungszuständen halte ich die Akupunktur und ihre begleitenden Verfahren für äußerst nützlich, hingegen die Erklärungsmodelle der TCM-Theorie für unzureichend, teilweise für falsch. Wie die Punktauswahl zeigt, sehen das viele chinesische Autoren offenbar ähnlich – auch wenn sie es nicht wagen, das offen zu sagen.

Notizen

2.4 Trigeminus-Neuralgie

Terminologie

Die chinesischen Arbeiten wählen für das Beschwerdebild überwiegend die Bezeichnung „Trigeminal Neuralgia". Teilweise erscheint es als Anhang zum Kapitel „Kopfschmerz". Einige Werke wählen die Überschrift „Facial Pain"; dies ist die wörtliche Übersetzung des chinesischen *mian tong*.

TCM-Krankheitslehre

Von den drei Ästen des Trigeminus kann im Prinzip jeder Beschwerden machen. Entsprechend 1975 die Differenzierung im *Outline*: ohne Bezug auf TCM-Kategorien beschrieb es die Therapie von Trigeminus-Beschwerden je nach dem betroffenen Ast.

Die 1980 erschienenen *Essentials* sollten den Hauptfehler des *Outline* (jedenfalls in den Augen der chinesischen Autoritäten) korrigieren: das Fehlen nahezu jeglicher TCM-Theorie. Bei der Trigeminus-Neuralgie gab es eine Ausnahme: man strich zwar die westlich orientierte Beschreibung des Krankheitsbildes, fügte jedoch keine in TCM-Kategorien hinzu. Auch bei der Therapie beließ man es bei der Einteilung des *Outline* entsprechend den Trigeminus-Ästen. Erst *ChinAcMox* brachte 1987 eine ausführliche Darstellung aus TCM-Sicht. Das Werk unterscheidet drei Formen:

a) invasion by pathogenic wind and cold
b) excessive fire in the liver and stomach
c) deficiency of yin and excessive fire.

Form (a) beschreibt die typischen Anfallsmerkmale der Trigeminus-Neuralgie:

a) Facial pain due to invasion by pathogenic wind and cold: Abrupt onset of pain occurs like an electric shock. The pain is cutting, boring and intolerable, but transient and paroxysmal. Each attack lasts a few seconds or one to two minutes. It may recur several times a day [...] Tender points can be found on the supraobital foramen, infraorbital foramen, cheek foramen, lateral side of ala nasi, angle of the mouth, and nasolabial groove, where pressure induces the attack of pain. The pain is often accompanied by local spasm, running nose and lacrimation, salivation, or by exterior symptoms with string-taut and tense pulse. *(ChinAcMox)*

Das beschreibt die Symptome; im Blick auf die Lokalisierung umfaßt es alle drei Trigeminus-Äste. *ChinAcMox* versucht auch eine Analyse der Begleitsymptome:

Endogenous wind heat comes from prolonged accumulation of exogenous pathogenic cold wind, giving rise to spasm, running nose, lacrimation and salivation.

Der rasende Schmerz wird so erklärt:

Burning pain comes from the fierce **fight between the antipathogenic qi and pathogenic factors.** *(ChinAcMox)*

Diese Darstellung wird allerdings von keinem anderen Werk unterstützt.

Die zweite Form unterscheidet sich von der ersten nur durch die Begleitsymptomatik:

b) Facial pain due to excessive fire in the liver and stomach:
Main manifestations: **The attack of pain as described above** is accompanied by irritability, hot temper, thirst, constipation, yellow and dry tongue coating, and string-taut, rapid pulse. *(ChinAcMox)*

Also wie (a), nur mit schlechter Laune, Durst und gelbem Zungenbelag? Seltsam. Welchen Unterscheidungswert hat die auf „Wind" basierende Pathogenese, wenn „exzessives Leber-Feuer" dieselben Symptome macht?

Auch die dritte Form ist vor allem durch die Begleitsymptome gekennzeichnet:

c) Facial pain due to deficiency of yin and excessive fire:
Main manifestations: **Insidious pain**, emaciation, malar flush, soreness in the lumbar region, lassitude, pain aggravated by fatigue, thready and rapid pulse, reddened tongue with little coating. *(ChinAcMox)*

Die Benennung „deficiency of yin" meint konkret die Niere. Deren Beziehung zu „Feuer" entspricht der Fünf-Phasen-Lehre:

Insufficiency of kidney water fails in controlling fire, which flares up along the meridians and reaches the face, causing [...] facial pain. *(ChinAcMox)*

Andere Arbeiten differenzieren ganz anders. *Dictionary* und *Advanced Textbook* führen die gesamte Symptomatik auf „Wind-Cold" und „Wind-Heat" zurück. *Peking-Acupuncture* nennt für Form (c) eine andere Symptomatik:

Hyperactivity of yang due to yin deficiency
Chief manifestations: **Paroxysmal** distending hemicrania, contracture of the cranial angle, with referred pain to teeth, twitching of facial muscle, dryness of mouth and throat, dysphoria and insomnia, urine scanty in amount and deep colored. Tongue proper red, tongue coat dry and yellow. Pulse taut, thready and rapid.

In der Praxis spielt das kaum eine Rolle: die meisten Arbeiten wählen die Punkte entsprechend den Trigeminus-Ästen und fügen – wenn überhaupt – je nach Syndrom einen oder mehrere Zusatzpunkte hinzu.

Trigeminus-Neuralgie (Ia): Distalpunkte; Akupunktur-Behandlung in 26 von 35 untersuchten Werken

Punkt	Kategorie	O	E	C	re	cu	cp	ca	ap	cn	co	sy	ma	na	ex	pr	kn	rh	sh	pe	pt	sk	zh	ce	cs	in	mi	tr	el	gu	hb	se	am	cl	ad	di	Ges.	Rang
Di4-Hegu	Yuan	2	2	●					●	○		●	○	●			○			2	●	●	●	●			●	2		2	●	3	2	2		1	23	1.
Ma44-Neiting	2	3	3	○	○	○	○		○		○	○	○		●	●	●	●		○	●	●	●				●	3		○	○	2	3	3	3	3	20	2.
Gb20-Fengchi	:			○		○		●				●			●		●			●	●									●	○	○	○				10	3.
Sj5-Waiguan	Luo Con-Yangwei	1	1	1								●	●				○											1	○		1	○	○				9	4.
Le3-Taichong	3 Yuan			○		○							●							○	●										○						7	5.
Ma36-Zusanli	5 LH-Magen										○	●		○			○				●								●				○				5	6.
Dü03-Houxi	3+ Con-Du										○						○				●												1		1		4	7.
Ni3-Taixi	3 Yuan					○														○										○		○					4	7.
Sj3-Zhongzhu	3+																			1		●								1							3	9.

Trigeminus-Neuralgie (Ib): Lokalpunkte 1. Ast (N. ophthalmicus)

Punkt	Kategorie	O	E	C	re	cu	cp	ca	ap	cn	co	sy	ma	na	ex	pr	kn	rh	sh	pe	pt	sk	zh	ce	cs	in	mi	tr	el	gu	hb	se	am	cl	ad	di	1+●	Rang
Gb14-Yangbai	:	1	1	1			●		1			●	1				●			1	1	●	1				1	1		1	1	1	1	1	1	1	20	1.
Bl2-Zanzhu	:	1	1	1		1						1	1	1			●			1	1	●	1				1	1		2	1	1	1	1	1	1	19	2.
Extr-Taiyang	:	1	1	1		1		○	1	●		2					○			2	1	●						1		2	1	1	2		2		11	3.
Extr-Yuyao	:												1				●			1	1		1				1										5	4.
Gb8-Shuaigu	:							○												1	1									1		1	1	1			5	5.
Ma8-Touwei	:																			1										1		1	1		1	1	5	5.
Dü03-Houxi	3+ Con-Du										○	●					○															1			1		3	7.

● = Hauptpunkt; ○ = Zusatz- oder Symptompunkt; [1] = 1. Ast (N. ophthalmicus); [2] = 2. Ast (N. maxillaris); [3] = 3. Ast (N. mandibularis)
Buchkürzel und Kategorien siehe Übersichten S. 12ff.

Relevanzkarte Trigeminus-Neuralgie (I)

Distalpunkte / Lokalpunkte 1. Ast (N. ophthalmicus)

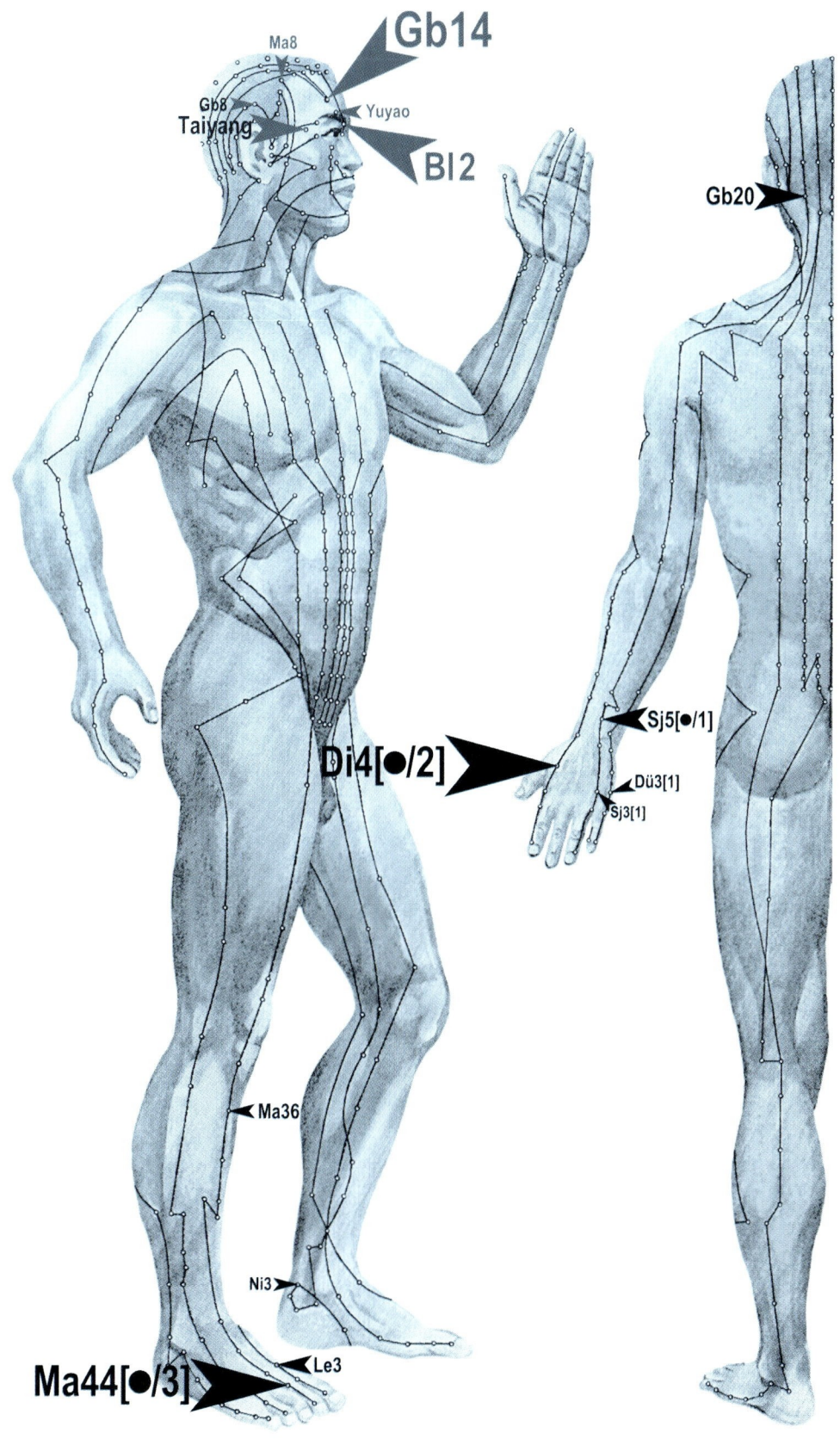

Trigeminus-Neuralgie (IIa): 2. Ast (N. maxillaris)

Punkt	Kategorie	O	E	C	re	cu	cp	ca	ap	cn	co	sy	ma	na	ex	pr	kn	rh	sh	pe	pt	sk	zh	ce	cs	in	mi	tr	el	gu	hb	se	am	cl	ad	di	2+●	Rang
Ma2-Sibai		2	2	2	2	2	●	○				1	2	2						2	2	●	2				2	2	2	2	2	2	2		2	2	19	1.
Di4-Hegu	Yuan	2	●	2	○	○			●	○		●	○	●			○			2	●	●	●				●	2	●	2	●	3	2		2	1	17	2.
Dü18-Quanliao	:		2						●					2						2		2	2				2		●	2	2		2		2	2	11	3.
Ma3-Juliao	:	2	2	2				○				3	2				○			2	2	2	2				2		●			2					8	4.
Ma7-Xiaguan	:	3	3	3	3			○	●			2	3	3						3	3	●	3				●	3	3	3	3	3	2		3	3	7	5.
Extr-Taiyang		1	1	1	1			○	1	●		2								2	2	●						1		2	1	1	2		2		7	5.
Di20-Yingxiang	:		2	2			●													2										2	2	2					6	6.
Du26-Renzhong	:	2	2					○				●										●					2										4	8.
Ma4-Dicang	:						●			○		2									3	●															3	9.

Trigeminus-Neuralgie (IIb): 3. Ast (N. mandibularis)

Punkt	Kategorie	O	E	C	re	cu	cp	ca	ap	cn	co	sy	ma	na	ex	pr	kn	rh	sh	pe	pt	sk	zh	ce	cs	in	mi	tr	el	gu	hb	se	am	cl	ad	di	3+●	Rang
Ma6-Jiache		3	3	3	3			●				3	3	3						3	3	3	3				3	3		3	3	3	3		3	3	19	1.
Ma7-Xiaguan	:	3	3	3	3	3		●	●			2	3	3			●			3	●	●	3				●	●	●	3	3	2	3		3	3	19	1.
Ma44-Neiting	2	3	3	○	○			●				○	○	●		●				○	●	●	●				●	3		○	○	2	3		3	3	13	3.
Ren24-Chengjiang	:	3	3		3						●					●	●			3							3	3	3	3	3	3	3		3		9	4.
Extr-Jiachengjiang				3	3								3	3									3													3	7	5.
Sj17-Yifeng	:											●								3										3		●				3	5	6.
Ma4-Dicang	:						●					2									3	●								3							3	7.
Ma5-Daying				3					○																						3						2	8.

● = Hauptpunkt; ○ = Zusatz- oder Symptompunkt; [1] = 1. Ast (N. ophthalmicus); [2] = 2. Ast (N. maxillaris); [3] = 3. Ast (N. mandibularis);
Buchkürzel und Kategorien siehe Übersichten S. 12ff.

Je 3 Nennungen: Di11 (pe:O, el:O, gu:O); Mi6 (C:O, sy:●, hb:O); Le2 (pe:O, el:O, gu:O).
Je 2 Nennungen: Lu7 (pe:O, gu:O); Ma43 (pe:3, gu:3); Bl67 (kn:O, se:1); Ni6 (C:O, hb:O); Du 14 (pe:O, gu:O); Du16 (pe:O gu:O); E-Luozhen (cn:●, se:3).
Je 1 Nennung: Di3 (mi:●); Di6 (di:2); Ma40 (el:●); Mi10 (el:O); Bl18 (kn:O); Bl23 (kn:O); Bl32 (tr:2); Sj6 (cu:O); Sj23 (sy:1); Gb3 (di:2); Gb12 (sy:●); Gb41 (sk:●); Gb43 (el:O); Ren4 (el:O); E-Yiming (cn:O).

Relevanzkarte Trigeminus-Neuralgie (II)

2. Ast (N. maxillaris) / 3. Ast (N. mandibularis)

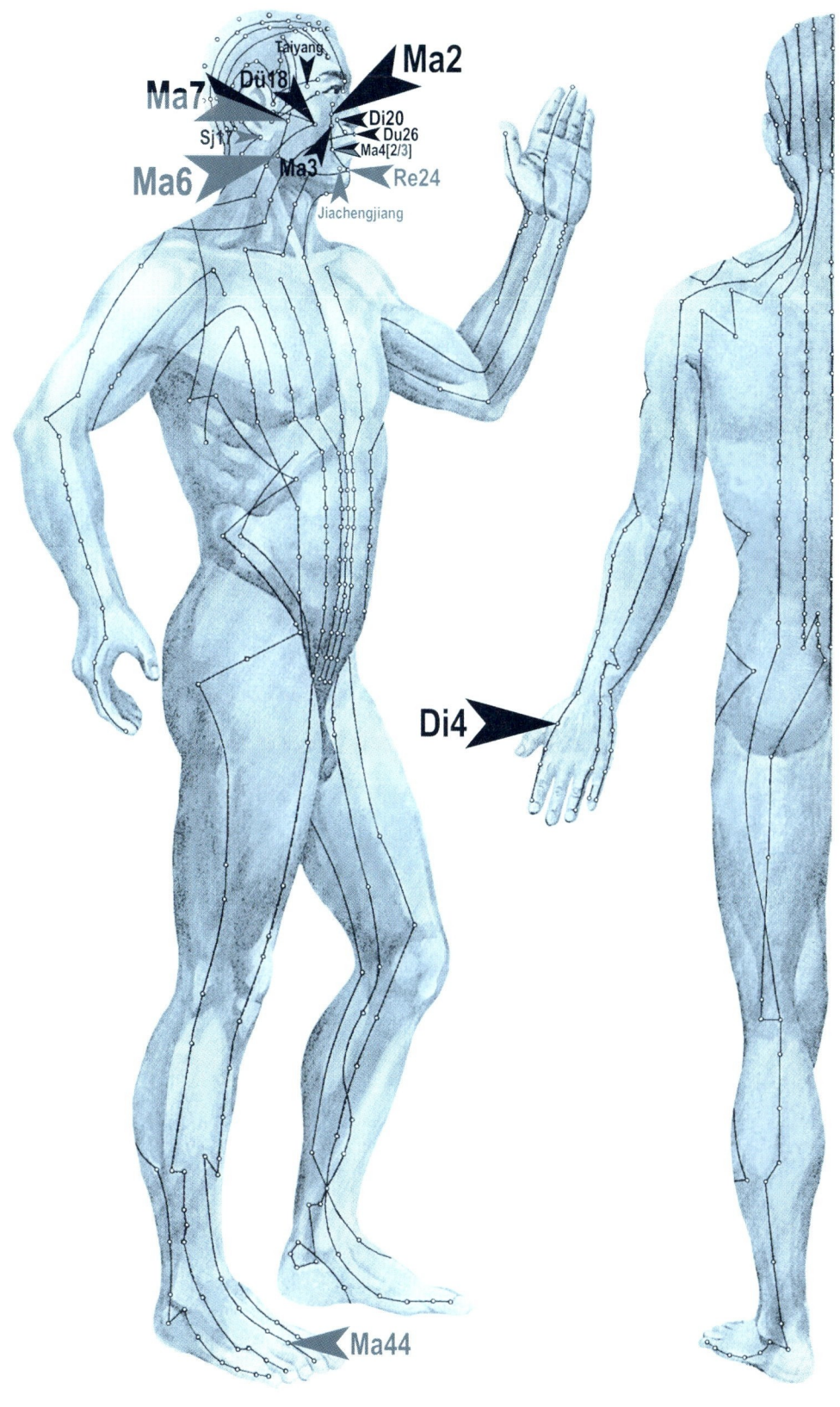

◐ Anmerkungen zur Punktauswahl

Anders als beim Kopfschmerz gibt es hier keine wirklichen „Hauptpunkte", sondern lediglich 2 (oder 3, wenn man Gb20-Fengchi dazurechnen will) zusätzlich zu den Lokalpunkten anzuwendende Distalpunkte.

Ein Blick auf die Tabelle bestätigt, daß die TCM-Krankheitslehre hier kaum Niederschlag findet. Die Zuordnung zur Leber erweist sich bei Le3-Taichong mit nur 7 Nennungen aus 26 Werken als zweitrangig, erst recht die zur Niere mit lediglich 4 Nennungen für Ni3-Taixi. Die wichtigen Fernpunkte sind ausnahmslos Distalpunkte im Leitbahnverlauf. Allerdings gibt es für die Wahl einiger Punkte (z.B. Ma44-Neiting) unterschiedliche Interpretationen. Auf den Leitbahnverlauf bezieht sich z.B. *Miracle*:

Di4-Hegu [...] and **Ma44-Neiting**, pertaining to the Yangming meridians of Hand and Foot, **which pass through the cheeks**, are used to regulate the qi of the individual channels. This is known as „selecting points of the lower part for disorders of the upper."

Andere Arbeiten begründen die Punktwahl mit pathogenetischen Zusammenhängen:

Le3-Taichong and Ma44-Neiting can be chosen for the purpose of **eliminating excessive fire** in the liver and stomach. *(ChinAcMox)*

Dann jedoch fragt sich: warum wird Ma44-Neiting bei der lokalen Zuordnung fast nur für den dritten Trigeminus-Zweig verwendet?

Auch die Wahl von Gb20-Fengchi wird unterschiedlich begründet:

Du16-Fengfu and **Gb20-Fengchi** are used to **eliminate wind**. *(Guide-Book)*

Gb20-Fengchi is applied to **sedate the hyperactive Yang**. *(Peking-Acupuncture)*

Die Wahl von Di4-Hegu und Sj5-Waiguan wird jedoch überwiegend auf den Leitbahnverlauf zurückgeführt:

Di4-Hegu and Sj5-Waiguan are the **points along the Hand-Yangming and Hand-Shaoyang Meridians** which go upward to the facial region. *(ChinAcMox)*

Die übrigen Punkte sind meist Lokalpunkte im Gebiet der betroffenen Trigeminus-Äste.

Technik

Wie *ChinAcMox* empfiehlt die Mehrzahl der Arbeiten:

- For facial pain due to invasion of *pathogenic wind and cold*, **reducing** method is used [...]
- For facial pain due to *excessive fire in the liver and stomach* [...]the **reducing** method [...]

- For facial pain due to *deficiency of yin and excessive fire* [...] the **reinforcing** method [...]"

Das ist ganz in Übereinstimmung mit der Theorie. Da die Mehrzahl der paroxysmalen Schmerzattacken als „Fülle"-Form interpretiert wird, hieße das: in der Mehrzahl der Fälle wäre eine „reduzierende" Technik mit intensiver Stimulation angebracht. Aber ist das dem Beschwerdebild wirklich angemessen?

⚖ Diskussion

Es wäre ein Fehler, kurz nach einer Schmerzattacke das irritierte Gebiet mit intensiver Nadelstimulation erneut zu reizen. Das gilt erst recht, wenn beim Patienten erfahrungsgemäß mehrere Auslöser (wie Kauen, Berührung, Kälte) zum Anfall führen können. Leider macht sich keine der untersuchten Arbeiten Gedanken darüber, in welchem zeitlichen Abstand vom Anfall eine Behandlung erfolgen sollte, und ob nicht die Nadeltechnik abhängig vom Zeitpunkt des letzten Anfalls zu modifizieren wäre. Auch Angaben darüber, wie mit dem Hauptschmerzort und dessen unmittelbarer Umgebung zu verfahren ist, fehlen in den chinesischen Arbeiten.

Schon aus kosmetischen Gründen ist bei der Stimulierung der Gesichtspunkte Vorsicht geboten. Daher scheinen mir die Angaben in den chinesischen Werken zu undifferenziert. Für sinnvoll halte ich ein unterschiedliches Vorgehen bei (a) Distalpunkten, (b) Gesichtspunkten der nicht betroffenen Seite, (c) solchen der betroffenen Seite, sowie – falls klar zu lokalisieren – (d) Hauptschmerzort.

Wenn der Patient eine intensive Stimulierung toleriert, sollte diese bei den Distalpunkten beginnen. Stärkere Stimulation im Gesicht würde ich – wenn überhaupt – zunächst nur auf der gesunden Seite vornehmen. Auf der betroffenen Seite sollte mit Punkten begonnen werden, die vom Hauptschmerzort etwas entfernt liegen. Schon aus psychologischen Gründen soll beim Patienten das Gefühl vermieden werden, daß eine (prinzipiell immer mögliche) Schmerzattacke unmittelbar auf die Nadelung zurückzuführen wäre.

Die Behandlung führt in der Regel zu einer deutlichen Besserung. Obwohl die Trigeminus-Neuralgie meistens ein hartnäckiges Krankheitsbild ist, sollte ein Versuch mit Akupunktur auf jeden Fall unternommen werden.

Notizen

3 ▶ Herz / Kreislauf

3.1 Hypertonie

Terminologie

Eine quantitativ definierte Größe beruht auf der Möglichkeit ihrer Messung. Daher gab es den Begriff des „erhöhten Blutdruckes" in der TCM ebensowenig wie seinerzeit im Westen.

Als Folge von besserer Ernährung und wachsendem Stress im Arbeitsleben nehmen auch in China die Fälle von Hypertonie rapide zu. Folglich gibt es sie auch in den Akupunkturbüchern. Die Hälfte der untersuchten Arbeiten sieht kein Problem dabei, das unter die Überschrift „Hypertension" zu stellen (womit die essentielle Form gemeint ist). Die andere Hälfte bevorzugt den Namen desjenigen TCM-Syndroms, in dem man Hypertonie am ehesten wiederzufinden glaubt: „Dizziness and Vertigo", auf chinesisch *xuan yun*. Teilweise tritt Kopfschmerz hinzu. *Shanghai-Acupuncture* wählt die Überschrift „Essential Hypertension" und schreibt:

It belongs to the categories of „dizziness" and „headache" in traditional Chinese medicine.

TCM-Krankheitslehre

Der Begriff zeigt schon das Problem: die Faktoren des *xuan yun* beschreiben nicht wirklich die Entstehung von Bluthochdruck, sondern die von Benommenheit und Schwindel. Als Hauptorgan gilt dabei die Leber:

The **liver** is the principal organ responsible for dizziness and vertigo, but the **heart, spleen and kidney** may also be involved. *(Nanking-Lehrwerk)*

Nur eine Minderheit der Arbeiten weist jedoch wie das *Nanking-Lehrwerk* auf die Umstände der Lebensführung hin:

Specifically, causative factors include:
(1) Drastic emotional changes, leading to excessive **rising of liver Yang**, which disturbs the head and eyes;
(2) improper diet or obesity, which leads to **retention of phlegm-damp** in the middle jiao, clouding the clear Yang; and
(3) weak body constitution which is aggravated by illnesses, excessive worry or excessive sexual activity.

Bemerkenswert ist, daß die „drastic emotional changes" generell der Leber zugeordnet werden. Einmal mehr zeigt sich, daß man im Westen die theoretische Zuordnung von Gefühlen zu einzelnen Organen offenbar überbewertet.

Die obige Darstellung enthält bereits die wichtigsten Unterformen des *xuan yun*. Zu diesen gehören jeweils folgende Symptome:

(1) Upward attack of hyperactive yang of liver: Besides the main symptoms, there appear tinnitus, flushed face, nausea, backache, redness of tongue proper and wiry and rapid pulse.
(2) Interior retention of phlegm-damp: Complications are fullness and suffocating sensation of chest and epigastric region, nausea and vomiting, profuse sputum, anorexia, white and sticky coated tongue, rolling pulse.
(3) Xu (deficiency) of qi and blood: Complications are listlessness, lassitude, palpitation, insomnia, pulse without force. *(Essentials)*

Alles, versteht sich, „besides the main symptoms", also zusätzlich zu Benommenheit und Schwindel.

Leider wird bei keiner der Formen (und in keinem der untersuchten Werke) mitgeteilt, ob sie eher einen akuten oder einen chronischen Zustand beschreiben. Denn die erste Form – rotes Gesicht, Benommenheit, Übelkeit, Tinnitus – deutet möglicherweise auf eine Hochdruckkrise hin.

Die zweite Form – mit Benommenheit, Erstickungsgefühl, Erbrechen, übermäßigem Sputum und Anorexie – läßt eher an ein schwerwiegendes kardiales Geschehen denken als an einen isolierten Bluthochdruck.

Und die dritte Form könnte mit „Lustlosigkeit, Schwäche, Herzklopfen, kraftlosem Puls" ebenso gut auf *Hypo*tonie hindeuten.

Es erweist sich als Mangel, daß die chinesischen Autoren unter der Überschrift „Hypertension" zwar die postulierten Ursachen des *xuan yun* abhandeln, aber den einzelnen Formen nicht einmal annähernd die entsprechenden Blutdruckwerte zuzuordnen. Das deckt sich mit einer weiteren Auffälligkeit: in keinem der untersuchten Werke findet sich ein Hinweis auf den Zusammenhang zwischen chronisch erhöhtem Blutdruck und dem Risiko eines Schlaganfalls. Der Verdacht liegt nahe, daß hier nicht wirklich klinische Erfahrungen geschildert, sondern lediglich die Texte der Klassiker repetiert werden.

Ob die daraus abgeleitete Therapie wirklich der klinischen Realität entspricht, wird zu prüfen sein.

Hypertonie: Akupunktur-Behandlung in 30 von 35 untersuchten Werken

Punkt	Kategorie	O	E	C	re	cu	cp	ca	ap	cn	co	sy	ma	na	ex	pr	kn	rh	sh	pe	pt	sk	zh	ce	cs	in	mi	tr	el	gu	hb	se	am	cl	ad	di	Ges	Rang
Gb20-Fengchi	:	○	L	L	●	●	●				●	●	●	L	●	L			L	L	●	○	L		●		○	○	●	L		●	L	L	○		26	1.
Ma36-Zusanli	5 LH-Magen	○	–	–	●	●		○	●		●	●	●	–	–	–			P	●	○	●	–		●		●	○	P	○			–	–	●	●	22	2.
Ma40-Fenglong	Luo	○	P	P	○							●	●	P	P	P			P	P	○	○	P				P	○	P	P	●		P	P			19	3.
Pe6-Neiguan	Luo Con-Yinwei		P	P	○						●	●	●	●	P	P			P	●	○	●	P		○		○	○	○	P	●		○	P	P	○		19	3.
Mi6-Sanyinjiao	:	○	–	–	○				●			●	●	L					○	–	○	●	–		○		○	○	○	○			●	–		○		18	5.
Bl23-Shenshu	BS-Niere	●	L	L	○					●	●		L	L	L				○	●	○	●	L		○		○	○	○	○			○	L			●	17	6.
Ni3-Taixi	3 Yuan	L	L	L	○				●			●	L		●	L			○	●	○		L				○	●	○	○	●		○	L				16	7.
Le3-Taichong	3 Yuan	L	L	L	●							●	●	●	●				●	L	○	●	L				L		○	●	●	●	●			●		15	8.
Ren12-Zhongwan	: Mu-Magen Inf-Fu	○	P	P		●	●	●	●			●	●	P	P	P			P	P	P	●	P		●		○	P	P	P	●		●	P	P		●	15	8.
Di11-Quchi	5+	●	L	L	●	●					●	●	●	L	L	L			○	L			L				●		○	●			●	L	L		●	14	10.
Bl18-Ganshu	BS-Leber	●	L	L	○						●		●	L	L	L				L		●	L				●	●	L	○	○		L	L	L			14	10.
Le2-Xingjian	2-	●	L	L	○							○	○	○	●				○	○	○	●	–		○		○	○	○	○			○	L		●		14	10.
He7-Shenmen	3- Yuan										○	●	○	○	–					○	○	○	–		○		○	○	○	○	●		○	–			●	12	13.
Du20-Baihui	:	–								○	○		–						L	●			–					○	●	○	●		L	–		●		10	15.
Extr-Taiyang					○					○	○	●	○						L	L	○	○	–		○				L	○			L	–				10	15.
Bl20-Pishu	BS-Milz	●	P								●	●	–	–	●	●			●	●	●	●	●									●	–	–	●	●	●	9	16.
Extr-Yintang						●	○	○	○		○	○	○												○				○		●							9	16.
Ma8-Touwei	:	P	P										P	P	P	P			○	○	○	P							○				P	P				8	18.
Mi9-Yinlingquan	5				○							P	●	P																			○	○	P	●		5	20.
Ren4-Guanyuan	: Mu-Dünndarm	–			○							○		–	–					●													○		P			5	20.
Ren6-Qihai					○																○	○	–											–	–			5	20.
Di4-Hegu	Yuan		–										○														○				●	●	●	–	–			4	22.
Sj17-Yifeng	:				○							○								L	○	○															●	4	22.
Gb43-Xiaxi	2+		L	L	○								L		L	L			●	L													L	L	L		●	4	22.

● = Hauptpunkt; ○ = Zusatz- oder Symptompunkt; |L| = Excessive **Liver** fire; |P| = Retention of **Phlegm**-Dampness; |–| = **Deficiency** Qi and blood.

Je 2 Nennungen: Ma41 (na, am); Bl10 (ap, pt); Bl15 (sy, mi); Bl17 (na, hb); Ni1 (el, ad); Pe4 (pt, cs); Gb34 (cu, ma); Du25 (el, hb); E-Anmian-2 (cu, ap). – **Je 1 Nennung:** Ma9 (cn); He5 (sk); Bl21 (di); Bl22 (di); Ni2(ex); Ni5 (di); Sj7 (di); Sj5 (pt); Gb4 (di); Gb12 (di); Gb21 (hb); Le8 (ex); Le14 (sy); Du4 (pe); Du23 (ap); E-Xueyadian (cp).

Buchkürzel und Kategorien siehe Übersichten S. 12ff.

Relevanzkarte Hypertonie

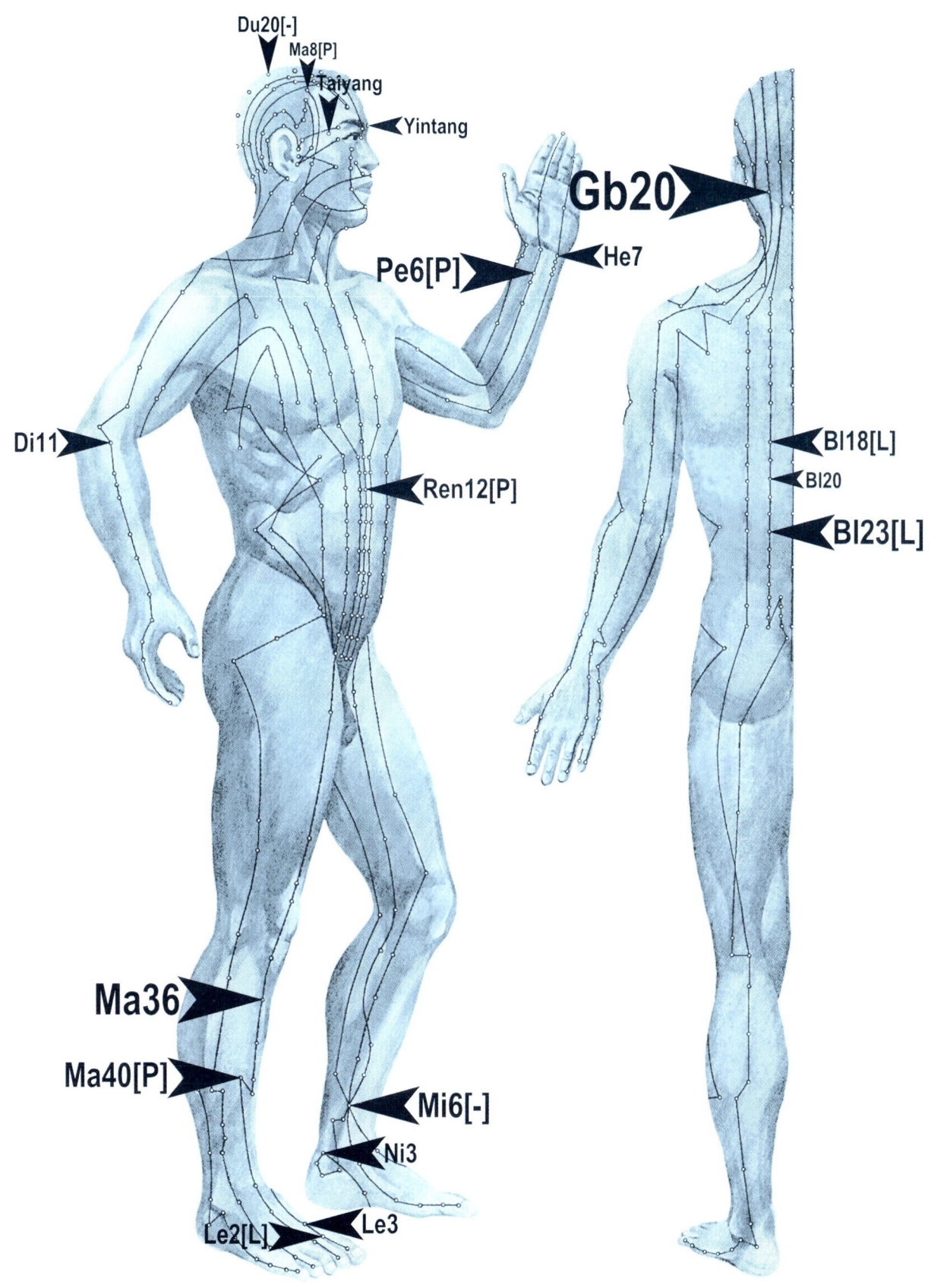

⬤ Anmerkungen zur Punktauswahl

Die Tabelle zeigt: einheitliche Hauptpunkte für „Hypertonie" gibt es in der chinesischen Literatur nicht. Die meistgenannten Punkte spiegeln fast demokratisch die (völlig verschiedenen) Syndrome wieder: Gb20-Fengchi steht für „Leber-Feuer", Ma36-Zusanli für „Mangel an Qi und Blut", Ma40-Fenglong für „Schleim-Feuchtigkeit". Anschließend geht es gerecht und in umgekehrter Reihenfolge weiter: Pe6-Neiguan für „Schleim-Feuchtigkeit", Mi6-Sanyinjiao für „Mangel an Qi und Blut", Bl23-Shenshu für „Leber-Feuer".

Die Punktauswahl erfolgt fast ausschließlich syndrombezogen. Kriterien wie „Kombination von Luo- und Yuan-Punkten", „Kombination von Back-Shu- und Front-Mu-Punkten" usw. sind nicht zu erkennen. Auch pragmatische Aussagen wie die folgenden sind eher selten:

He7-Shenmen calms the mind and soothes the heart. *(Nanking-Lehrwerk)*

As Di11-Quchi and Ma36-Zusanli are effective in lowering blood pressure, they are chosen as the main points. *(Miracle)*

Von He7-Shenmen abgesehen spielt das Herz in der Punktauswahl keine Rolle, weder als Organ noch im Blick auf seine Leitbahn. Auch Pe6-Neiguan wird nicht gewählt, weil seine Leitbahn wie hierzulande als die des „Kreislaufes" (wenn nicht gar „Kreislauf-Sexualität") gilt, sondern weil

Pe6-Neiguan [is effective] for keeping the stomach in order and stopping vomiting. *(Essentials)*

Technik

Die Art der Stimulierung richtet sich nach dem diagnostizierten Syndrom:

The condition of the disease determines the method of choice. *(Essentials)*

Überwiegend lautet die Empfehlung:

- with reducing method for excessive syndrome,
- with reinforcing method for deficient syndrome,
- with even manipulation for deficiency in origin and excess in the superficiality.
  (Concise TCM)

⚖ Diskussion

Man kann natürlich sagen: die westliche Medizin ist *ein* System, die TCM ein anderes, und beide sind nun einmal nicht deckungsgleich. Nur: wenn man schon einen Begriff wie „Hypertension" in die Überschrift setzt, dann ist die Frage erlaubt, ob das, was da beschrieben und behandelt wird, auch wirklich „Hypertension" ist. Da stimmt es bedenklich, daß in Krankheitslehre und Therapie der Aspekt „Kreislauf" überhaupt nicht auftaucht (und, wie erwähnt, der Zusammenhang von Blutdruck und Schlaganfall auch nicht).

Von den drei Grundformen des *xuan yun* spielen zwei – „Phlegm-Damp Retention" und „Deficiency of Qi and Blood" – in der klinischen Realität der Hypertonie-Behandlung kaum eine Rolle. Aber auch „Upward attack of liver yang" repräsentiert mit „Gesichtsröte, Benommenheit, Übelkeit und Tinnitus" genau diejenige Form, für deren Therapie die Akupunktur *nicht* geeignet ist.

Indikation der Akupunktur ist weder die akute Hochdruckkrise, noch der massiv erhöhte chronische Hypertonus. Ihr Einsatz ist sinnvoll bei konstant leicht erhöhtem und beim instabilen Hochdruck – beides Formen mit eher milden oder gar keinen erkennbaren Symptomen. Daher gehen die oben dargestellten chinesischen Symptombeschreibungen an der klinischen Realität vorbei.

Aus demselben Grund bin ich der Meinung, daß der Satz, die chinesische Praxis sei oftmals klüger als ihre Theorie, hier nicht gilt. Was die Akupunktur bei der Hypertonie leisten kann, ist zwar *auch* die Linderung von Benommenheit, Schwindel und Kopfschmerz. Aber im Vordergrund dürfte die vegetative und psychische Stabilisierung stehen. He7-Shenmen, Ma36-Zusanli und Mi6-Sanyinjiao gehören sicherlich hierzu, aber auch Du20-Baihui und Pe6-Neiguan, zum Teil auch Di11-Quchi.

Um während der Behandlung selber eine größtmögliche Entspannung zu ermöglichen, scheint mir die Behandlung in Rückenlage sinnvoll. Daher würde ich in der Regel auf Gb20-Fengchi verzichten und neben Du20-Baihui lieber auf Gb14-Yangbai oder Ma8-Touwei sowie die Extrapunkte Taiyang und Yintang zurückgreifen.

Die Empfehlung, Stress zu vermeiden, sich angemessen zu ernähren und ausreichend zu bewegen (Taijiquan- oder Qigong-Formen eingeschlossen) versteht sich von selbst.

Notizen

3.2 Synkope / Schock

Terminologie

Seit 1994 behandelt die Mehrzahl der untersuchten Arbeiten Ohnmacht und Kollaps unter der Überschrift „Syncope". Vor 1994 überwiegt die Bezeichnung „Shock". Teilweise ist auch von „Collapse", „Fainting" und „Coma" die Rede.

Das chinesische *jue zheng* übersetzt das *Dictionary* mit „Syncope Syndrome".

TCM-Krankheitslehre

Um die chinesischen Darstellungen zu verstehen, muß man sich in eine Zeit ohne EKG, Blutdruckmessung, Telefon und Notarztwagen zurückversetzen. Wenn da jemand im Haus oder auf dem Feld kollabierte, konnte durchaus eine vegetative Dysregulation die Ursache sein. Hielt die Bewußtlosigkeit länger an, handelte es sich vermutlich um ein schweres, wenn nicht letales Krankheitsbild, vielleicht Herzinfarkt oder Schlaganfall. Auch ein epileptischer Anfall kam in Frage. Wie hielt der herbeigerufene Arzt das auseinander? Vor allem: wann sollte er (dem man im Todesfall die Schuld gegeben hätte) eine Behandlung lieber ablehnen? – Solche Fragen stellt sich leider keines der untersuchten Bücher.

Wie entsteht Ohnmacht oder Kollaps?

Onset of syncope is due mainly to poor health with emotional disturbance and exhaustion. This is because such a condition causes derangement of qi of the channels, which in turn **hinders the qi and blood of the twelve channels in their ascent to the head,** prevents the yang qi from reaching the extremities and leads the nutrient qi and defensive qi out of their normal routes of circulation. *(Essentials)*

Das klingt wie TCM, ist es aber nicht: da diese das Gehirn für eine Ansammlung von „Knochenmark" hielt, schrieb sie dem Kopf keine zentrale Rolle bei der Ohnmacht zu.

„Syncope" unterteilen die *Essentials* so:

- Xu type: Shallow breathing, mouth agape, hidrosis, pallor, cold extremities, deep, feeble and thready pulse.
- Shi type: Coarse breathing, rigid extremities, clenched jaws, deep and forceful pulse.

Angaben, wie man einen lebensbedrohlichen Zustand hier ausschließt, gibt es nicht.

Knotty Diseases nennt bei „Coma":

(I) Pericardium invasion with noxious heat
(II) Mental confusion due to phlegm
(III) The accumulation of constipated excreta in fu-organs
(IV) Collateral obstruction of stagnation and heat
(V) Sudden extension of liver yang
(VI) The upward invasion of heat and dampness".

Lebensgefahr besteht z. B. bei Typ (V):

Chief manifestations: Sudden fall into unconsciousness, hemiplegia, rattling of phlegm in the throat, vexation, biting of teeth and clench of fists, fever and flush of face. Tongue coat yellow and dry. Pulse taut slippery and rapid.

Wie der Fallbericht eines Apoplex zeigt, setzt *Knotty Diseases* diagnostisch alle Mittel bis hin zum CT ein – therapeutisch aber nur TCM-Heilmittelextrakte und Akupunktur.

Electroacupuncture ist da vorsichtiger. Es unterscheidet zunächst 3 Formen von „Shock":

1) Exhaustion of qi and yang: Shallow respiration, cyanosis of lips, profuse perspiration with cold clear sweat, and cold limbs. The tongue proper is puffy and the pulse is thready and weak.
2) Exhaustion of blood and yin: Thirst, restlessness, perspiration of hot sticky sweat, and warm hands and feet. The tongue proper is pale and the pulse is rapid and almost undetectable or hollow.
3) Exhaustion of qi, blood, yin and yang: Mental confusion, shallow breath, and the weak pulse almost undetectable.

Was die Therapie betrifft, heißt es jedoch:

1) The AC treatment [= Elektro-Akupunktur] may produce a good therapeutic effect to the toxic shock, especially for the patients at the spastic or early dilatant stage of microcirculatory failure through **its hypertensor effect, but its therapeutic effect to the patients at late stage of circulatory failure is poor** [...]
2) The treatment of the pathogenic causes of shock is very important, and **the emergent treatment with a comprehensive therapy of modern and traditional medicine** for both the critical symptoms and the basic etiology of shock may be very helpful. *(Electroacupuncture)*

Diese abwägende Haltung ist allerdings nicht die Regel.

Im einzelnen geben die untersuchten Arbeiten zahlreiche Formen von Ohnmacht oder Kollaps an, allein *Peking-Acupuncture* beispielsweise 8 Typen von „Syncope". In welchen Fällen man statt zur Akupunktur besser zu den Mitteln der modernen Medizin greifen sollte, schreibt keines der chinesischen Bücher.

Bei der Behandlung überwiegt die Einteilung nach Haupt- und Symptompunkten, so daß sich auch die Tabelle auf diese Unterscheidung beschränken konnte.

Synkope: Akupunktur-Behandlung in 27 von 35 untersuchten Werken

Punkt	Kategorie	O	E	C	re	cu	cp	ca	ap	cn	co	sy	ma	na	ex	pr	kn	rh	sh	pe	pt	sk	zh	ce	cs	in	mi	tr	el	gu	hb	se	am	cl	ad	di	Ges.	Rang
Du26-Renzhong	:	●	●	●	●	●	●	●	●	●	●	●	●			●	●			●	●	●					●			●	●	●		○	●	●	27	1.
Ma36-Zusanli	5 LH-Magen	●	○	○	●	●		●		●	○	●				●	●			●	●	●								●	●	●	○		●	○	20	2.
Ni1-Yongquan	1-	●	●	○	●	○	●	●	●	●	○					●	●			●	●	●							○	○	○	●		○	●	○	19	3.
Pe6-Neiguan	Luo Con-Yinwei	●	○	○	●	●		●	●	●		●								●	●	●					●		●	●	●	●			●	●	17	4.
Du20-Baihui	:		○	○				●			○	●				●	●			○	●	●								●	○	○	○		●	●	16	5.
Pe9-Zhongchong	1+	●	●	○	●	●		○	●	●	●					○	○			○										○	○	●	○				12	6.
Di4-Hegu	Yuan	●	●	○	○			●	●		●				●	●	●			○										○	●						11	7.
Ren6-Qihai		●	○	○							○	○				●				○	●									○	○	○	○		●	○	11	7.
Ren8-Shenque																					●	○					●			●	○	○			●	●	10	9.
Le3-Taichong	3 Yuan	●	●	○																○	○					○			●	○	○	●			●	○	9	10.
Du25-Suliao					●						●									●						○	○		○	●	○	●					9	10.
Ren4-Guanyuan	Mu-Dünndarm	●		○												○	○					●				○	●	○			○	○	○		●	○	9	10.
Pe8-Laogong	:								●		○				●		●			○	●							●									8	13.
Ma40-Fenglong	2			○	○	●					○						○			●										●	●		○		●	○	6	14.
Jing-Well-Punkte	Luo					○	○							○			●			●										●	●		●		●	○	6	14.
Lu11-Shaoshang	1				○	●											●											●									5	16.
Mi6-Sanyinjiao	:	●											●																	○							4	20.
Le2-Xingjian	2-																			○	○									○	○	●	○		○		4	20.
Ren14-Juque	Mu-Herz																			●	●									○	○	●	○		●	○	4	20.
Ren17-Shanzhong	Mu-Perikard Inf-Qi															○				●	●									○	○	●		○			4	20.
Extr-Shixuan															●					●	●									○							4	20.
Di11-Quchi	5+																●													○	●					○	3	25.
Dü3-Houxi	3+ Con-Du			○	○	○																												○			3	25.
Du14-Dazhui	:																○											●							○		3	25.
Ren12-Zhongwan	Mu-Magen Inf-Fu																○			○		○								○	●				●	○	3	25.
Ren22-Tiantu	:																			○										○	○						3	25.

● = Hauptpunkt; ○ = Zusatz- oder Symptompunkt. **Je 2 Nennungen:** Ni7 (pe. hb); Le1 (kn. hb); Du4 (pe. gu); E-Yintang (cp. ex). – **Je 1 Nennung:** Lu9 (pe); Ma44 (cl); Ma45 (ex); Mi1 (cl); Ma45 (ex); M11 (cl); Mi10 (kn); Bl18 (kn); B20 (kn); Bl40 (ex); Bl60 (kn); Gb34 (kn); Gb43 (hb); Du16 (re); Du27 (ex); Ren24 (ex). Buchkürzel und Kategorien siehe Übersichten S. 12ff.

Relevanzkarte Synkope

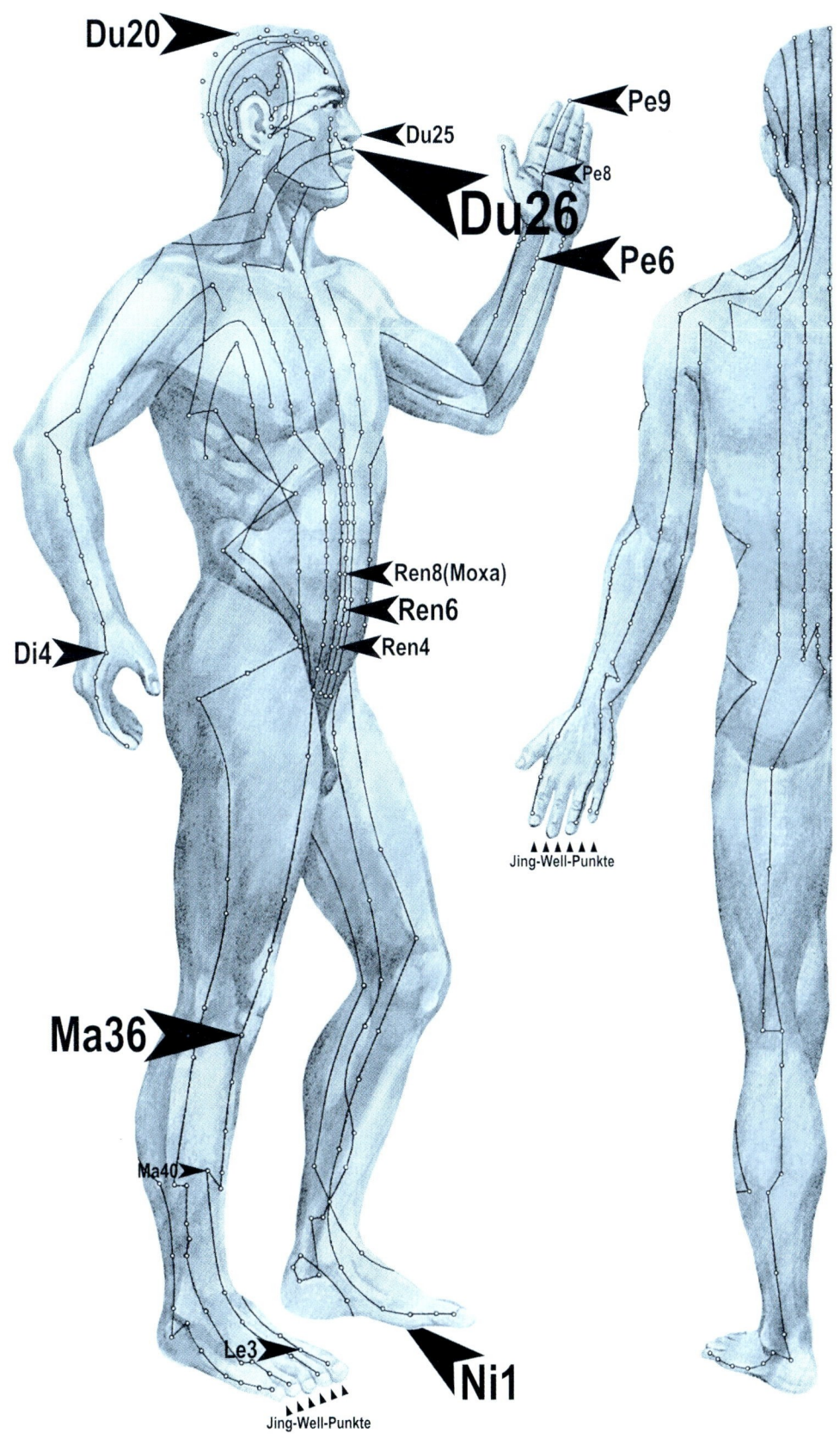

Du20

Pe9

Du25

Du26

Pe8

Pe6

Di4

Ren8(Moxa)

Ren6

Ren4

Jing-Well-Punkte

Ma36

Ma40

Le3

Ni1

Jing-Well-Punkte

Anmerkungen zur Punktauswahl

Singulär die Spitzenstellung von Du26-Ren-zhong, der als einziger von allen Arbeiten eingesetzt wird, in denen die hier diskutierte Indikation auftaucht. Worauf beruht das?

Die Antworten sind wenig informativ:

Du26-Renzhong and Pe9-Zhongchong are points for resuscitation. *(Essentials)*

Du26-Renzhong and Pe6-Neiguan are the effective points for treating shock. *(Applied Acupuncture)*

Du26-Renzhong, Du20-Baihui and Pe6-Neiguan are the points for resuscitation. *(ChinAcMox)*

Scheinbar erhellender sind Aussagen wie:

Du26-Renzhong is used to activate the brain and resuscitate. *(Clinical Acupuncture)*

Du26-Renzhong, a point from the Du Channel that communicates with the brain and governs the Yang, is used to bring back resuscitation. *(Peking-Acupuncture)*

Oder gar noch eingehender:

Du26-Renzhong and Du25-Suliao are used to raise blood pressure, excite the respiratory centre and promote yang ... *(Miracle)*

Der zweite Teil des Satzes erläutert das:

... for the two points pertain to the Governor Vessel Meridian.

Das ist als Begründung dürftig. Aber auch die Aussage „communicates with the brain" bezieht sich nicht auf Du26-Renzhong, sondern auf die Du-Leitbahn. Und deren Verbindung zum Gehirn verläuft ganz anders:

The Du Meridian [...] runs posteriorly along the interior of the spinal column **to Du16-Fengfu at the nape, where it enters the brain.** *(ChinAcMox)*

Mit anderen Worten: die TCM-Theorie hat für die Wirkung von Du26-Renzhong zur Wiederbelebung keine einleuchtende Erklärung.

Technik

Natürlich gilt im Prinzip die Grundregel:

Reducing method for the Shi type and reinforcing method for the Xu type. *(Essentials)*

Also kräftige Stimulierung für die „Fülle"-Form *(Shi)* und milde für die „Mangel"-Form *(Xu)*. Aber was heißt das konkret? *Current Acupuncture* empfiehlt z. B. für Synkope:

First needle Du26-Renzhong, use transient, **strong stimulation.**

Andere Arbeiten empfehlen bei „Coma":

Puncture Du26-Renzhong, giving **strong stimulation.** *(Chinese Acupuncture Handbook)*

Treatment aims at **reviving the yang** for resuscitation [...] Generally, **strong stimulation** is given with intermittent needle twirling. *(Miracle)*

Dies gilt jeweils ohne Einschränkungen. Wären demnach Koma und Synkope prinzipiell „Fülle"-Zustände? Wohl kaum. Offenbar sind hier Theorie und Praxis im Widerspruch.

Diskussion: Akupunktur im Notfall

Seltsamerweise bedenkt keines der Bücher die *Situation* des Notfalles. Vor zweitausend Jahren gab es da auch nicht viel zu bedenken, aber heute sehr wohl: ob ein Notfall im Krankenhaus, auf der Straße oder in der Wohnung eintritt, ist für das Vorgehen entscheidend.

Im Krankenhaus kann man sofort Sauerstoff geben, Blutdruck messen, Zugänge legen, EKG schreiben und danach die weiteren Maßnahmen treffen. Welchen Platz hat hier in den ersten Minuten die Akupunktur (und meistens auch danach)? – Gar keinen.

Ähnlich sieht es aus, wenn der Notarzt mitsamt Ausrüstung zu einem Verkehrsunfall oder in eine Wohnung gerufen wird. Auch hier steht die schnelle Feststellung des Zustandes und die Sicherung der Vitalparameter Atmung, Kreislauf, Blutdruck, Volumen im Vordergrund.

Es sind vor allem zwei Situationen, wo die Akupunktur Sinn macht. Die erste ist die vasovagale Synkope. Die zweite ist Kollaps oder Bewußtlosigkeit dann, wenn sonst nichts zur Hand ist als eben ein paar Nadeln.

Und nun muß doch gefragt werden: *wie wirkt denn hier die Akupunktur?* Stimmen die Erklärungen der TCM? Etwa die folgende:

Pe8-Laogong and Ni1-Yongquan promote a clear mind and dissipate heat. Du20-Baihui, Ma36-Zusanli and Ren6-Qihai recapture qi and reestablish yang. *(Essentials)*

Ich bin da skeptisch. Bis zum Beweis des Gegenteils würde ich eher davon ausgehen, daß es vor allem der **Schmerzreiz** ist, der wirkt – und daß sich Du26-Renzhong zur Wiederbelebung deshalb am besten eignet, weil er erstens nah am Gehirn, zweitens bei der Nadelung besonders schmerzhaft ist. Auch von den übrigen Punkten scheinen mir vor allem diejenigen geeignet, an denen sich (wie bei Ma36-Zusanli) ein besonders intensives Nadelgefühl *(de qi)* erzielen läßt – oder eben schmerzhafte Punkte wie die 12 Jing-Well-Punkte.

Das kann auch beim toxisch-allergischen Schock durchaus sinnvoll sein. Bei der Notbehandlung des kardialen Schocks hingegen sind die Risiken sorgfältig abzuwägen.

Notizen

4 ► Respirationstrakt

4.1 Bronchitis / Husten

Terminologie

Die Hälfte der Werke beschreibt die Symptomatik unter dem Stichwort „Bronchitis". Die andere Hälfte wählt deren wichtigstes Symptom, nämlich „Cough", wobei jeweils nur eine dieser Benennungen als eigenständige Indikation auftaucht. Teilweise wird „Bronchitis" mit „Cough" explizit gleichgesetzt.

Der traditionelle Ausdruck für Husten ist *ke sou*, wobei *ke* für (lautes) Husten und *sou* vor allem für den Auswurf steht. *Zhi qi guan yan* („Bronchitis") ist kein TCM-Begriff, sondern entstammt der westlichen Pathophysiologie.

TCM-Krankheitslehre

Die Mehrzahl der Werke differenziert bei „Husten" nach **endogenen** und **exogenen** Auslösern. Für letztere gilt:

In case of the lung is attacked by the exogenous pathogenic factors, the qi of the lung is blocked and fails to descend, thus resulting in cough. *(ChinAcMox)*

Differenziert wird in der Regel wie folgt:

(1) Invasion of exogenous Pathogenic factors
  (a) Wind cold
  (b) Wind-heat.
  (Nanking-Lehrwerk)

Dazu gehören folgende Symptome:

- **Wind-cold type:** Chills, fever, headache, nasal obstruction, choking cough. The tongue has a thin white coating, the pulse is superficial.
- **Wind-heat type:** Fever without chills, thirst, cough with purulent thick sputum, yellow tongue coating, superficial rapid pulse.
  (Essentials)

Über die endogenen Faktoren heißt es:

In case of weakened spleen yang, the accumulated dampness may be turned into phlegm which goes upward to the lung, affecting the normal activities of qi and leading to cough. Stagnation of liver qi may be turned into fire, which flares up and injures the lung fluid, also resulting in cough. As said in Internal Classic: „Cough can be caused by disturbance not only of the lung, but of any other zang-fu organs." *(ChinAcMox)*

Während bei den exogenen Formen (mit Fieber und oberflächlichem Puls) der Fülle-Aspekt überwiegt, steht endogen der Mangel-Aspekt (Xu) im Vordergrund:

(2) Endogenous factors:
  (a) Dryness of the lung due to Xu (deficiency) of yin;
  (b) Xu (deficiency) of yang of spleen. *(Essentials)*

Die Symptome hierbei sind:

- **Dryness of the lung due to Xu (deficiency) of yin:** Dry cough with no or scanty sputum, dry or sore throat. There may be bloody sputum or even hemoptysis, afternoon fever, malar flush. Red tongue with thin coating, feeble rapid pulse.
- **Xu (deficiency) of yang of spleen:** Cough with excessive sputum which becomes severe in winter, anorexia, listlessness, thick sticky slippery white-coated tongue, pulse usually deep and slow.
  (Essentials)

Das *Nanking-Lehrwerk* stellt die erste der beiden Formen unter die Bezeichnung „Liver fire", meint aber denselben Sachverhalt:

Chronic bronchitis due to invasion of the lung by liver fire, leading to dryness of the lung and **consumption of yin**.

Allerdings können sich in der Symptomatik durchaus unterschiedliche Aspekte zeigen:

Coughing of this type is chronic with recurrent attacks, suggesting complicated syndromes of excess and deficiency. *(Nanking-Lehrwerk)*

Viele der Lehrwerke, die das Krankheitsbild als „Bronchitis" präsentieren, verzichten ganz auf eine Differenzierung. Andere unterscheiden nach „akuter" und „chronischer" Bronchitis, wobei z. T. explizit das akute Bild auf exogene, hingegen das chronische auf endogene Auslöser zurückgeführt wird. Anders *Concise TCM*: hier sind „Wind-Cold Cough" und „Wind-Heat Cough" Formen der chronischen Bronchitis.

Eine Übertragung der TCM-Formen in die Kategorien der naturwissenschaftlichen Medizin bereitet Probleme. Offenbar zielen die beiden exogenen Formen auf akute Infektionen (die zweite Form mit „purulent thick sputum" vermutlich bakteriell bedingt), die erste der beiden endogenen Formen („Hämoptyse") möglicherweise auf tuberkulösen Husten, und die zweite („excessive sputum") eher auf Bronchiektasien. Ob damit beispielsweise das Bild einer chronisch-obstruktiven Bronchitis hinreichend erfaßt ist, erscheint fraglich.

Emotionen

Und die Gefühle? Bekanntlich ist der Lunge die Emotion „Trauer" zugeordnet: welche Rolle spielt diese in der heutigen TCM für das Entstehen von Husten?

Antwort: offenbar keine. Weiter auf S. 96 →

Bronchitis / Husten: Akupunktur-Behandlung in 29 von 35 untersuchten Werken

Punkt	Kategorie	O	E	C	re	cu	cp	ca	ap	cn	co	sy	ma	na	ex	pr	kn	rh	sh	pe	pt	sk	zh	ce	cs	in	mi	tr	el	gu	hb	se	am	cl	ad	di	Ges.	Rang
Bl13-Feishu	BS-Lunge	●	●	●	●	●			●	●	●	○				●			●	●		●	●		●	●	●	●	●	●	●	●	●	●	●	●	26	1.
Di4-Hegu	Yuan	●	+	+	●	●			○		●	○	●		+	+			●	●		●	●		+	●	+		●	●	+	●	●	+	+	●	25	2.
Lu7-Lieque	Luo Con-Ren	●	●	●	○	○			○		●		+		●	●				●		●			●	+	+	○	○	●	●	●	+	●	+	●	24	3.
Ma40-Fenglong	Luo	○	−	−	○	○		○		●			−		●	−			−	●		●			−			○	○		−	●	−	−	−	−	23	4.
Lu5-Chize	5-	●	+	−	○	○		○					●		●	+				+			−		+	●			●		+	●	+	+		●	19	5.
Du14-Dazhui	:	●	●	○	○	○		○	○		●	○	+			+				+		○	−		+		○	●		●	○	○	+	+	+	+	19	5.
Ma36-Zusanli	5 LH-Magen	○	−	−				○					○		●	−			−	●		●			−				○		○	−	−	−			14	7.
Bl20-Pishu	BS-Milz	○	−			●					●	○	−			−			−	−		●			−		○				−	●	−		−	+	14	7.
Bl12-Fengmen	:	●	−	−		●	●			●					●				−	−		●			+				●			●		+		+	11	9.
Ni6-Zhaohai	: Con-Yinqiao	●	−				●		●				○			−			−	○				−							−	○				+	11	9.
Ren22-Tiantu	:		○	○				○	○	●			○						●	○								●		+		●					10	11.
Lu11-Shaoshang	1																		+	○		○			+	○	○		+		○	○	+	+		+	9	12.
Sj5-Waiguan	Luo Con-Yangwei	○	○	○									+		●					+		○			+	○	+			●	○		+	+		+	9	12.
Lu1-Zhongfu	: Mu-Lunge	●	−	−											●					−					−			●			−	−					8	15.
Lu6-Kongzui	Xi	○	○	○																○											○	●					8	15.
Mi3-Taibai	3 Yuan												−		●				−	−						−	−		●		−	−	−				8	15.
Le3-Taichong	3 Yuan							○					○			−	●			−					−						−	−	−	−			8	15.
Ren12-Zhongwan	: Mu-Magen Inf-Fu	○	−				●						○			−				−		●			−		●				○						8	15.
Lu9-Taiyuan	3+ Yuan Inf-Gefäße									○			−		●					−					−	●		●				●	●		+	●	7	20.
Extr-Dingchuan	5+												+							+		○					+					●	+				7	20.
Di11-Quchi		○	○	○					○											+	○							●			○	●	−	+			6	21.
Bl17-Geshu	Inf-Blut	○	○																	○		●									○						6	21.
Ren17-Shanzhong	Mu-Perikard Inf-Qi						●		○											+					−							●			+		6	21.
Bl23-Shenshu	BS-Niere																					●					○		●			●					5	25.
Pe6-Neiguan	Luo Con-Yinwei								○				●							○							○	●			−	●	−				5	25.
Gb20-Fengchi	:		+									○	○							○									+			○					5	25.
Bl18-Ganshu	BS-Leber												−									●										○				−	4	27.
Gb34-Yanglingquan	5 LH-Gb Inf-Sehnen												−			−			+	○							−		●		−	○			−	○	4	27.

● = Hauptpunkt; ○ = Zusatz- oder Symptompunkt; [+] = exogen (überwiegend akut / „Fülle" [Shi]); [−] = endogen (überwiegend chronisch / „Mangel" [Xu]).

Je 2 Nennungen: Bl43 (E, se); Pe5 (O, tr); Sj6 (na, se); Le13 (mi, ad); Ren6 (O, se); Extr-Huatuojiaji (cu, ma). – **Je 1 Nennung:** Di7 (pe); Di20 (se); Bl2 (di); Bl60 (pe); Ni7 (am); Sj2 (di); Gb40 (na); Le2 (se); Du12 (ap); Du23 (pe); Ren4 (am); Ren23 (di); Extr-Taiyang (na); Extr-Yintang (na).

Buchkürzel und Kategorien siehe Übersichten S. 12ff.

Relevanzkarte Bronchitis

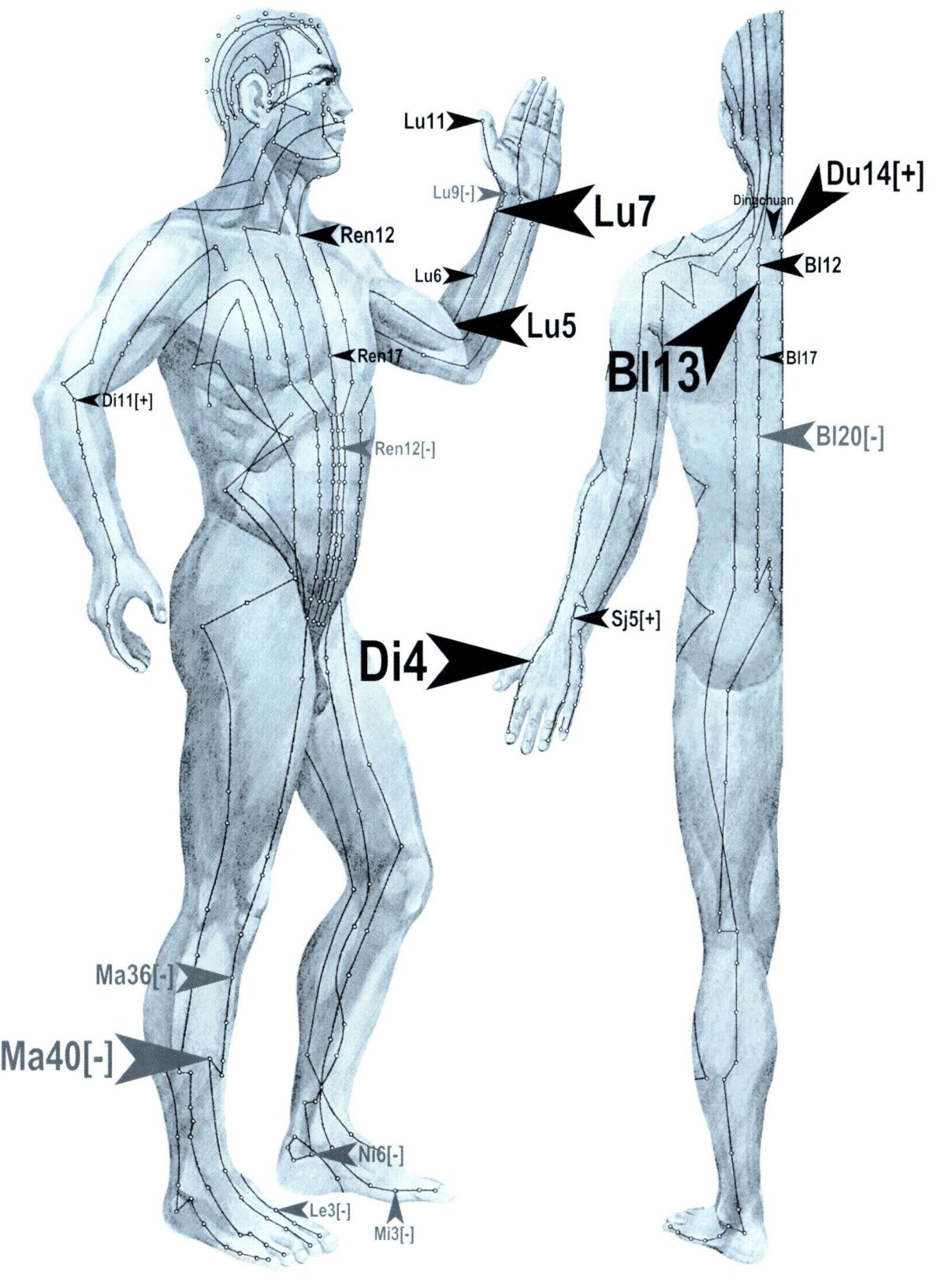

→ Nur ein einziges Werk *(Advanced Textbook)* erwähnt in diesem Kontext überhaupt die Emotionen – und selbst das primär im Blick auf die Leber:

[...] the liver fails to regulate the flow of qi due to **depressed emotions** and this **stagnation of liver qi** damages the lung, resulting in cough.

● Kriterien der Punktauswahl

Im Blick auf die wichtigsten 3 Punkte stimmen die untersuchten Arbeiten weitgehend überein – mit der Einschränkung, daß Di4-Hegu nicht generell als Hauptpunkt für alle Formen, sondern zum Teil nur bei der akuten „Wind-Cold"-Symptomatik verwendet wird. Ähnliches gilt auch für Lu7-Lieque.

Ma36-Zusanli hat hier nicht nur die Funktion allgemeiner Tonisierung, sondern wird ebenso wie Ma40-Fenglong zur Regulierung der Milz herangezogen (Innen-Außen-Kopplung von Magen- und Milz-Leitbahn).

Du14-Dazhui wird bei Fieber und Hitze-Zuständen eingesetzt. Auch Lu5-Chize kann

clear up excessive heat in the lungs *(Miracle)*

und wird teils bei akuten Zuständen verwendet, teils bei der auf „Liver fire attacking the lung" zurückgeführten chronischen Form.

Ma40-Fenglong wird überwiegend nur bei den als „endogen" interpretierten Formen verwendet. Daran zeigt sich, daß dieser Punkt hier nicht als bloßer Erfahrungspunkt für starken Husten eingesetzt wird, sondern im Rahmen eines hochkomplexen Theoriegerüstes: Ma40-Fenglong ist Luo-Punkt, also Ausgangspunkt jenes Quergefäßes, dem eine Verbindung zur Milz-Leitbahn zugesprochen wird. Für die Milz postuliert die TCM, daß ihre Fehlfunktion für Schleimretention und als Folge davon für exzessive Sputumbildung verantwortlich sei. Ma40-Fenglong wird die Fähigkeit zugeschrieben, den Qi-Fluß im *zhong jiao* („mittlerer Erwärmer") zu fördern und Schleim aufzulösen. Von hier aus erklärt sich sowohl die Beschränkung des Punktes auf das so definierte Krankheitsbild, als auch die Anwendung von Bl20-Pishu (Entsprechungs-/„Zustimmungs"-Punkt der Milz).

Die Behandlung der Bronchitis ist im übrigen einer der eher seltenen Fälle, wo das Auswahlprinzip „Yuan-Punkt und Luo-Punkt gekoppelter Leitbahnen gemeinsam einsetzen" tatsächlich mehrheitlich angewandt wird (nämlich Di4-Hegu und Lu7-Lieque).

Technik

Die Angaben zur Behandlungstechnik sind, wie in vielen chinesischen Arbeiten üblich, zum Teil sehr eingehend. *Clinical Experiences* empfiehlt beispielsweise:

Reinforce Lu9-Taiyuan, reduce Bl13-Feishu, Lu7-Lieque and Ma40-Fenglong, apply moxibustion at Bl20-Pishu and Ma36-Zusanli. Treat once a day.

So etwas auswendig zu lernen, ist wenig sinnvoll. Das Wichtige versteht sich in der Regel aus dem klinischen Bild: akute und heftige Formen sedierend, also intensiver stimulieren, chronische und mit Schwäche einhergehende Formen milde oder gar nicht stimulieren und zusätzlich mit **Moxa** behandeln (aber immer so, daß die Behandlung dem Patienten nicht unangenehm wird).

Schröpfen (auf dem Rücken, seltener parasternal) wird vor allem bei den akuten Formen angewandt, zum Teil aber auch bei den als „endogen" interpretierten Zustandsbildern.

⚖ Diskussion

Wie oben bereits angedeutet, halte ich die TCM-Syndromdifferenzierung der Bronchitis heute nur noch für bedingt anwendbar. Für akut eitrige Formen ist die Akupunktur ungeeignet, erst recht für tuberkulösen Husten.

Aber auch wenn man dem TCM-Erklärungsmodell zur Entstehung von Husten – Schleimansammlung durch Fehlfunktion der Milz; Austrocknen der Körpersäfte durch Leber-Feuer usw. – skeptisch gegenübersteht, ist die Akupunktur bei chronischer Bronchitis und rezidivierendem Husten ein nützliches Verfahren. Aus schulmedizinischer Sicht dürften die segmentalen Thoraxpunkte besonders interessant sein – paravertebral (Bl13-Feishu und Nachbarpunkte) ebenso wie parasternal (Ren17-Shanzhong; Ren22-Tiantu). Eine Kopplung mit Di4-Hegu, Lu7-Lieque, Ma36-Zusanli, Ma40-Fenglong und Di11-Quchi als empirisch bewährten Punkten bietet sich an.

Generell scheinen mir die Punkte der Tabelle bzw. der Relevanzkarte ein brauchbares Fundament für die Therapie zu bieten, unabhängig von ihrer Zuordnung zu exogenen oder endogenen Syndromen.

Was die Rolle von Ma40-Fenglong betrifft, so spielt die Beschränkung auf die „endogene" Form bei „Deficiency of Spleen-Yang" in anderen Zusammenhängen kaum eine Rolle.

Wenn nämlich anderswo Husten als Begleit-
symptom auftritt (etwa bei Halsentzündung),
heißt es in der Regel ganz schlicht:
Excessive sputum: Ma40-Fenglong. *(Nanking-Lehrwerk)*

Notizen

4.2 Asthma bronchiale

Terminologie

Der chinesische Ausdruck für „Asthma" ist **xiao chuan**, was für „Keuchen [und] Atemnot" steht. Ob sich das wirklich mit unserem Begriff des „Asthma bronchiale" deckt, ist fraglich. Denn „Keuchen und Atemnot" gibt es nicht nur allgemein bei schweren chronisch-obstruktiven Erkrankungen, sondern auch bei Linksherzinsuffizienz und Lungenödem. Was also ist gemeint?

Bezeichnenderweise grenzt keines der Lehrwerke das kardiale vom bronchialen Asthma ab. Als einziges Werk erwähnt *Integrating* die spezielle Symptomatik des „Status asthmaticus". Weder dieser bedrohliche Zustand, noch die anfallartige und reversible Symptomatik, noch die Besonderheit der exspiratorischen Dyspnoe, noch die Aspekte des Phänomens „Allergie" finden jedoch in der TCM-Terminologie Berücksichtigung.

TCM-Krankheitslehre

Die Mehrzahl der Arbeiten unterscheidet
a) Fülle-Typ (Shi = „Excess")
b) Mangel-Typ (Xu = „Deficiency")
Diese Einteilung hat unterschiedliche Aspekte.
ChinAcMox formuliert:

Asthma due to **exogenous** pathogenic factors is of **excess** type and that due to weakened body resistance is of deficiency type.

Demgegenüber das *Nanking-Lehrwerk*:

An **acute** attack is often of the **excess** type, manifesting as hyperactivity of the pathogenic factor, while a **chronic** episode is of the **deficiency** type, manifesting as deficiency of the antipathogenic qi of the body.

Betroffen ist nicht nur die Lunge:

Whereas the disease may manifest itself in **lung**, its origin can be traced to the **spleen** and **kidney**. *(Clinical Essentials)*

Sowohl für den Fülle-Typ als auch für den Mangel-Typ werden in der Regel je zwei Unterformen genannt:

Shi type:
- **Wind-cold.** Cough with thin sputum, shortness of breath. Usually there are accompanying symptoms of fever, chills, anhidrosis, white coating on tongue, superficial pulse.
- **Phlegm-heat.** Rapid and coarse breathing, stifling sensation in the chest, thick purulent sputum, thick yellowish coating on tongue, rapid, rolling and forceful pulse.

Xu type:
- **Xu of lung.** Short and quick breathing, weak and low voice, hidrosis, weak pulse.
- **Xu of kidney:** Asthma, dyspnea upon exertion, chilliness with cold extremities, deep thready feeble pulse. *(Essentials)*

Über die Begleitsymptome besteht keine Einigkeit. Anders als in den *Essentials* ist Fieber laut *Peking-Acupuncture* gerade umgekehrt für die „Phlegm-heat"-Form typisch, hingegen laut *ChinAcMox* für beide Fülle-Typen. Über den Lungen-*Xu*-Typ sagt *Zhenjiuology*:

This type reoccurs every winter.

Selbst wenn die Darstellung einheitlich wäre: ***keines dieser Symptombilder entspricht dem hierzulande häufigsten Typ des allergischen Asthma.*** Die beiden *Xu*-Typen mit „schwacher Stimme, Belastungsdyspnoe, kraftlosem, fadenförmigen Puls" deuten eher auf schwere kardial bedingte Schwächezustände hin. Die „Phlegm-Heat"-Form mit „dickem eitrigen Sputum" läßt (erst recht mit Fieber) an eine akute eitrige Bronchitis denken. Bleibt eigentlich nur die „Wind-Cold"-Form. Aber auch diese ist mit „Fieber und Schüttelfrost" alles andere als typisch für ein allergisches Asthma. Es wird also zu prüfen sein, wie weit die vorgeschlagene Therapie auch dafür verwendbar ist.

Emotionen

Nur wenige Arbeiten weisen auf den emotionalen Aspekt beim Entstehen von Asthma hin. Die Art der Emotion wird so gut wie nie benannt. Eine Ausnahme macht *Experiences*:

Anger injures the liver, wind, after being transformed from yang, disturbs the lung upward, then resulting in asthma.

Und *Applied Acupuncture* schreibt:

It is a common disease in childhood. Its usual causes are **fright**, cooling or too much salt to be taken.

Auf Trauer, Sorgen, Konflikte oder Verlustängste findet sich in keiner der Arbeiten ein Hinweis. Der Ausdruck „psychisch" oder „psychologisch" fällt nirgends. Die TCM in ihrer heute in China praktizierten Form ist sicherlich *keine* primär psychosomatisch orientierte Medizin.

Asthma bronchiale: Akupunktur-Behandlung in 30 von 35 untersuchten Werken

Punkt	Kategorie	O	E	C	re	cu	cp	ca	ap	cn	co	sy	ma	na	ex	pr	kn	rh	sh	pe	pt	sk	zh	ce	cs	in	mi	tr	el	gu	hb	se	am	cl	ad	di	Ges.	Rang
Bl13-Feishu	BS-Lunge	●	●	●			●	●			+		O		●	●			●	●	●	●	●	●	●	●	●	●			●	●	●		●	●	26	1.
Extra-Dingchuan		●	+	+	●	●	●	●		●	+		−			+			+	+	O	●	●	●	O	+	O			+	+	●	O		+	−	28	2.
Ren22-Tiantu	:	●	+	+	●	●	●	O	●	O	+		●	O	O	+			+	+	O	●	+		O	+	O		O	+	+	●	O		O		27	3.
Ma40-Fenglong	Luo	O	+	+		O	●	O		O	+		O			+			+	+	+	●	+		O	+	O	O	O	+	+	+	+		+	●	25	4.
Ren17-Shanzhong	Mu-Perikard Inf-Qi	●	−	−	●	●	●	●		●	+		●	●	O	−			●	●	+	●	−		●	+	+	O		●	−	●	+			−	25	4.
Ma36-Zusanli	5 LH-Magen	O	−	−		O				●			O	−		−			−			●				+	−			−	−	+	−		−	−	21	6.
Lu5-Chize	5-	+	+	+						+	+					+				+	+					+	+			+	+	+	+		+	+	17	7.
Bl23-Shenshu	BS-Niere	O	−	−									●		O	−			−							+	O	O	O	−			−				17	7.
Lu7-Lieque	Luo Con-Ren	O	+	+						+	+			●	●	+				+	+	●	+		●	+	+	O			+	+	+			●	16	9.
Ren6-Qihai		O	−	−												−				−	−		−			−	−			−	−	−	−		−		15	10.
Di4-Hegu	Yuan	+	+	+	O	O				+	+		O	O	O	+				+						+		O	O		+				+	+	14	11.
Du14-Dazhui	:	+	+	+	O	O	●						O	O	●					+	●		●				O	O	O		+	O			+	+	14	11.
Lu9-Taiyuan	3+ Yuan Inf-Gefäße	−	−	−												−				−	−				−	+	−	O			−	−	−		−	−	13	15.
Bl12-Fengmen	:		+	+					●				O		●					+	+	●			O	+	+				+				+	+	13	15.
Bl43-Gaohuangshu		O	O	O																			●								O	O			−		13	15.
Ni3-Taixi	3 Yuan	−	−	−									−	O					−	−	−	−			−					−	−	−	−		−	−	13	15.
Bl20-Pishu	BS-Milz	O	O	O									●	●					−		−	−								−	−				−		9	17.
Lu6-Kongzui	Xi												+	+					●	+	+									●						+	7	18.
Pe6-Neiguan	Luo Con Yinwei	O																		O								O	O						O	●	7	18.
Du12-Shenzhu		O	O	O																											O	O					5	20.
Ren4-Guanyuan	: Mu-Dünndarm	O	O	O			O						O	O	O					−								O			O						5	20.
Ren12-Zhongwan	: Mu-Magen Inf-Fu	O	O	O			O						O	O		O															−						5	20.
Lu10-Yuji	2																		●				+						●	●							4	23.
Mi3-Taibai	3 Yuan	−	−																	−											−					−	4	23.
Du4-Mingmen		−												−		−										+										−	3	25.

● = Hauptpunkt; O = Zusatz- oder Symptompunkt; [+] = „Fülle"-Form (*Shi*); [−] = „Mangel"-Form (*Xu*). **Je 2 Nennungen:** Lu1 (cp, pe); Ma25 (O, tr); Ni7 (na, sk); Ren21 (cu, ma); Extr-Jiechuan (ma, na). – **Je 1 Nennung:** Lu2 (pt); Ma9 (pe); Mi6 (sk); Mi10 (se); He6 (na); He7 (na); Bl14 (ap); Bl15 (cs); M4 (di); SjS (na); Bl24 (di); E-Huatuojiaji (cp). Buchkürzel und Kategorien siehe Übersichten S. 12ff.

Relevanzkarte Asthma bronchiale

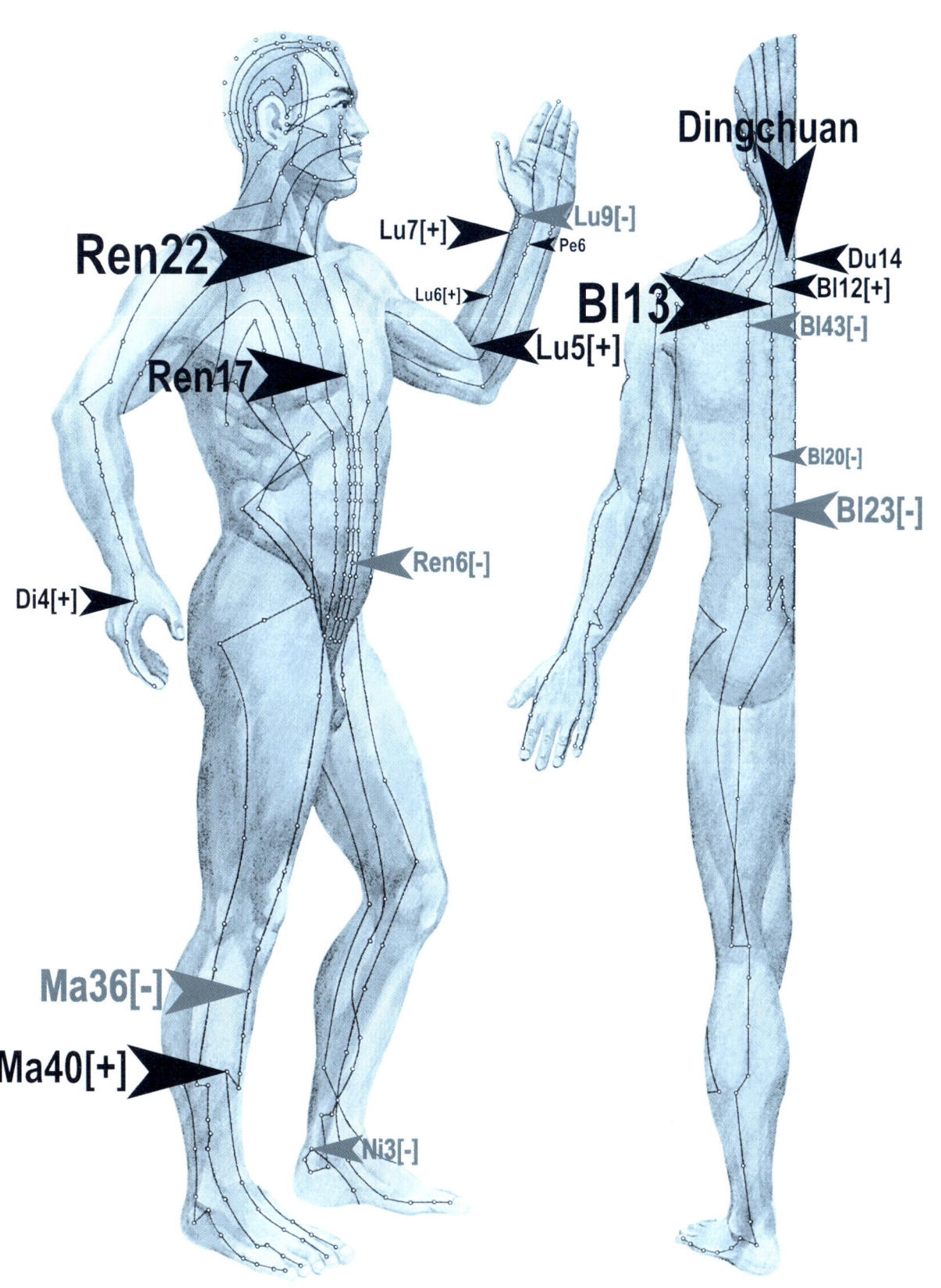

Ren22

Lu7[+]

Lu9[-]

Pe6

Lu6[+]

Ren17

Lu5[+]

Dingchuan

Du14

BI12[+]

BI13

BI43[-]

BI20[-]

BI23[-]

Di4[+]

Ren6[-]

Ma36[-]

Ma40[+]

Ni3[-]

⬤ Anmerkungen zur Punktauswahl

In der Tabelle wurde von dem Prinzip abgegangen, den meistgenannten Punkt auf Rang 1 zu setzen. Der Grund dafür liegt im Umfang der Anwendung: fast alle Arbeiten verwenden Bl13-Feishu als Hauptpunkt, also gleichermaßen beim „Fülle"- wie beim „Mangel"-Typ. Dingchuan und Ren22-Tiantu werden zwar geringfügig häufiger empfohlen, jedoch entweder als Symptompunkt oder nur für eine der Asthma-Formen.

Bei den Hauptpunkten zeigt sich ein klares Übergewicht für die „Fülle"-Form *(Shi)*, der 5 der 6 ersten Punkte zugeordnet sind. Über die wichtigsten Punkte heißt es in *ChinAcMox*:

Ma40-Fenglong [...] is able to strengthen the spleen function and resolve phlegm. Bl13-Feishu is applied to clear the lung and regulate the flow of qi. Ren22-Tiantu is in function to descend qi and resolve phlegm. Dingchuan [...] is an empirical point to pacify breathing.

Besonders interessant ist die Hochschätzung von *Dingchuan*. Dieser 1954 erstmals beschriebene Punkt („Das Keuchen/Asthma stillen") ist wohl der erfolgreichste der ca. 1500 neuen Punkte. Seine theoretische Zuordnung ist jedoch nicht eindeutig: etwa die Hälfte verwendet ihn als Hauptpunkt, etwas weniger Arbeiten speziell für den „Phlegm-Heat"-Typ, und das *Nanking-Lehrwerk* sowie das *Dictionary* explizit für den Mangel-Typ. Dies ist – wie überhaupt die umfassende Verwendung dieses jungen Punktes – schon ein Indiz für eine gewisse Inkongruenz zwischen Theorie und Praxis.

Technik

Das Hauptprinzip scheint wie immer selbstverständlich zu sein. Hier das *Outline*:

- For **Xu** nature, use **mild** Stimulation.
- For **Shi** nature, use **strong** Stimulation.

Daß es nicht ganz so einfach ist, zeigt die Frage der Moxibustion. Die Mehrzahl der Arbeiten beschränkt ihre Anwendung auf den Mangel- bzw. den Kälte-Typ. Anders z. B. *Advanced Textbook*:

a) Excess syndrome
[...] apply acupuncture, using the **reducing** manipulation. If **necessary, moxibustion** and cupping therapy can be applied to acupoints on the back.

Hier gilt die Empfehlung auch für den Fülle-Typ, und zwar für Moxa ebenso wie fürs Schröpfen. Ob letzteres in seiner unblutigen Form als „tonisierend" oder als „sedierend" zu betrachten ist, wird von der Theorie nicht eindeutig beantwortet.

In der Praxis ist die Anwendung von Schröpfköpfen bei Asthma üblich. Auch viele andere Verfahren werden versucht: neben dem Einsatz der „Sieben-Sterne-Nadel", z. T. mit anschließendem blutigen Schröpfen, wird in einigen Arbeiten auch Implantation von Catgut *(Current Acupuncture)* oder „Scarring Moxibustion" (absichtliches Herbeiführen von Brandblasen und Narben, z. B. in *Manual* und *Skill*) empfohlen.

Vorsicht ist bei der Nadelung von Ren22-Tiantu geboten: die Nadel wird nur wenig in senkrechter Richtung eingestochen und dann parallel zur Oberfläche unter das Brustbein geführt.

⚖ Diskussion

In der Praxis ist die Einteilung in „Fülle"- und „Mangel"-Typ beim Asthma bronchiale oftmals problematisch. Schwächezustände, wie sie die „Mangel"-Formen der TCM beschreiben, sind hierzulande bei Asthmatikern nicht die Regel. Ist aber ein Fall „akut" oder „Remission", wenn jemand heute beschwerdefrei ist, jedoch gestern einen Anfall hatte?

Hier rächt es sich, daß die chinesischen Autoren keinen Versuch machen, das Phänomen „Allergie" mit den TCM-Kategorien in Einklang zu bringen. Überdies hat man es in der Praxis häufig mit Patienten zu tun, die regelmäßig Medikamente nehmen und ihren Spray immer in der Tasche tragen. Was tun?

Ich meine: die wichtigsten Punkte der Tabelle bilden durchaus ein gutes Fundament, und zwar für *alle* Formen von Asthma. Dabei scheint es mir sinnvoll, neben Dingchuan und Bl13-Feishu generell weitere Punkte paravertebral zu nadeln, sei es von der Blasen-Leitbahn oder von den Huatuojiaji-Punkten.

Den Einsatz von Schröpfköpfen halte ich grundsätzlich für angebracht, und zwar paravertebral ebenso wie parasternal. Moxa ist gleichfalls sinnvoll (aber gelegentlich problematisch, wenn kein eigener Raum dafür zur Verfügung steht).

Notizen

5 ▶ Magen / Darm

5.1 Magenbeschwerden

Terminologie

Dieses Beschwerdebild wird unter vielfältigen Benennungen abgehandelt. Relativ häufig ist „Epigastric Pain", dann „Gastric Pain", „Gastralgia", „Stomachache", „Gastritis" sowie „Gastric Ulcer".

Wei tong heißt „Magenschmerz". In der TCM zählte er wegen seiner Lokalisation als *xin tong* oder *xin kou tong* zu den unterschiedlichen Arten von „Herzschmerz".

TCM-Krankheitslehre

Als die TCM entwickelt wurde, konnte man Schmerzen nur nach Art, Ort und zusätzlichen Symptomen beurteilen. Natürlich war beim Magenschmerz Gastritis, Ulcus und funktioneller Schmerz nicht klar zu unterscheiden, schon gar nicht (wie dies *Knotty Diseases* als Überschrift wählt) eine „Atrophic Gastritis".

Wie bei den Überschriften, so zeigt sich auch bei den TCM-Syndromen eine beträchtliche Vielfalt. *Zhenjiuology* nennt 5 Formen, *Current Acupuncture* 6, *Nanking-Lehrwerk* sogar 7. – *Skill* dagegen nennt nur 2 Typen:

The gastritis may be divided into two types, the excess type and the deficiency type according to the differentiation with TCM theories.

- **The excess type** is characterized by stomachache aggravated by pressure, frequent vomiting and belching and regurgitation.
- **The deficiency type** is characterized by dull stomachache, relieved by warming and pressure. – The **acute** gastritis onsets quickly, and the **chronic** gastritis onsets slowly, which is usually formed from the acute one.

Eine relative Mehrheit bevorzugt eine Differenzierung nach drei Auslösern:

a) **Irregular food intake**, preference for raw and cold food and hunger injure the spleen and stomach [...]
b) **Anxiety, anger and mental depression** damage the liver, **causing failure of the liver** in dominating free flow of qi, adversely attacking the stomach [...]
c) Generally **lowered functioning of the spleen and stomach**, due to **invasion of pathogenic cold** [...]
(ChinAcMox)

Auffällig ist auch hier, daß bei Form (b) nicht nur „Zorn", sondern *alle* erwähnten Emotionen die Leber schädigen.

Zu den obengenannten Auslösern gehören 3 Formen mit folgenden Hauptsymptomen:

a) **Retention of food:** Distending pain in the epigastrium, aggravated on pressure or after meals, belching with fetid odour, anorexia, thick, sticky tongue coating, deep, forceful or rolling pulse.
b) **Attack of the stomach by the liver qi:** Paroxysmal pain in the epigastrium, radiating to the hypochondriac regions, frequent belching accompanied by nausea, vomiting, acid regurgitation, abdominal distension, anorexia, thin, white tongue coating, deep, string-taut pulse.
c) **Deficiency of the stomach with stagnation of cold:** Dull pain in the epigastrium, which may be relieved by pressure and warmth, general lassitude, regurgitation of thin fluid, thin, white tongue coating, deep, slow pulse.
(ChinAcMox)

Die Syndrome sind schwieriger zu deuten, als es auf den ersten Blick scheint.

Form (a) meint keine akute Unpäßlichkeit, sondern wie die anderen Formen einen chronischen Zustand. Darauf deuten die „meals" im Plural, erst recht aber die „Anorexie". Diese wird auch bei Form (b) genannt; dürfte jedoch hierzulande – in einer durch Übererernährung gekennzeichneten Gesellschaft – eher seltener anzutreffen sein.

Den „Schmerz nach den Mahlzeiten" bei Form (a) hätte man früher als sicheres Zeichen eines Magenulcus angesehen. Heute weiß man, daß dem Schmerzcharakter keine entscheidende diagnostische Bedeutung zukommt, auch nicht dem „dumpfen Schmerz" von Form (c). Übelkeit und Erbrechen bei Form (b) könnten auf ein Ulcus hindeuten. Ein Reflux wird bei den Formen (b) und (c) angegeben; doch ist dieser weder für Gastritis noch für Ulcus typisch. Das macht eine Zuordnung schwierig.

Form (c) mit „dumpfem Schmerz" und „allgemeiner Mattigkeit" könnte durchaus auf ein fortgeschrittenes Magenkarzinom hindeuten. Das aber wäre mit Sicherheit keine Akupunktur-Indikation (außer als palliative Maßnahme bei erwiesener Inoperabilität).

In einigen Büchern findet sich gelegentlich Hämatemesis und Teerstuhl als Symptom erwähnt; dies wird der Form „Stagnancy of (qi and) blood" zugeschrieben. Ob das wirklich den klassischen Syndrombeschreibungen entstammt, erscheint zweifelhaft.

Magenbeschwerden: Akupunktur-Behandlung in 34 von 35 untersuchten Werken

Punkt	Kategorie	O	E	C	cu	re	cp	ca	ap	cn	co	sy	ma	na	ex	pr	kn	rh	sh	pe	pt	sk	zh	ce	cs	in	mi	tr	el	gu	hb	se	am	cl	ad	di	Ges.	Rang
Ma36-Zusanli	5 LH-Magen	○	●	●	●	●	●	●	●	●	●	●	●	●	●	●	●	●	●	●	●	●	●	●	●	●	●	●	●	●	●	●	●	●	●	●	34	1.
Ren12-Zhongwan	: Mu-Magen Inf-Fu	●	●	●	+	●	●	●	●	●	●	●	○	●	●	●	●	●	●	●	●	●	●	●	●	●	●	●	●	●	●	●	●	●	●	●	34	1.
Pe6-Neiguan	Luo Con-Yinwei	●	●	●	●	●	●	○	●	●	●	●	○	●	●	●	●	●	●	●	●	●	●	●	●	●	●	●	●	●	●	●	●	●	+	●	31	3.
Bl20-Pishu	BS-Milz	−	−	−	−				●			●	−	−	●	−	●	−	−	−	−	−	●			●	−	○	−	−	−	●	−		−	●	23	4.
Bl21-Weishu	BS-Magen	●	−	−	−		●		●				○	−	●		●		−	−	○	−	●			−	−		○	−	●	−	●		−	●	23	4.
Le3-Taichong	3 Yuan	○	+	+	+					○		○	+	+		+			+	+	+	○	+	○			+		+	+	+	+	+	+	+	○	22	6.
Mi4-Gongsun	Luo Con-Chong	●	−	−						○		○			○				−	−	+	○	●	○			●		○	−	−	○	○	●		●	18	7.
Le14-Qimen	: Mu-Leber	○	+	+	+				●			○	+	+	●				+	+	+	●	+					+	+	+	+	+	+	+	+	●	14	8.
Ren6-Qihai		○	−	−	−												−	−		−	−								○	−			−				13	9.
Mi6-Sanyinjiao	:				○							○		●	●	−			○				●				+		○	○		○	○			●	12	10.
Bl17-Geshu	Inf-Blut				○			○		○			○	○	●				○	+	●		●	○		○			○	○	−		○		○	○	12	10.
Bl18-Ganshu	BS-Leber	○							○	○			○	●							●	○	●			●			+		−						12	10.
Ma25-Tianshu	Mu-Dickdarm						●		○			●			●	○					●	○				○										○	11	13.
Gb34-Yanglingquan	5 LH-Gb Inf-Sehnen	○											+						+	+	+			○	+		●			+		+		+		○	11	13.
Ma44-Neiting	2	○											○		●		○				●	○		○		○			○			○	○		+	○	10	15.
Ma21-Liangmen									●					−												−	○						○	+	●	●	9	16.
Le13-Zhangmen	: Mu-Milz Inf-Zang	○											−							○			○		−		○		○	○	○		−		○	○	9	16.
Mi10-Xuehai																			○	+			○						○	○	−		○	○		○	8	18.
Extr-Weishang													○						○					○				○	○	○			○				6	19.
Ma34-Liangqiu	Xi							○						○													○			○				+	−		5	20.
Mi9-Yinlingquan	5												○								+									○						○	5	20.
Ni3-Taixi	3 Yuan				○																○							○	○			−		○		−	5	20.
Ren4-Guanyuan	: Mu-Dünndarm																					−					○		−			−					5	20.
Ren10-Xiawan	:			○			●								○												○						○				5	20.
Ren13-Shangwan	:					●			●						●									●							○						5	20.
Ren11-Jianli			○		○									○													○	○									4	26.
Extr-Huatuojiaji	[T 8-12]				○							○																●									4	26.

● = Hauptpunkt; ○ = Zusatz- oder Symptompunkt; [+] = „Liver qi attacking stomach"; [−] = „Deficiency of stomach". **Je 3 Nennungen:** Di11 (ex, sk, in); Ma40 (cu, ce, el); Bl23 (kn, ce, el); Bl25 (ap, ex, sk); Ahshi (O, ap, ex); E-Inner-Neiting (C, se, cl). – Je 2 Nennungen: Di4 (ex, ce); Ma37 (ap, am); Ma43 (cu, na); Bl40 (sk, tr); Bl50 (ap, ce); Sj5 (ca, cn); Le2 (pe, ce); Du20 (ce, am); Ren15 (ap, pr). – **Je 1 Nennung:** Ma19 (ap); Ma20 (na); Mi5 (ex); Mi14 (am); He7 (am); Bl19 (na); Bl22 (ce); Bl35 (ex); Pe3 (sk); Sj6 (ex); Gb21 (ce); Du2 (ex); Du4 (ce); Du10 (mi); Du14 (sk); Ren8 (el); Ren14 (cu); Ren21 (am); E-Kuiyang (cp); E-Luozhen (ca); E-Qizhou (re).

Buchkürzel und Kategorien siehe Übersichten S. 12ff.

Relevanzkarte Magenbeschwerden

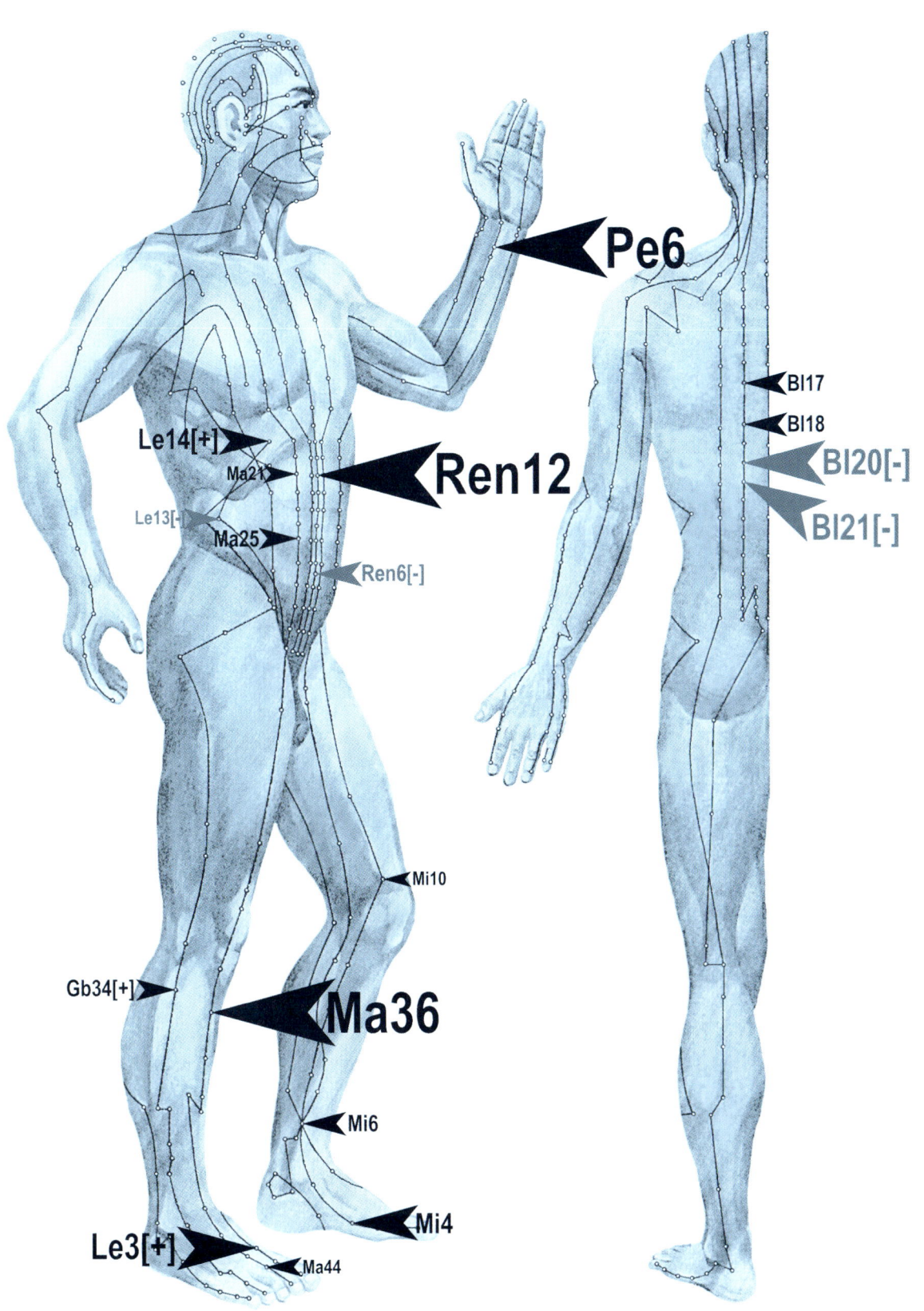

Pe6

Le14[+]

Ma21

Le13[-]

Ma25

Ren6[-]

Ren12

BI17

BI18

BI20[-]

BI21[-]

Mi10

Gb34[+]

Ma36

Mi6

Mi4

Le3[+]

Ma44

⬤ Anmerkungen zur Punktauswahl

In der Therapie spielen die verschiedenen Syndrom-Formen keine große Rolle. Fast immer werden erst allgemeine Hauptpunkte genannt, dann zusätzliche Symptompunkte. Nur für die Formen „Deficiency of Stomach" (in der Tabelle: [–]) und „Attack on stomach by liver qi" (Tabelle: [+]) finden sich wichtige Punkte unter den ersten 10 Rangplätzen.

Die Übereinstimmung bei den 3 Hauptpunkten ist beeindruckend: Ma36-Zusanli und Ren12-Zhongwan werden in *allen* Werken mit der Indikation „Magenschmerz" verwendet – obwohl dies mehr sind (34 von 35 Arbeiten) als bei irgendeiner anderen Indikation. Kaum seltener ist die Anwendung von Pe6-Neiguan. Für die Anwendung dieser Punkte spricht:

Ma36-Zusanli, the He-Sea Point of the Stomach Channel, and Ren12-Zhongwan, the Front-Mu Point of the stomach, possess the effect of **pacifying the stomach and relieving pain**. Pe6-Neiguan, communicating with the Yinwei Channel, relaxes the chest and stops vomiting. *(Essentials)*

Und das *Nanking-Lehrwerk* fügt hinzu:

These three points are selected for all kinds of epigastric pain appearing in different conditions.

Nach diesem Trio klafft quantitativ wie qualitativ eine Lücke. Die nächsten 3 Punkte finden nur noch in ca. zwei Dritteln der Arbeiten Anwendung, und auch das nur jeweils für eine spezielle Form: Bl20-Pishu und Bl21-Weishu für die „Stomach-Deficiency"-Form, und Le3-Taichong für die „Liver-Fire"-Form.

Zu den Hauptpunkten gehört weiterhin Mi4-Gongsun. Je nach Lehrwerk wird er als Hauptpunkt, Zusatzpunkt oder für die „Stomach-Deficiency"-Form verwendet, aber in zwei Fällen auch für „Liver Fire". Interessant ist, daß er bei Magenschmerzen häufiger angewandt wird als Mi6-Sanyinjiao. Letzterer findet hier zwar ebenfalls Anwendung, doch wird ihm eine ganz andere Rolle zugeschrieben:

Ni3-Taixi , the Yuan (Source) Point of the Kidney Channel, and Mi6-Sanyinjiao, the meeting point of the three yin channels of foot, **tonify the kidney in order to nourish stomach yin**. *(Nanking-Lehrwerk)*

Über Mi4-Gongsun hingegen heißt es:

Mi4-Gongsun, the Lo locus of Spleen meridian communicates with Chung-mo. (Chung is the sea of blood and is able to channel the flow of blood and break the effused blood). *(Current Acupuncture)*

Hier wird auf zwei Kriterien Bezug genommen. „Lo locus" meint: Luo-Punkt der Milz-Leitbahn, von dem aus der Theorie zufolge das Luo-Gefäß eine Verbindung zur Magen-Leitbahn herstellt. Der zweite Teil der Aussage bezieht sich auf Mi4-Gongsun als Confluent-Punkt der Chong-Leitbahn. Beides erweist sich hier als klinisch relevant.

Technik

Das *Outline* formuliert als Grundregel:

Generally, apply **mild** stimulation. Apply **stronger** stimulation during attack.

Applied Acupuncture äußert sich zu einer in der Praxis häufigen Frage: wie handhabt man einen Lagewechsel des Patienten während der Behandlung?

At first, **puncture the Shu points on back** with twirling the needle for a short time, and **then let the patient lie on his back** and puncture the following points.

Das ist in diesem Fall sicher sinnvoll, aber ansonsten jedenfalls kein Gesetz.

Schröpfköpfe sind auch bei Magenschmerzen sinnvoll, ebenso wie Moxibustion. Letztere wird häufig „indirekt" empfohlen:

Indirect moxibustion on Ren6-Qihai with ginger is the most suitable method to treat chronic gastric pain due to cold, as ginger and moxa together have the property of dispelling cold. *(Essentials)*

Hierbei wird ein Moxakegel auf eine (in der Regel getrocknete) Ingwerscheibe aufgeschichtet und glimmt von oben her ab. Eine Hautrötung wird angestrebt, doch soll die Hitze nicht unangenehm werden.

⚖ Diskussion

Bei Magenschmerzen, nervösen Magenbeschwerden und Ulcusneigung ist die Akupunktur eine bewährtes Verfahren mit guten Erfolgen.

Was die eingangs beschriebene Syndrom-Differenzierung der Magenbeschwerden betrifft, so halte ich sie hierzulande nur für beschränkt anwendbar, zumindest für diskussionsbedürftig. Sie spielt aber für die reale Therapie keine zentrale Rolle. Unabhängig von der Zuordnung zu den einzelnen Syndromen bieten die wichtigen Punkte der Tabelle eine gute therapeutische Grundlage.

Ich würde allerdings Ma25-Tianshu sowie zusätzlichen Oberbauchpunkten mehr Gewicht beimessen, als dies in der chinesischen Literatur der Fall ist.

Notizen

5.2 Diarrhoe

Terminologie

Die Mehrzahl der Werke behandelt das Beschwerdebild als „Diarrhea". Es besteht jedoch keine klare Abgrenzung zur „Enteritis" (die z. B. *Skill* explizit mit „Diarrhoe" gleichsetzt). Einige Arbeiten behandeln Enteritis und (bakterielle) Dysenterie gemeinsam, obwohl *ChinAcMox* schreibt:

It is essential to distinguish diarrhoea and dysentery.

Als einziges Werk befaßt sich *Knotty Diseases* mit „Chronic Ulcerative Colitis".

Der chinesische Ausdruck *xie xie* bedeutet „Durchfall". Die (unterschiedlichen) Schriftzeichen haben beide die Bedeutung „abfließen, dahinströmen". Eine weitere Bedeutung des ersten *xie* ist „Ableiten, Sedieren" als therapeutisches Grundprinzip (gegenüber *bu* = „Auffüllen, Tonisieren").

TCM-Krankheitslehre

Die TCM führt Durchfall auf eine Fehlfunktion von Milz und Magen zurück:

The causative factors are complicated, but functional disturbance of the spleen and stomach is inevitably involved pathogenetically. *(ChinAcMox)*

Generell wird nach „akutem" und „chronischem" Durchfall differenziert. Grundregel ist laut *Nanking-Lehrwerk*:

Acute diarrhea is considered an **excess** condition [...] Chronic diarrhea [...] is considered as a **deficient** condition.

Eine andere, sonst nirgendwo anzutreffende Sicht findet sich in *Applied Acupuncture*:

The **chronic** diarrhea belongs to [...] **coldness**, [...] the **acute** diarrhea largely belongs to [...] **heat**

Das *Nanking-Lehrwerk* spezifiziert:

Acute diarrhea is usually caused by injury of the spleen due to excessive damp or retention of food which produces damp [...]
Chronic diarrhea results from
(1) deficiency of the spleen, which disturbs the function of transportation and transformation and allows the production of damp;
(2) liver qi attacking an already deficient spleen;
(3) deficiency of kidney yang, which fails to assist the spleen in transporting and transforming food.

Die Mehrheit der Werke unterteilt geringfügig anders. Hier die *Essentials*:

(1) Acute diarrhea
  • Cold-damp
  • Damp-heat

(2) Chronic diarrhea
  • Xu (insufficiency) of yang of spleen
  • Xu (insufficiency) of yang of kidney

Die Ausführungen im *Nanking-Lehrwerk* zeigen, daß es der TCM-Pathogenese zufolge vor allem auf die Milz ankommt. Was aber, neben exzessivem Essen und fetten, rohen oder verdorbenen Speisen, schädigt sie konkret?

Diarrhoea may be caused by the six exogenous pathogenic factors, among which mostly by cold, dampness and summer heat. The spleen is in preference to dryness but dislikes dampness, which usually causes diarrhoea. *(ChinAcMox)*

Darunter kann auch die Niere leiden:

As time passes, spleen yang declines every day and damages kidney yang, which would decrease the spleen function of transformation further. *(Experiences)*

Für die einzelnen Formen von Durchfall nennen die *Essentials* neben Bauchschmerzen folgende Symptome:

• **Cold-damp:** Watery diarrhea [...] chilliness which responds to warmth, absence of thirst, pale tongue with white coating, deep and slow pulse.
• **Damp-heat:** Diarrhea with yellow, hot, loose and fetid stools [...] burning sensation in the anus, scanty brownish urine, yellow sticky coated tongue, rolling and rapid pulse. There may be fever and thirst.
• **Xu (insufficiency) of yang of spleen:** Loose stools with undigested food [...] anorexia, lassitude, thin whitish coated tongue, thready forceless pulse.
• **Xu (insufficiency) of yang of kidney:** [...] diarrhea once or several times each morning at dawn, chilliness in the abdomen and lower extremities, whitish coated tongue, deep forceless pulse.

Beschrieben werden hier durchweg schwerwiegende Krankheitsbilder. Die Fieberhaftigkeit der akuten Formen (erst recht der bei „cold damp" genannte Schüttelfrost) lassen auf ein infektiöses Geschehen schließen. Und der Zustand bei „insufficiency of spleen" mit Schwäche und Abmagerung sowie kraftlosem, fadenförmigem Puls erweckt nicht den Eindruck, als ob man es hier guten Gewissens bei einer Akupunkturbehandlung belassen könnte.

Ein Geschehen, das sich primär im Darm abspielt, war der TCM offenbar unvorstellbar. Zwar findet sich in einigen Arbeiten der Hinweis, daß auch psychische Einflüsse Durchfall hervorrufen oder verstärken können. In der klinischen Differentialdiagnose ist davon aber nirgends die Rede.

Diarrhoe: Akupunktur-Behandlung in 32 von 35 untersuchten Werken

Punkt	Kategorie	O	E	C	re	cu	cp	ca	ap	cn	co	sy	ma	na	ex	pr	kn	rh	sh	pe	pt	sk	zh	ce	cs	in	mi	tr	el	gu	hb	se	am	cl	ad	di	Ges.	Rang
Ma25-Tianshu	Mu-Di	●	●	●				○	●	●	●	●				●	●	●	●	●	●	●	●			●		●	●	●	●	●	●	●	●	●	29	1.
Ma36-Zusanli	5 LH-Magen		●	●	●		●	●	●	●		●				●	●	●	●	●	●	●	C			●	●		●	●	●	●	●	●	C	●	28	2.
Ren12-Zhongwan	: Mu-Magen Inf-Fu		●	●	●			●	○	●		○	○		C			●	●	●	○	●	C	C			●		○	●	●	C	●	C	C	●	24	3.
Ren4-Guanyuan	: Mu-Dünndarm		C	C	●	●				●		●		○		C	C	○	C	●	○	A	●	●			●			●	C	C	○	C	C	C	23	4.
Bl20-Pishu	BS-Milz	●	C	●					○			C		C	C	C	C		C	A	○	○	●	C			C		○	●	●	C	C	●	C	●	19	5.
Bl23-Shenshu	BS-Niere		C	C			●	●	○	●		C		C	C	C	C	●	C	C	○	○	C	C			C			C	C	C	C	●	C	C	18	6.
Ren6-Qihai			A	A								○		○		A	C	●	C	A	○	○	C	C			C			●	A	A	A	A		C	18	6.
Du4-Mingmen			C	C												A	C		C	C	A	○	C								C	C	C		C		17	8.
Di4-Hegu	Yuan		A	A			○				A		A		A	A		○			●	●	A				A			A	A	A	○	A		●	15	9.
Mi9-Yinlingquan	5		A	C							○		A		A	A	A				●	●	●	●			A			A	A	C	A	●		A	15	9.
Le13-Zhangmen	: Mu-Milz Inf-Zang		C	C	●			○							C		A			C	●	○	C	●		C	A			A	C	C	C	●	C	●	13	11.
Ma44-Neiting	2		A	A												A	A			A	●	A	A				A			A	A	A	A	A		A	12	12.
Di11-Quchi	5A																			A		○								A	A	○	○	A	A		11	13.
Ma37-Shangjuxu	LH-Dickdarm	●								○	●	●	○		●		●			●	A	●	●	A			●		●	A	●	C	C	●	A	●	10	15.
Bl25-Dachangshu	BS-Dickdarm		●				●	○									●	A		●	●	●	C	C							A	C	C	●		●	10	15.
Pe6-Neiguan	Luo Con-Yinwei	○			●				●					○		●				●	○	○									○	○				●	10	15.
Mi3-Taibai	3 Yuan		C	C												C		○		C	●		C	C		C		○		C	C	C	C				7	17.
Ni3-Taixi	3 Yuan		C	C											C					C			C							C	C	C					7	17.
Ren8-Shenque						●	●		●				●			C				●	●																7	17.
Mi4-Gongsun	Luo Con-Chong							○				●	○									○								C				A	A	A	6	20.
Bl21-Weishu	BS-Magen		C											○			C				○										C	A	A	A	C	●	5	21.
Du20-Baihui	:		C																		○											○					5	21.
Bl40-Weizhong	5 LH-Blase																				●	○										○		A	A	A	4	25.
Gb34-Yanglingquan	5 LH-Gb Inf-Sehnen							○		○										○	●													○	○	○	4	25.
Le3-Taichong	3 Yuan											○	●							C	●									○				○	○	○	4	25.
Mi6-Sanyinjiao	:									●																						○					3	26.
Du1-Changqiang	: Luo	○								○					●														○	○						○	3	26.
Du14-Dazhui	:	○																											○	○						○	3	26.
Ren11-Jianli	:														●						●												A	A		A	3	26.

● = Hauptpunkt; O = Zusatz- oder Symptompunkt; [A] = Akute Form; [C] = Chronische Form. **Je 2 Nennungen:** Ma34 (O, tr); Ma39 (cl, ad); Mi1 (ex, di); Bl18 (na, pe); Bl27 (se, cl); Bl32 (ca, ca); Bl33 (cp, ca); Le2 (na, di); Le14 (sy, di); E-Inner-Neiting (C, pe) – **Je 1 Nennung:** Di1 (na); Ma20 (na); Ma31 (tr); Mi5 (di); Dü1 (na); Bl22 (sy); Bl24 (zh); Ni7 (ex); Ni16 (cp); Pe3 (se); Ren9 (ex); Ren10 (kn); Ren13 (re); Ren21 (am); E-Jinjin/Yuye (di); E-Qizhou (re); E-Sifeng (co); E-Taiyang (di); E-Zhixie (ca).

Buchkürzel und Kategorien siehe Übersichten S. 12ff.

Relevanzkarte Diarrhoe

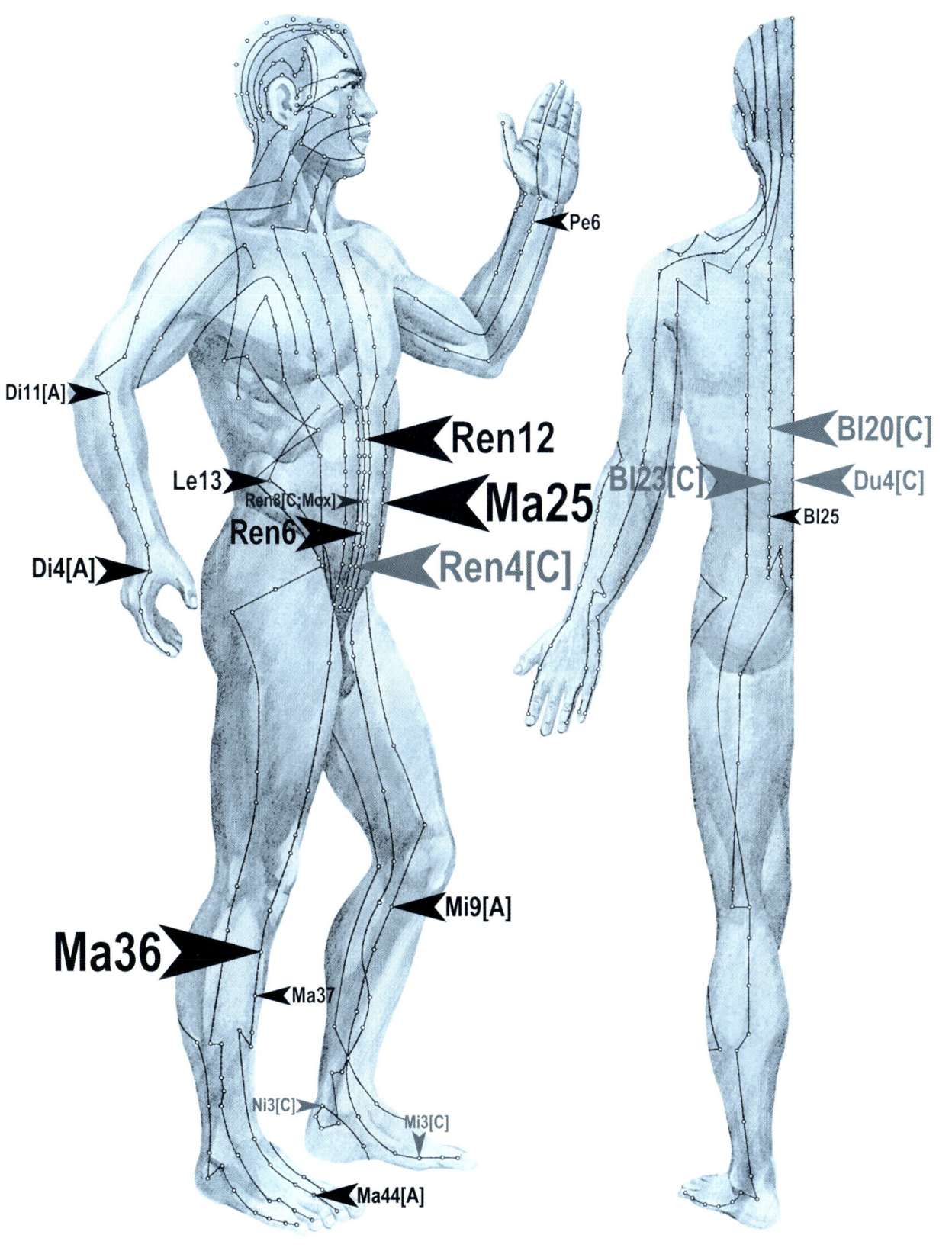

Di11[A]

Pe6

Di4[A]

Le13

Ren8[C;Mox]

Ren6

Ren12

Ma25

Ren4[C]

Bl20[C]

Bl23[C]

Du4[C]

Bl25

Ma36

Mi9[A]

Ma37

Ni3[C]

Mi3[C]

Ma44[A]

◉ Kriterien der Punktauswahl

Zwar zeigt sich bei den wichtigsten Punkten eine klare Übereinstimmung – aber anders, als es sich der Theorie nach erwarten ließe.

Diese nämlich betont bei der Pathogenese vor allem die Rolle der Milz: sie ist es, die der Theorie nach bei *allen* Formen die zentrale Rolle spielt. In der Therapie findet das keinen direkten Niederschlag. Von den drei unangefochtenen Hauptpunkten liegen zwei auf der Magen-Leitbahn und einer auf der Ren-Leitbahn („Konzeptions-Gefäß") – während Mi9-Yinlingquan als meistverwendeter Punkt der Milz-Leitbahn erst auf Rang 9 auftaucht.

Ähnliches zeigt ein Blick auf die den Punkten zugeschriebenen Funktionen. Von den drei Hauptpunkten stehen zwei in funktioneller Beziehung zum Magen, nämlich Ma36-Zusanli als Lower-He-Punkt und Ren12-Zhongwan als Mu-Punkt („Alarmpunkt") des Magens. Ma25-Tianshu als meistverwendeter Punkt ist Mu-Punkt des Dickdarms, Ren4-Guanyuan als vierter Punkt Mu-Punkt des Dünndarms. Erst an fünfter Stelle folgt mit Bl20-Pishu der Back-Shu-Punkt der Milz, und deren Mu-Punkt Le13-Zhangmen erreicht nur Rang 11.

Nach den drei Hauptpunkten folgen in der Tabelle drei weitere Punkte, die sämtlich für die chronischen Formen verwendet werden, nämlich Ren4-Guanyuan und Bl23-Shenshu (beide für den „Nieren-Schwäche"-Typ) und Bl20-Pishu (für den „Milz-Schwäche"-Typ). Das läßt darauf schließen, daß die Hauptpunkte primär auf die eigentliche Durchfall-Symptomatik wirken und als solche automatisch für die akute Diarrhoe im Vordergrund stehen. Ansonsten findet sich nämlich erst auf Rang 9 mit Di4-Hegu der erste Punkt, der speziell für eine der akuten Formen („damp-heat"-Typ) empfohlen wird.

Technik

Das *Outline* (wo das Krankheitsbild als „Acute Enteritis, Dysentery" behandelt wird) empfiehlt:

strong stimulation with deep puncturing.

In den *Essentials* heißt es:

For **cold-damp** type, apply needling with **even-movement** method and combined with moxibustion (or indirect moxibustion with ginger); for **damp-heat** type, apply needling with **reducing** method.

Apply needling with reinforcing method and combined with moxibustion in chronic cases.

ChinAcMox rät bei akuten Formen zur reduzierenden, also intensiven Stimulierung, und bei chronischen zur milden, tonisierenden Nadelung, zusammen mit Moxibustion. (Und wo der Nabel als Punkt genannt ist – Ren8-Shenque – ist natürlich nur Moxa erlaubt).

Experiences ist der Meinung:

Needling is preferable to the heat syndromes while moxibustion to the cold syndromes.

Auch bei Diarrhoe wird eine weit höhere Behandlungsfrequenz empfohlen, als im Westen (und inzwischen auch in China) üblich: im Akutfall bis zu 3 Sitzungen pro Tag.

⚖ Diskussion

Nur wenige Werke weisen wie das *Outline* darauf hin, daß bei starker Dehydratation die Akupunktur nicht ausreicht und Flüssigkeiten sowie Elektrolyte erforderlich sind. In der Praxis spielt das kaum eine Rolle: akuten Durchfall sieht man heute auch in China kaum einmal in der Akupunkturabteilung. Und gerade diejenigen Formen, bei denen ein Versuch mit Akupunktur sinnvoll ist, tauchen in den chinesischen Arbeiten so gut wie gar nicht auf: irritables Kolon, Morbus Crohn, Colitis ulcerosa.

Was nun die Therapie betrifft: wie ist die Diskrepanz zwischen Theorie (mit der „Milz" im Zentrum der Pathogenese) und der realen Praxis zu bewerten? Reicht der Hinweis auf den gemeinsamen Funktionskreis Milz/Magen, um die dem Magen zugeordneten Punkte automatisch als Ausdruck der Milz-Pathogenese zu betrachten?

Ich meine: die chinesische Praxis ist hier wieder einmal klüger als die Theorie. Vermutlich kommt es bei der erfolgreichen Therapie vor allem auf die Punkte im Bauchbereich an. Wenn ihnen die Theorie eine spezielle Funktion zuschreibt – um so besser. Ich sehe aber keinen Grund, warum man nicht Ren4-Guanyuan, Ren6-Qihai und weitere Bauchpunkte generell einsetzen sollte, zusammen mit Ma36-Zusanli und Mi9-Yinlingquan als bewährten Distalpunkten.

Notizen

5.3 Obstipation

Terminologie

Das Beschwerdebild wird ausnahmslos als „Constipation" bezeichnet, gelegentlich präzisiert als „Habitual Constipation" oder eingeschränkt auf „Senile Constipation". *Clinical Practice* verbindet „Diarrhoea and Constipation" (mit identischer Therapie).

Das chinesische *bian bi* bedeutet „Stuhl-Stauung".

TCM-Krankheitslehre

Von „Obstipation" wird in China oft schon gesprochen, wenn der Stuhlgang nicht mindestens alle zwei Tage erfolgt:

Constipation is defined as the difficulty of bowel movement or failure to pass stool for over 48 hours. *(Zhenjiuology)*

Andere Autoren sind großzügiger:

Infrequent and difficult defecation from every three to five days, or even longer. *(Handbook)*

Wichtig sind jedoch beide Komponenten: a) zu seltene, b) erschwerte Entleerung.

Meist wird nach 4 Formen differenziert, wie beispielsweise in *Clinical Acupuncture*:

1. Constipation due to **Heat**
   Constitutional excess of Yang and indulgence in spicy food and alcohol may consume body fluid, leading to dryness of the intestine, causing constipation.
2. Constipation due to **Qi Stagnation**
   Emotional depression or lack of physical movement can cause qi stagnation, impairing the transmitting function of the large intestine. [...]
3. Constipation due to **Deficiency of Qi and Blood**
   Internal injury by overstrain or after illness or delivery may lead to a deficiency of qi and blood. Qi deficiency results in weakness of the large intestine in transmission, while blood deficiency leads to a failure of the large intestine in being moistened, causing constipation.
4. Constipation due to **Cold**
   Constitutional debility and senile decay result in deficiency of Yang qi of the Lower Jiao, which can no longer warm the intestine, causing a retention of Yin cold. Consequently the Yang qi is obstructed and body fluid fails in distribution. Difficulty of the large intestine in transmission leads to constipation.

Eine Reihe von Arbeiten faßt die Formen (1) und (2) als *„Excess"-Typ* zusammen, und die Formen (3) und (4) als *„Deficiency"-Typ*:

The **excess** type of constipation is usually caused by retention of heat and stagnation of qi, while the **deficiency** type results from deficiency of qi and blood and stagnation of yin cold. *(Nanking-Lehrwerk)*

Fast alle Arbeiten weisen bei Form (1) auf falsche Ernährung als möglichen Auslöser hin. Im Westen denkt man da zuerst an Süßigkeiten; diese aber werden in keinem der Werke erwähnt. Neben den scharf gewürzten werden lediglich die fetten Speisen genannt (obwohl diese ebenso zum Durchfall führen können):

peppery or greasy food, causing accumulation of heat in the stomach and intestines. *(Miracle)*

Weitere Symptome von Form (1) sind:

Fever, irritability, thirst, foul breath, reddened tongue with yellow and dry coating, taut and rapid pulse.
(Advanced Textbook)

Bei Form (2) werden auch emotionale Auslöser genannt. Daß die Art der Emotionen genannt wird, ist jedoch eine Ausnahme:

Emotional factors, such as **anxiety and depression** [...] can cause stagnation of qi, impairing the transmitting function of the large intestine. *(ChinAcMox)*

Zusätzliche Symptome dieser Form sind

distending pain in the abdomen involving also the hypochondrium, frequent belching, bitter taste, dizziness, poor appetite, thin greasy tongue coating, and thready pulse. *(Peking-Acupuncture)*

Typ (3) zeigt die TCM-Vorstellung von der Darmpassage: diese benötigt eine aktive „Befeuchtung" des Darmes durch die Körperflüssigkeiten. Wenn das wegen „Blut-Mangel" unterbleibt, kommt es zur Obstipation. – Bei dieser Form gibt es ausgeprägte Allgemeinsymptome:

Pale and lustreless complexion, lips and nails, dizziness and palpitation, lassitude, shortness of breath, pale tongue with thin coating, thready and weak pulse. *(ChinAcMox)*

Typ (4) ist als „Kälte"-Typ vor allem durch die Temperaturempfindung gekennzeichnet:

Abdominal pain with a cold sensation [...], a pale complexion, clear urine in large amounts, cold limbs, preference for warmth, aversion to cold, a pale tongue with white coating, and a deep, slow pulse.
(Nanking-Lehrwerk)

Auch für China erscheint es fraglich, ob man solche Krankheitsbilder ausschließlich mit Akupunktur behandeln würde. Der im Westen häufigste Typus – mit Darmträgheit aufgrund von Bewegungsmangel und falscher Ernährung, aber ohne Fieber, Benommenheit oder Atemnot – findet sich in den dargestellten Formen nur unzureichend beschrieben.

Obstipation: Akupunktur-Behandlung in 23 von 35 untersuchten Werken

Punkt	Kategorie	O	E	C	r	re	cu	cp	ca	ap	cn	co	sy	ma	na	ex	pr	kn	rh	sh	pe	pt	sk	zh	ce	cs	in	mi	tr	el	gu	hb	se	am	cl	ad	di	Ges.	Rang
Bl25-Dachangshu	BS-Dickdarm			●				●		●						–	●	–		●	●	●		●	●	●	●	●			●	●	●	●	–	●	–	20	1.
Sj6-Zhigou	4			●					●		●					●	●	–		●	+	●							+		●	●	●	+	●	●		18	2.
Ma25-Tianshu	Mu-Dickdarm			●							●					●	●	–		●	●	●		–		●			+		●	●	●	●	●	●	●	17	3.
Ma37-Shangjuxu	LH-Dickdarm															●	●			●	+	●		+							●	●	●	+	●	+	+	14	4.
Bl20-Pishu	BS-Milz			–												–	–	–		–	–	–		–		–		–			–	–	–	–	–	–	–	18	(2.)
Ren6-Qihai		○		–					○		○					–	–	–		–	●	–									–	–	–	–	●	–	●	18	(2.)
Bl21-Weishu	BS-Magen			–							●					–	–	–		–	–	–				–		–			–	–	–	–	–	–	–	15	7.
Di4-Hegu	Yuan			+										+		+	+			+	+	+			+	+		+	+		+	+	+	+	+	+	+	15	7.
Di11-Quchi	5+			+										+		+	+			+	+	+			+	+		+	+		+	+	+	+	+	+	+	13	10.
Ren12-Zhongwan	: Mu-Magen Inf-Fu			+										+		+	+			+	+	+			+	+		+			+	+	+		+	+	+	13	10.
Ren8-Shenque				–			●							–		–					–	–									–	–	–		–			12	11.
Ma36-Zusanli	5 LH-Magen			–			●							+		+	+			+	–	+		–							+	+	+	●	+			11	12.
Le2-Xingjian	2-																	–						–							+	+			+		+	11	12.
Ni6-Zhaohai	: Con-Yinqiao			●																	–			–		●						●	+				–	8	15.
Ren4-Guanyuan	: Mu-Dünndarm							●										–						–												●		8	15.
Gb34-Yanglingquan	5 LH-Gb Inf-Sehnen								●		●						+	–			+										+		+		+	●	+	6	15.
Bl23-Shenshu	BS-Niere																	–			–								–		–			–	–		–	5	17.
Ma44-Neiting	2																				+	+							+		+		+	+	+	+		4	20.
Mi6-Sanyinjiao	:																																	–	–			4	20.
Le3-Taichong	3 Yuan			+																						+						+				+		4	20.
Du1-Changqiang	: Luo										●			○		○					○								●									4	20.
Mi14-Fujie																					+	+							+								+	3	22.
Du20-Baihui	:													○		○					○								–									3	22.
Bl32-Ciliao									●															–														2	24.

● = Hauptpunkt; ○ = Zusatz- oder Symptompunkt; [+] = „Fülle"-Form (Shí); [–] = „Mangel"-Form (Xū). **Je 1 Nennung:** Mi15 (ex); Bl24 (zh); Bl26 (dli); Bl27 (ap); Bl33 (cp); Bl57 (dli); Ni16 (cp); Ren5 (dli).
Buchkürzel und Kategorien siehe Übersichten S. 12ff.

Relevanzkarte Obstipation

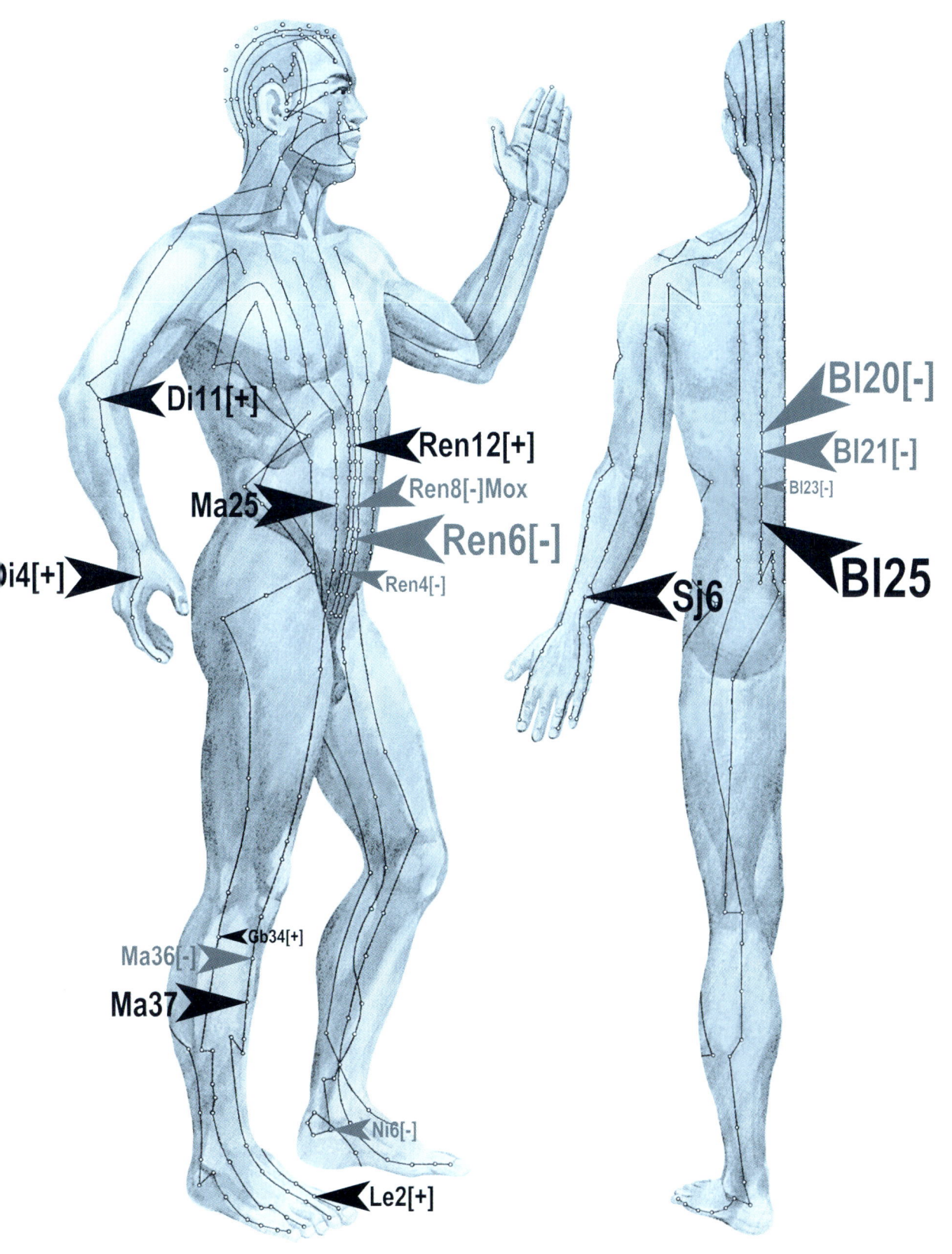

⬤ Anmerkungen zur Punktauswahl

In der Tabelle wurde auf Rang (3) und (4) von der Regel abgegangen, die Punkte entsprechend der Gesamthäufigkeit ihrer Nennungen einzustufen. Denn Bl20-Pishu und Ren6-Qihai werden zwar häufiger genannt, aber fast ausschließlich für die „Deficiency"-Form. Ma25-Tianshu und Ma37-Shangjuxu erhalten etwas weniger Nennungen, jedoch überwiegend als Hauptpunkte für alle Formen.

Die gemeinsame Anwendung von Bl25-Dachangshu und Ma25-Tianshu entspricht der Regel „Kombination von Back-Shu-Punkten und Front-Mu-Punkten". Was Ma36-Zusanli und Ma37-Shangjuxu betrifft, so hält *Clinical Acupuncture* beide für gleich wichtig:

Ma37-Shangjuxu, the Lower He-(Sea) point of the large intestine, may be selected to regulate the qi of the large intestine. Ma36-Zusanli, the He-(Sea) point of the stomach meridian, is a common point for treating diseases of the stomach and the intestine.

Die Mehrzahl der Arbeiten bewertet jedoch die Eigenschaft von Ma37-Shangjuxu als „Lower-He-Punkt des Dickdarms" höher.

Interessant ist die außerordentlich hohe Einschätzung von Sj6-Zhigou für die Behandlung der Obstipation. *ChinAcMox* erklärt dazu:

Sj6-Zhigou combined with Ni6-Zhaohai is a principal point in treating constipation.

Das stellt zwar den Sachverhalt fest, begründet ihn aber nicht. Warum wirkt ausgerechnet dieser Unterarmpunkt auf den Dickdarm, nicht aber sein Nachbar Sj5-Waiguan? *Peking-Acupuncture* meint dazu:

Sj6-Zhigou, the Jing-river point of the sanjiao channel, is used to regulate the Qi mechanism of the Sanjiao.

Wirklich schlüssig ist das nicht. Warum, wenn eine solche Beziehung besteht, wird keinem anderen Punkt der Sanjiao-Leitbahn eine Wirkung auf den Darm zugeschrieben?

Die Antwort gibt *Applied Acupuncture*:

It was recorded early in ancient Chinese traditional medicine, for example, in »Compendium of Medicine«: „Constipation can be treated by puncturing Sj6-Zhigou and Ni6-Zhaohai in depth of 0.5 cun".

Dieses „Compendium of Medicine" *(yi xue gang mu)* ist zwar ein Klassiker, aber keiner der ganz alten: es erschien 1565. Trotzdem hatte es offenbar genug Autorität, um seiner Empfehlung bis heute Gewicht zu verleihen. Jedenfalls zur Hälfte: die Chinesen befolgen die Empfehlung aus dem „Compendium" vor allem im Blick auf Sj6-Zhigou; Ni6-Zhaohai hingegen wird weitaus weniger angewandt.

Technik

ChinAcMox schreibt salomonisch:

For the excess condition the reducing method is applied to eliminate the heat, moisten the intestine, and remove the stagnation of qi, while for deficiency condition, the reinforcing method is used to reinforce qi and nourish blood, and moisten the intestines for defecation. Constipation due to cold can be relieved by moxibustion to warm the fu organ for defecation.

Das „Befeuchten der Eingeweide" erreichen demzufolge beide Formen der Stimulierung.

⚖ Diskussion

Noch einmal zur Verwendung von Sj6-Zhigou: muß man eigentlich alles für richtig halten, was in einem „Klassiker" steht?

Natürlich nicht – bloß ist es im heutigen China selten geworden, daß jemand das offen ausspricht. Bemerkenswerterweise ist es hier aber der Fall. *Sun Xue Quan*, der Autor von *Applied Acupuncture*, sagt über die Rolle von Sj6-Zhigou im „Compendium of Medicine":

On basis of clinical practice, author considers: puncturing Bl25-Dachangshu, Bl27-Xiaochangshu and Ma36-Zusanli as well as the positive points can obtain better therapeutic effect than puncturing Sj6-Zhigou and Ni6-Zhaohai in treatment of this disease, because Bl25-Dachangshu and Bl27-Xiaochangshu can directly regulate the vital energy of large and small intestines so as to treat dryness and promote defecation; Ma36-Zusanli can expel accumulated heat evil so as to soften bard and promote defecation; Cupping the positive reactive points can warm abdominal organs and strengthen their function so as to promote defecation.

Bei der Einschätzung von Sj6-Zhigou stimme ich ihm zu: solange hier keine verläßliche Vergleichsstudie vorliegt, würde ich die Hochschätzung dieses Punktes im *Yi Xue Gang Mu* auf ein Mißverständnis, vielleicht sogar einen Schreibfehler zurückführen. Bei den genannten Alternativen würde ich die Prioritäten anders setzen: die Rückenpunkte, die Sun Xue Quan empfiehlt, halte ich nicht für entscheidend, schon gar nicht zusätzlich zu Bl20-Pishu und Bl21-Weishu. Allerdings liegen die „positive reactive points" (also die Ahshi-Punkte) vor allem im Bauchbereich. Dieser Bereich scheint mir in der Tabelle unterbewertet; ich würde außer Ma25-Tianshu in der Regel die kranial und kaudal davon liegenden Punkte zusätzlich nadeln.

Notizen

5.4 Hämorrhoiden

Terminologie

Das Beschwerdebild wird nahezu einheitlich unter der Bezeichnung „Hemorrhoids" abgehandelt. Nur *Research* faßt es mit der Indikation „Analprolaps" unter der Überschrift „Archoptosis and Hemorrhoids" zusammen. Chinesische Bezeichnung ist *zhi* bzw. *zhi chuang*.

TCM-Krankheitslehre

In vielen Arbeiten findet sich wie in *Skill* die schulmedizinische Einteilung von Hämorrhoiden in

the internal, the external and the mixed types.

Das *Dictionary* führt sie zurück auf

long-term sitting or standing, improper diet, protracted dysentery, diarrhea and constipation, or over-tiredness, pregnancy and labor.

Das Beschwerdebild findet sich schon im *Huangdi Neijing*:

Hemorrhoids had been described early in the chapter »Relation between Vital Energy and Heaven« of »Familiar Conversation«: „Over eating causes scattering of circulation, thus bleeding from intestine, called hemorrhoid." External and internal hemorrhoids had been early classified in the Chinese traditional medical books. *(Applied Acupuncture)*

Trotzdem unternimmt nur eine Minderheit der Arbeiten eine Darstellung in den Kategorien der TCM. Das *Dictionary* differenziert klinisch in

hemorrhoid due to **damp-heat pathogen**, and hemorrhoid due to **qi-deficiency**.

Unterschiedliche Auslöser führen dabei zu unterschiedlichen Formen:

Eating too much acrid and pungent food gives rise to the **accumulation of dampness and heat** in the intestines and stomach,
    or standing, sitting or walking for a long time, chronic dysentery, or constipation causes **stagnation of qi and blood** in the rectum. *(Advanced Textbook)*

Dieses „stagnation of qi and blood" ist nicht mit dem obigen „qi-deficiency" zu verwechseln; im Gegensatz zu diesem führt es zu einem Fülle-Zustand, der abgeleitet werden muß.

In anderen Arbeiten wird statt „Stagnation" vom „Absinken des Qi" gesprochen. Für die beiden wichtigsten Formen werden folgende Symptome angegeben:

- **Damp-heat** [...] accompanied by feverish sensation in the anus, permeating fluid, constipation, thirst, red tongue proper, and rapid pulse.
- **Sinking of qi** [...] pallor complexion, shortness of breath, reluctant speech, poor appetite, poor energy, prolapse of swollen veins, pale tongue proper, and weak thready pulse [...] poor body constitution and repeated hemorrhoids attack. *(Guide-Book)*

Hierbei deutet das zweite Bild – mit Blässe, Kraftlosigkeit, verlangsamtem Sprechen – auf einen tief geschwächten Allgemeinzustand hin. Was die Therapie betrifft, so findet sich nur bei wenigen Arbeiten für die verschiedenen Formen auch eine unterschiedliche Punktauswahl. In der Tabelle wird daher auf eine Unterteilung verzichtet.

Hämorrhoiden: Akupunktur-Behandlung in 18 von 35 untersuchten Werken

Punkt	Kategorie	O	E	C	re	cu	cp	ca	ap	cn	co	sy	ma	na	ex	pr	kn	rh	sh	pt	pe	sk	zh	ce	cs	in	mi	tr	el	gu	hb	se	am	cl	ad	di	Ges.	Rang
Bl57-Chengshan		●			●	●		●	●	●												●	●		●				●	●	●	●			●	●	18	1.
Du1-Changqiang	: Luo	●			●	●		●	●	●												●	●		●				●		●	●			●	●	16	2.
Extr-Erbai				●	●	●																○	●			●		○	○			●			●	●	10	3.
Bl30-Baihuanshu		●				●		●													●	●	●				●		●	●		●					8	4.
Bl32-Ciliao		●						●	●												●		●		●		●									●	8	4.
Bl25-Dachangshu	BS-Dickdarm	○						○													●						○	○	○			○			○		7	6.
Du20-Baihui	:						●																					○	○	●					○		6	7.
Lu6-Kongzui	Xi																				●	○	●							●							3	10.
Bl35-Huiyang																					●		●			●				●						●	3	10.
Ren6-Qihai																					●				○					●							3	10.
Di4-Hegu	Yuan																				●									●							2	15.
Di11-Quchi	5+																				●									●							2	15.
Mi5-Shangqiu	4-																				○									○							2	15.
Bl26-Guanyuanshu																							●													●	2	15.
Bl46-Geguan																							●													●	2	15.
Pe4-Ximen	Xi																				●									●							2	15.
Sj6-Zhigou	4	○																										○									2	15.
Extr-Shiqizhui																					○									○							2	15.

● = Hauptpunkt; ○ = Zusatz- oder Symptompunkt

Je 1 Nennung: Ma25 (se); Ma36 (cs); Mi6 (cn); Mi10 (se); Bl24 (se); Bl54 (se); Le3 (el); Du3 (el); Ren1 (cn); Ren8 (zh); Ren12 (cs); E-Qiangxia (re).

Buchkürzel und Kategorien siehe Übersichten S. 12ff.

Relevanzkarte Hämorrhoiden

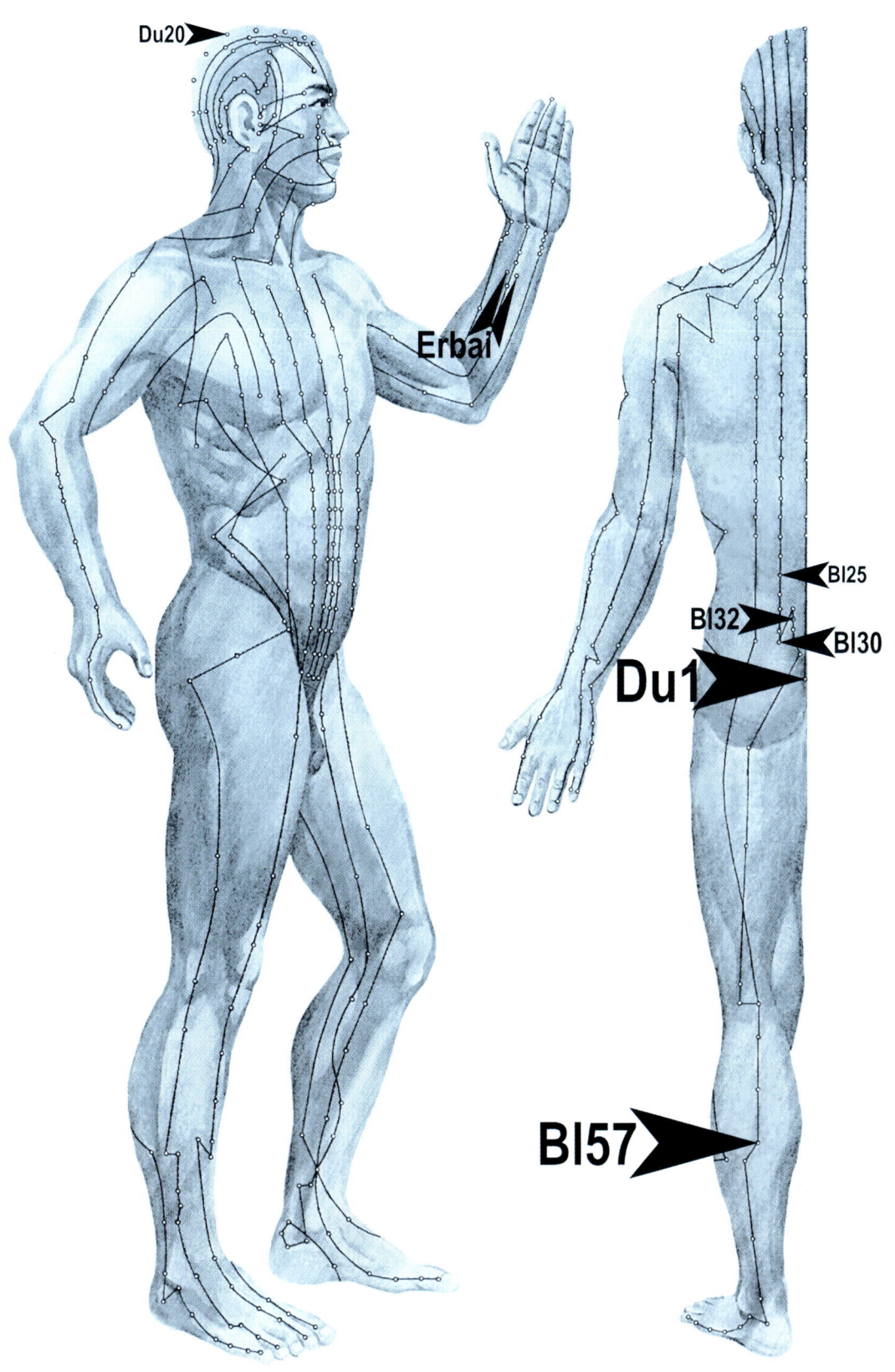

⬤ Anmerkungen zur Punktauswahl

Im Blick auf die beiden Hauptpunkte zeigt sich eine bemerkenswerte Übereinstimmung. Daß ein Punkt von *allen* Werken verwendet wird, wie hier Bl57-Chengshan, findet sich bei den in diesem Buch untersuchten Indikationen nur in wenigen Fällen.

Von den 7 Hauptpunkten (also allen, die mehr als 3 Nennungen erhalten) gehören 4 der Blasen-Leitbahn an. Natürlich stellt sich die Frage: worauf ist hier die überragende Rolle der Blasen-Leitbahn zurückzuführen? Und was qualifiziert gerade den distal gelegenen Bl57-Chengshan zum scheinbar wichtigsten Punkt bei der Behandlung von Hämorrhoiden?

Advanced Textbook begründet das so:

Since a branch of the Bladder Meridian passes the anus, Bl57-Chengshan and Bl25-Dachangshu along the meridian are used to promote the flow of qi and blood in the meridian, disperse heat and stagnation; Du1-Changqiang promotes the flow of local qi and blood; Erbai is an effective point for treating hemorrhoid; and Du20-Baihui helps promote the flow of yang-qi.

Daß „ein Zweig der Blasen-Leitbahn den Anus passiert", geht auf allerhöchste TCM-Autorität zurück. Seinen Ausgang nimmt dieser Zweig (einer der *shi er jing bie* = „12 divergent channels") gemäß dem *Huangdi Neijing Lingshu* von der „Mitte der Kniekehle". Allerdings würde das eher den Einsatz von Bl40-Weizhong nahelegen. Warum hier dennoch Bl57-Chengshan der eindeutige Favorit ist, geht aus den Texten nicht hervor.

Daß 2 der 7 Hauptpunkte auf der Du-Leitbahn liegen, erstaunt nicht, da diese Leitbahn im Bereich des Anus ihren Ausgang nimmt. Allerdings ist nicht schlüssig, weshalb die anderen Punkte in der Nähe des Anus überhaupt keine Rolle spielen. Bei der allgemeinen Beschreibung etwa von Du2-Yaoshu oder Ren1-Huiyin wird nämlich für beide Punkte ebenfalls die Behandlung von Hämorrhoiden als Indikation genannt. Aber im Praxisteil tauchen sie bei denselben Indikationen kaum oder gar nicht auf.

Seltsam auch der Einsatz von Erbai (Ex-UE-2). Dieser Doppelpunkt liegt 4 cun proximal der inneren Handgelenkfalte, beidseits der Sehne des M. flexor carpi radialis. Er ist keiner der neugefundenen Punkte, aber auch kein ganz alter: erstmals wird er in einem 1329 erschienenen Buch erwähnt. Die ihm zugesprochene Wirkung erstreckt sich ausdrücklich auf Hämorrhoiden und Analprolaps. Doch sind, wie die Tabelle zeigt, nicht alle chinesischen Autoren von dieser Wirkung überzeugt.

Festzuhalten ist im übrigen, daß der Dickdarm-Leitbahn bei der Therapie von Hämorrhoiden keinerlei Bedeutung beigemessen wird.

Technik

Fast ausnahmslos wird intensive Stimulierung („reducing manipulation") empfohlen.

⚖ Diskussion

Die inneren Verläufe der Leitbahnen gehen wie gesagt direkt auf das Huangdi Neijing zurück und gehören zum theoretischen Kernbestand der chinesischen Akupunkturbücher. Trotzdem wird man aus heutiger Sicht vieles davon für hochspekulativ halten dürfen. Das gilt auch für die „12 diverging channels".

Was nun die Behandlung der Hämorrhoiden betrifft, so basieren die Therapiekonzepte offenbar zum großen Teil auf dieser Verbindung der Blasen-Leitbahn mit dem Anus. Andererseits ist in der gesamten Syndrom-Differenzierung des Beschwerdebildes von einem Mangelzustand der Blasen-Leitbahn nirgends die Rede. Daher würde ich eher dazu neigen, die Rolle der Blasen-Leitbahn geringer und die Lokalpunkte in der Analgegend stärker zu betonen, als die chinesischen Arbeiten dies tun.

An die Wirkung von Extr-Erbai bei Hämorrhoiden zu glauben, fällt mir schwer (ebenso wie auch vielen der chinesischen Autoren). Selbst wenn sich das heute nicht mehr nachweisen läßt: eher halte ich es für wahrscheinlich, daß diese dem Punkt zugeschriebene Fähigkeit durch ein Mißverständnis oder als Folge eines Schreibfehlers überliefert wurde. Und sogar wenn nicht – auch im alten China soll es ja gelegentlich vorgekommen sein, daß sich jemand geirrt hat.

Notizen

6 ▶ HNO

6.1 Halsentzündung / Heiserkeit

Terminologie

Der chinesische Ausdruck *yan hou zhong tong* ist klinisch beschreibend und bedeutet „Schwellung und Schmerz in der Kehle". Vielfältig wie dessen Auslöser sind auch die Bezeichnungen in den chinesischen Arbeiten: etwa zu gleichen Teilen „Sore Throat", „Pharyngitis, Laryngitis" und „Tonsillitis". Letztere werden teils gemeinsam, teils getrennt abgehandelt. „Sore Throat" umfaßt in der Regel alle Formen, so daß nur in Ausnahmen ein Kapitel „Pharyngolaryngitis" hinzutritt.

TCM-Krankheitslehre

Das *Guide-Book* macht zunächst den Zusammenhang zwischen den Formen klar:

Sore throat [...] is similar to pharyngitis, laryngitis, and acute or chronic tonsillitis in modern medicine.

Unterteilt wird mehrheitlich in:

- Shi type: Invasion of laryngopharynx by exogenous pathogenic wind-heat, or flaring up of the accumulated heat of the Lung Channel and the Stomach Channel.
- Xu type: Flaring up of Xu fire due to insufficiency of yin of the kidney. *(Essentials)*

Im Prinzip besteht das erstgenannte „Wind-Heat" aus zwei Teilen, nämlich „Wind" und „Hitze". Was jedoch den Aspekt „Entzündung" betrifft, so drückt dieser im deutschen Sprachgebrauch (bzw. englisch „inflammation") nicht anders als im Chinesischen aus, daß es sich um ein Zeichen von „Hitze" handelt. Das kann von außen ausgelöst sein, aber auch von innen, und zwar bei einem Fülle-Zustand ebenso wie bei Yin-Schwäche. Daher unterteilen viele Werke den *Shi*-Typ („Fülle"), so daß im Ergebnis nach 3 Formen differenziert wird:

(1) Wind-heat
(2) Excess Heat
(3) Deficiency Heat.
   (Clinical Acupuncture)

Dabei meint „Wind" die exogenen Auslöser, „Excess" und „Deficiency" die endogenen. „Deficiency" bezieht sich konkret – wie oben beim Xu-Typ beschrieben – auf das Nieren-Yin.

Als Symptome nennt *Essentials*:

- Shi type: Abrupt onset with a chill, fever and headache, congested and sore throat, thirst, constipation, red tongue with thin yellow coating, superficial rapid pulse.

- Xu type: Gradual onset without fever or with low fever, intermittent sore throat, dryness of the throat which usually becomes aggravated by night, feverish sensation in palms and soles, uncoated red tongue, thready rapid pulse.

Mit anderen Worten: auch hier ist in der Regel die **akute** Form *Shi = Excess*, die **chronische** *Xu = Deficiency*.

ChinAcMox gibt in seiner Analyse ein schönes Beispiel für das pathogenetische Denken der TCM und die darauf beruhende Diagnostik. Hier zunächst die „Fülle"-Symptome:

Exogenous pathogenic wind heat invades the exterior portion of the body, leading to chills, fever and headache.

After having been transmitted to the lung system the pathogenic wind heat causes sore throat and dysphagia.

The lung is exteriorly-interiorly related with the large intestine. Since the pathogenic heat consumes the body fluid, there are symptoms of thirst and constipation.

Was aber, so könnte man fragen, tut beim „Deficiency"-Typ eigentlich die „Niere"? Das beantwortet *ChinAcMox* wie folgt:

The Kidney Meridian of Foot-Shaoyin travels to the throat. Because the kidney yin is insufficient to run up to moisten the throat, the throat is slightly congested with mild pain on and off and with dryness more marked at night.

Hier zeigt sich, daß die postulierten inneren Verläufe der Leitbahnen für das pathogenetische Denken der TCM viel größere Bedeutung haben, als das in den meisten westlichen Büchern zum Ausdruck kommt. Und was in diesen Leitbahnen fließt, ist *materielle Substanz*, hier also von der Niere gebildete Flüssigkeit, die über die Nieren-Leitbahn nach oben steigt und „die Kehle befeuchtet". Dies zeigt einmal mehr, daß die westliche Auffassung, derzufolge die „Meridiane" quasi körperlose Verbindungslinien wären, in denen eine ebenso körperlose „Energie" fließt, den Vorstellungen der TCM nicht gerecht wird. (Wie weit sich deren Vorstellungen mit den Gegebenheiten von Anatomie und Physiologie in Einklang bringen lassen, steht auf einem anderen Blatt.)

Halsentzündung: Akupunktur-Behandlung in 29 von 35 untersuchten Werken

Punkt	Kategorie	O	E	C	re	cu	cp	ca	ap	cn	co	sy	ma	na	ex	pr	kn	rh	sh	pe	pt	sk	zh	ce	cs	in	mi	tr	el	gu	hb	se	am	cl	ad	di	Ges.	Rang
Di4-Hegu	Yuan	●	+	+	●	O	●	●	O	●		O	●	+		+		●		●	●	●	+				+		●	●	+	●	●	●	+	+	27	1.
Lu11-Shaoshang	1	●	+	+	●	●							O	+	+	+		●		●	●	●	+				+		●	●	+	●	+	●	+	+	25	2.
Di11-Quchi	5+	O			●	O		O	O	O		O	O	O	+	+		O	+	+	+	O						O		+		O	+	+	+	+	18	3.
Ma44-Neiting	2	O	+	+		O		●	●	●			●	O		+					O							●			+	+	+	+	+	+	16	4.
Lu10-Yuji	2	–	–	–										–	+	–			–	–							–		●	–	–	●	+	–	–	–		15	5.
Ni6-Zhaohai	: Con-Yinqiao	–	–										–			–			–	–			–						●	–	–	●	●	–	–	–		15	5.
Ni3-Taixi	3 Yuan	–	–										–			–			–	–			–				–			–	–	–	–	●	–	–	–	13	7.
Lu5-Chize	5-	●	+	+									+	+					+	+	●	●					+			+	+		O	●	+	+	+	11	8.
Dü17-Tianrong		●	+	+	●	●							●			+					●	●					+	●		+	+		+					10	9.
Lu7-Lieque	Luo Con-Ren		–	–									O			–			+	+							+		●	+	–	●					8	10.
Du14-Dazhui	:							O	O		O		O					O	O	O		O								O	O		O		+		8	10.
Ren22-Tiantu	:			–				O	O		O		O								O								●				●				+	7	12.
Ren23-Lianquan	:				●																●								●			–						7	12.
Gb20-Fengchi	:													+						+			+					●		+		+	+	+			6	14.
Di1-Shangyang	1																				●		+									+	+				4	15.
Di18-Futu			–																												–	●					4	15.
Ma43-Xiangu	3												●							+							+			+			+	+			4	15.
Sj1-Guanchong	1																			+							+			+				+			4	15.
Dü1-Shaoze	1						O																									O					3	20.
Extr-Taiyang																				O										O		O					3	20.

● = Hauptpunkt; O = Zusatz- oder Symptompunkt; [+] = „Fülle"-Form (Shí); [–] = „Mangel"-Form (Xū).

Je 2 Nennungen: Di2 (se, di); Ma6 (cn, sk); Ma9 (pt, am); Ma40 (na, di); Bl10 (sy, zh); Sj6 (pe, gu); E-Biantaoti (ca, se); E-Jinjin (pe, gu); E-Yuye (pe, gu). – **Je 1 Nennung:** Lu1 (cp); Lu9 (pt; Di3 (se); Di17 (se); Di19 (se); Di20 (se); Ma5 (se); Ma36 (el); He5 (se); He8 (na); Bl13 (se); Ni7 (cl); Pe5 (se); Pe9 (pt); SJ5 (se); Le3 (se); Le3 (se); Du23 (se); Ren21 (se).

Buchkürzel und Kategorien siehe Übersichten S. 12ff.

Relevanzkarte Halsentzündung

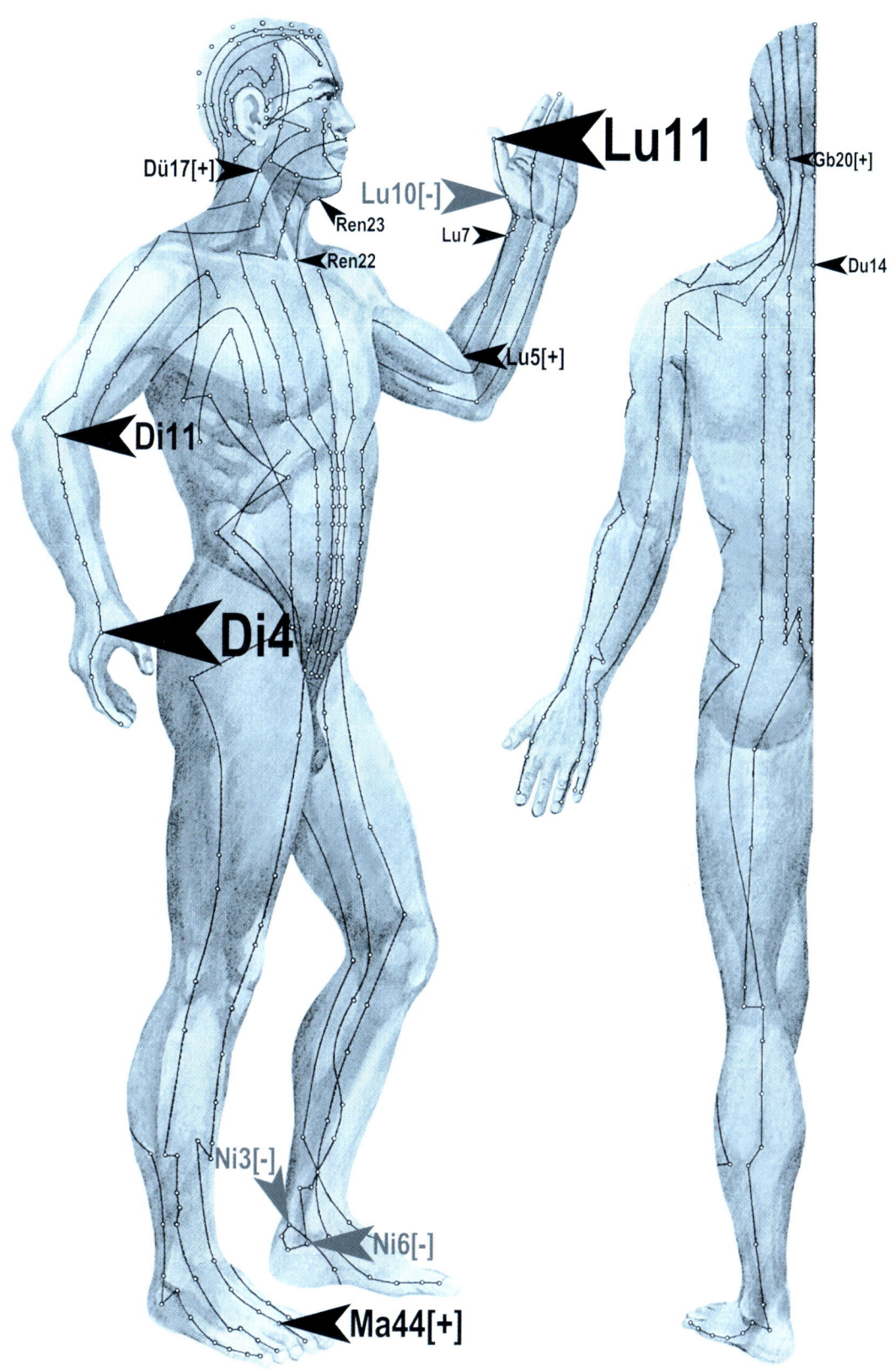

Dü17[+]
Ren23
Ren22
Lu10[-]
Lu7
Lu11
Lu5[+]
Gb20[+]
Du14
Di11
Di4
Ni3[-]
Ni6[-]
Ma44[+]

⬤ Anmerkungen zur Punktauswahl

In völliger Verkennung der realen Schwerpunkte schreibt das *Outline*:

Points on the neck are the main points, which should be combined with distal points.

In Wirklichkeit hat die Indikation „Halsentzündung" eine Sonderstellung: das Krankheitsbild ist zwar eindeutig lokalisiert; trotzdem spielen Lokalpunkte kaum eine Rolle. Die am Hals gelegenen Dü17-Tianrong, Ren22-Tiantu und Ren23-Lianquan sind mit 10 bzw. 7 Nennungen zweitrangig. Die wichtigsten Punkte sind distale Leitbahnpunkte: Di4-Hegu, Di11-Quchi, Ma44-Neiting.

Doch lassen sich diese Punkte auch aus den ihnen zugeschriebenen Eigenschaften erklären:

Di4-Hegu, Di11-Quchi and Ma44-Neiting are used to eliminate heat in the Stomach Meridian. *(Advanced Textbook)*

Die Wirkung von Di4-Hegu erstreckt sich auch auf die gekoppelte Lungen-Leitbahn:

Di4-Hegu disperses exterior pathogenic factors of the Lung Channel. *(Essentials)*

Für Lu11-Shaoshang gilt:

Lu11-Shaoshang, the Jing (Well) point of the Hand-Taiyin Meridian, is a main point in treating disorders of the throat. *(Miracle)*

Oder sogar:

It is **the most important single point** to treat throat diseases. *(Nanking-Lehrwerk)*

Schon oben zeigte sich, daß zwar „pathogenic exogenous **wind**-heat" in der Regel zuerst genannt wird, ansonsten jedoch der Aspekt „Hitze" weitaus wichtiger ist. Das bestätigt sich bei der Punktauswahl: den Hauptpunkten wird fast ausschließlich eine Wirkung im Sinne von „dispelling heat" zugeschrieben. Der „Wind"-Aspekt tritt weitgehend zurück und wird nur bei einem Punkt stets erwähnt:

Gb20-Fengchi expels wind and removes heat. *(Guide-Book)*

Doch ist dieser Punkt mit 6 Nennungen aus 29 Arbeiten fast bedeutungslos.

Wichtigste Punkte für die chronische, auf „Schwäche des Nieren-Yin" zurückgeführte Form sind Ni6-Zhaohai, Ni3-Taixi und Lu10-Yuji. Bei den ersten beiden Punkten versteht sich das von selbst – warum aber von der Lungen-Leitbahn gerade Lu10-Yuji? *Experiences* begründet das so:

According to the Differentiation of the five Shu points, the Ying-Spring point Lu10-Yuji was selected to reduce the heat and facilitate the pharynx.

Allerdings besagt die „Differentiation of the five Shu points" lediglich:

Ying-Spring-Points [are indicated] in febrile diseases. *(Essentials)*

Also nichts, was sich speziell auf „Mangel"-Formen beziehen würde. Für die Beschränkung von Lu10-Yuji auf den *Xu*-Typ gibt es keine einleuchtende Erklärung.

Technik

Empfohlen wird stärkere Stimulierung für die „Excess"-Formen, mäßige für „Deficiency".

(1) *Excess heat* [...] the reducing method.
(2) *Deficiency heat* [...] reduce deficiency fire by applying [...] the even method. *(Nanking-Lehrwerk)*

Die Technik bei Lu11-Shaoshang ist:

Blood-letting with a three-edged needle on Lu11-Shaoshang [...] for severe sore throat. *(Practical TCM)*

⚖ Diskussion: Die Back-Shu-Punkte

Auffällig an dem Krankheitsbild ist nicht nur, daß trotz klar lokalisierter Beschwerden die Lokalpunkte nur eine geringe Rolle spielen. Überraschend ist noch etwas anderes: Obwohl hier neben dem Leitbahnverlauf die pathogenetischen Zuordnungen zu Lunge, Magen und Niere eindeutig im Vordergrund stehen, spielt ***keiner der entsprechenden Back-Shu-(„Zustimmungs"-)Punkte eine Rolle***, und die Front-Mu-(„Alarm")-Punkte auch nicht.

Wenn in den chinesischen Arbeiten die Anwendung von Bl13-Feishu, Bl21-Weishu und Bl23-Shenshu hier üblich wäre, würde jeder sagen: Na klar, versteht sich von selbst – bei „Lungen-Hitze" den Back-Shu-Punkt der Lunge, bei „Nieren-Schwäche" den Back-Shu-Punkt der Niere, ganz wie immer ...

Wie aber erklärt sich im vorliegenden Fall die völlige Belanglosigkeit dieser Punkte?

Und nun erlaube ich mir eine zweifache Ketzerei. Zum einen halte ich für möglich, daß die Back-Shu-Punkte hier irgendwann einmal schlicht vergessen wurden, und daß von da an (in China nicht anders als hierzulande) schön brav einer vom anderen abgeschrieben hat.

Zweitens: Vermutlich sind die Back-Shu-Punkte bei vielen Indikationen weitaus weniger notwendig, als dies die Theorie behauptet.

Notizen

6.2 Heuschnupfen / Rhinitis

Terminologie

Die chinesischen Autoren behandeln das Beschwerdebild überwiegend unter der Bezeichnung „Rhinitis" oder „Chronic Rhinitis". Relativ häufig ist auch „Rhinorrhea". Nur eines der Werke, nämlich *AcuMox-Therapy*, wählt die Überschrift „Allergic Rhinitis".

Der chinesische Ausdruck *bi yuan* umfaßt Nasenfluß ebenso wie Sinusitis; häufig wird er mit „Thick Nose Discharge" übersetzt.

TCM-Krankheitslehre

In der Gewebe-Differenzierung der TCM gab es keine „Schleimhaut". Folglich gab es auch keinen Zustand erhöhter Absonderung von muköser oder seröser Flüssigkeit. Die Vorstellung war vielmehr die einer pathologischen Transformation, wie dies sehr plastisch *Applied Acupuncture* beschreibt:

It is mentioned in old book »Exploration to the Syncope«:
„If heat moved into the brain from the gall-bladder, rhinorrhea appears in which profuse nasal discharge occurred continually".

Im Mittelpunkt steht für die TCM nicht die Nase, sondern die Lunge:

The disease is usually caused by **invasion of the lung by exogenous wind-cold** which accumulates and turns into heat.

It may also be caused by **invasion of the lung by exogenous wind-heat**. Both conditions may cause dysfunction of the lung in dispersing qi, allowing heat to move upward and attack the nose which will be blocked if the heat accumulates there to form turbid fluid. *(Nanking-Lehrwerk)*

Die *Essentials* differenzieren anders:

(1) Invasion of the exterior part of the body by **wind-cold** which, when accumulated, turns into heat blocking the nose, and
(2) **damp-heat of the Gall bladder Channel** which goes upward and accumulates in the nose.

Die gemeinsame Symptomatik ist hier:

Nasal obstruction, loss of the sense of smell, yellow fetid nasal discharge accompanied by cough, dull pain, cloudiness and heaviness of the frontal region of the head, red tongue with thin yellow coating, wiry rapid pulse. *(Essentials)*

Concise TCM nennt 3 Formen von „Chronic Rhinitis", die mit den oben angegebenen nur wenig Ähnlichkeit haben:

(1) Qi Deficiency of the Lung and Spleen
(2) Yin Deficiency of the Lung and Kidney
(3) Accumulated Heat in the Lung Meridian.

Clinical Acupuncture unterscheidet 4 Formen mit folgenden Symptomen:

1. Stagnant Heat in the Lung Meridian
   Stuffy nose with yellowish discharge, sticky with a foul smell, headache, distension of the forehead, relieved by removing the nasal discharge [...] Cough with yellowish turbid phlegm, or fever and aversion to cold [...] red tongue with thin yellow coating, a rapid pulse.
2. Excessive Fire in the Liver and Gallbladder
   Discharge with foul smell, migraine [...] Fever, bitter taste in the mouth, dry throat, dizziness, tinnitus and deafness, dream-disturbed sleep and irritability [...] red tongue with yellow coating, a wiry and rapid pulse.

Das deutet auf bakterielle Infektionen hin. Bei den „Deficiency"-Formen steht „white sticky nasal discharge" im Vordergrund, wobei noch allgemeine Schwäche hinzutritt:

3. Deficiency of Lung Qi
   White sticky nasal discharge, stuffy nose with a poor sense of smell, nasal obstruction with thin discharge, aggravated by wind and cold [...] Dizziness, a cool feeling of the body and limbs, short breath, spontaneous perspiration, a productive cough [...]A pale tongue with thin white coating, a moderate pulse
4. Spleen Deficiency and Excessive Dampness
   Stuffy nose with profuse white sticky or yellow turbid discharge, hyposphresia [= Hyposmie] and a heavy sensation of the head [...] A weak body and limbs, abdominal distention, loose stool or edema of the lower limbs [...] A pale tongue with white greasy coating, a moderate pulse *(Clinical Acupuncture)*

Dabei werden (1) und (2) als „Excess"-Typen, (3) und (4) als „Deficiency"-Formen zusammengefaßt.

Obwohl mehrere Arbeiten die „allergische Rhinitis" erwähnen, finden die Besonderheiten der Pollinose keine Beachtung. Eine Beteiligung der Augen mit Juckreiz und Rötung der Bindehäute wird nirgends erwähnt. Die Merkmale eines allergischen Geschehens passen zu keinem der oben dargestellten Syndrome.

Bei der Therapie sehen die meisten Arbeiten jedoch von einer Syndrom-Differenzierung ab, so daß auch in der Tabelle darauf verzichtet wird.

Rhinitis: Akupunktur-Behandlung in 26 von 35 untersuchten Werken

Punkt	Kategorie	O	E	C	re	cu	cp	ca	ap	cn	co	sy	ma	na	ex	pr	kn	rh	sh	pe	pt	sk	zh	ce	cs	in	mi	tr	el	gu	hb	se	am	cl	ad	di	Ges.	Rang
Di4-Hegu	Yuan	●	●	●	●	●	●	●	●	●		●	●	●						●	●	●	●		●	●					●	●	●	●	●	●	●	25	1.
Di20-Yingxiang	:	●	●	●	●	●	●	●	●	●		●	○							●	●	●	●		●	●					●	●	●	●	●	●	●	24	2.
Extr-Yintang	:	●	●	●	●	●		●	○				●	○						●	●	●	●		●	●					●	●	○	●	●	●	●	22	3.
Lu7-Lieque	Luo Con-Ren	●	●	●		●	●	●		○		●		●						●	●	●			●	●					●	●	○	●	○	●	●	18	4.
Gb20-Fengchi	:	●	○	●	●							○			●					●	●	●	○								●	●	●	●	●	○	●	13	5.
Extr-Bitong/Bichuan	[= Shang-Yingxiang]			●	●	●	●					○		●	●								●										○	●				11	6.
Du23-Shangxing		●			●				○	○										●	●	●								●			○	○	●	●	○	9	7.
Extr-Taiyang		○	○					○						○						○	○	○	○		○					○	○	○	○				9	7.
Di11-Quchi	5+				●			○	○																							○						4	10.
Ma36-Zusanli	5 LH-Magen																					●											○	○	○			4	10.
Bl13-Feishu	BS-Lunge																					○										●	○	○	○			4	10.
Du14-Dazhui	:								○					○								○			●													4	10.
Bl2-Zanzhu		○																																				3	13.
Le3-Taichong	3 Yuan																						●												○	○	●	3	13.
Lu9-Taiyuan	3+ Yuan Inf-Gefäße																															●	●			○		2	15.
Di19-Kouheliao																																	○	○	○			2	15.
Bl12-Fengmen	:																									●								●				2	15.
Ni6-Zhaohai	: Con-Yinqiao																			○											○							2	15.
Le2-Xingjian	2-																			●										●								2	15.
Extr-Yuyao																				○											○							2	15.

● = Hauptpunkt; ○ = Zusatz- oder Symptompunkt

Je 1 Nennung: Lu5 (na); Lu6 (na); Lu11 (na); Ma44 (el); Dü18 (cp); Bl7 (ex); Bl20 (cl); Bl23 (am); Ni3 (se); Pe6 (sk); Sj5 (se); Du20 (am). Buchkürzel und Kategorien siehe Übersichten S. 12ff.

Relevanzkarte Rhinitis

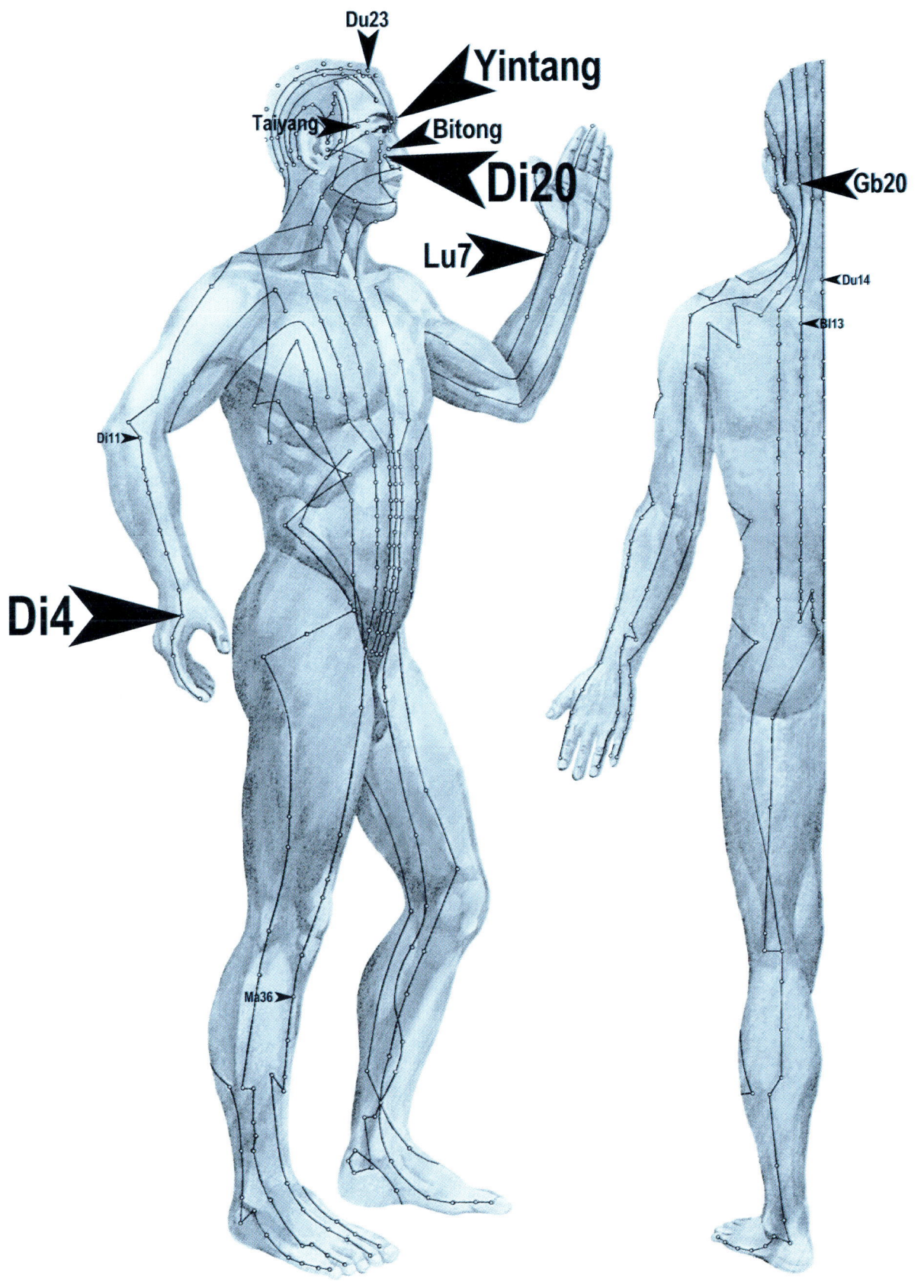

⬤ Anmerkungen zur Punktauswahl

Die Übereinstimmung ist bemerkenswert: die 4 Hauptpunkte vereinigen mehr Nennungen auf sich als alle anderen Punkte zusammen.

Im Zentrum stehen Di20-Yingxiang, Extr-Yintang, Di4-Hegu und Lu7-Lieque. Deutlich seltener verwendet werden Gb20-Fengchi und der Extrapunkt Bitong (auch Shang-Yingxiang = „Über Yingxiang" genannt) sowie Du23-Shangxing und Extr-Taiyang. Die anderen Punkte sind (in der Praxis, nicht in der Theorie) nahezu belanglos.

Wichtigstes Kriterium der Punktauswahl ist auch hier: *Lokal* (Di20-Yingxiang und Extr-Yintang) *plus distal im Leitbahnverlauf* (Di4-Hegu, Gb20-Fengchi). Daß die Symptome der Rhinitis vor allem dem Funktionskreis Lunge zugeordnet werden, führt zur Wahl von Lu7-Lieque. Dies ist der weitaus wichtigste Punkt der Lungen-Leitbahn; zudem entspricht die Kombination mit Di4-Hegu dem (sonst eher selten befolgten) Prinzip *„Yuan-Punkt mit dem Luo-Punkt der gekoppelten Leitbahn kombinieren"*.

Andere Kriterien spielen kaum eine Rolle. Weder werden Punkte im Fußbereich nennenswert hinzugezogen, noch Front-Mu-Punkte mit Back-Shu-Punkten kombiniert. Auch die Hochschätzung sonstiger Fernpunkte, wie sie in der westlichen Literatur häufig ist, findet in den chinesischen Werken keine Entsprechung.

Technik

Die meisten Werke empfehlen intensive Stimulierung:

- Needling is done with the reducing method. *(Miracle)*
- Use filiform needles with reducing method and retain the needles for 15–20 minutes. *(Peking-Acupuncture)*

Zu bedenken ist aber, daß die Nadelung von Punkten im Nasenbereich auch bei guter Technik schmerzhafter ist als an anderen Stellen. Im Gesicht sollte generell vorsichtig genadelt werden, um Hämatome zu vermeiden.

⚖ Diskussion

Wie oben festgestellt, paßt der Heuschnupfen zu keinem der TCM-Syndrome von „Rhinitis". Es ist sogar fraglich, in welchem Umfang man im chinesischen Altertum das Beschwerdebild „Allergische Pollinose" kannte – und ob diese nicht erst ein Produkt zubetonierter Stadtland-schaften ist. Jedenfalls ist sie in den staubigen Städten Chinas auch heute noch weitaus seltener als hierzulande.

Daher stellt sich die Frage: kann der Heuschnupfen samt seiner Begleiterscheinungen auf der Basis ganz unpassender Syndrom-Beschreibungen überhaupt behandelt werden?

Die Antwort ist gerade beim Heuschnupfen ein uneingeschränktes „Ja".

Dafür gibt es zwei Gründe. Der eine ist, daß sich hier (wie in vielen anderen Fällen auch) die chinesische Therapie weitgehend von der Theorie gelöst hat. Die theoretische Zuordnung zu „Milz", „Niere", „Leber/Gallenblase" findet auch in denjenigen Werken, die sie beschreiben, nur geringen therapeutischen Niederschlag. Selbst die Zuordnung zur „Lunge" spiegelt sich mit Lu7-Lieque nur in einem wichtigen Punkt; alle anderen Punkte mit Bezug zur Lunge sind fast bedeutungslos. Das Hauptkriterium „Lokal plus distal im Leitbahnverlauf" ist eine pragmatische Grundregel, die zusammen mit empirisch bewährten Symptompunkten auch dort eine sinnvolle Therapie ermöglicht, wo die TCM-Theorie ein Krankheitsbild unzureichend erfaßt.

Der andere Grund: die Akupunktur ist gerade bei Heuschnupfen bemerkenswert erfolgreich. Nur wenige Fälle sprechen auf die Behandlung nicht an; oftmals bringt schon die erste Sitzung eine deutliche Besserung. Allerdings kommt es außer bei leichten Verläufen selten zu einer dauerhaften „Heilung". Meist muß die Behandlung in der nächsten Saison wiederholt werden – am besten 2–3 Wochen vor Beginn der Pollensaison.

In der Regel reichen zwei Behandlungen pro Woche, in leichten Fällen eine. Bei Augenbeteiligung sollten außer Extr-Yintang und Extr-Taiyang weitere Punkte im Augenbereich genadelt werden (siehe „Konjunktivitis").

Je nach Intensität der Beschwerden ist mit 3–6 Sitzungen zu rechnen, in schwierigen Fällen auch mehr. Eine prophylaktische Behandlung während des ganzen Jahres – wie dies gelegentlich empfohlen wird – halte ich nicht für sinnvoll.

Notizen

6.3 Tinnitus und Schwerhörigkeit

Terminologie

Nur eine Minderheit der chinesischen Arbeiten beschränkt sich auf die Bezeichnung „Tinnitus". Die Mehrzahl sieht ihn zusammen mit Schwerhörigkeit als einheitliches Beschwerdebild und faßt beide als „Deafness and Tinnitus" zusammen – *Miracle* sogar als „Tinnitus, Deafness and Deaf-Mutism".

Die chinesischen Ausdrücke *er long* und *er ming* bedeuten „Taubheit" und „Ohrensausen".

TCM-Krankheitslehre

Daß Tinnitus und „Taubheit" fast immer gemeinsam auftauchen, wird so begründet:

These two conditions are always mentioned together in traditional Chinese medicine because they bear similar etiology and require similar treatment as well.
(Guide-Book)

Wirklich zwingend ist das nicht. Das zeigt *Clinical Acupuncture*, wo hierzu das *Za Bing Yuan Liu Xi Zhu* von 1773 zitiert wird:

Tinnitus is an early symptom of deafness. Deafness due to qi obstruction is without the symptom of ringing in the ears, but tinnitus can be found in other kinds of deafness.

Diese Position konnte sich aber offenbar nicht durchsetzen.

Getrennt oder gemeinsam – was führt denn aus Sicht der TCM zu Tinnitus und Taubheit?

Hier zeigt sich ein merkwürdiger Sachverhalt. Überall sonst werden diese Hörstörungen prinzipiell im Zusammenhang mit der Niere gesehen. Wird also ein Krankheitsbild auf „deficiency of kidney yin" zurückführt, nennt man bei den Zusatzsymptomen regelmäßig auch „Tinnitus". Das scheint logisch, denn im Sinne der 5-Phasen-Entsprechungslehre gilt das Ohr als „Öffnung der Niere". Die Hauptursache des Tinnitus sieht man in den chinesischen Arbeiten jedoch woanders:

Tinnitus and deafness are mostly caused by violent rage and fright with subsequent flaring up of fire of the liver and gallbladder disturbing the lucid organ. *(Guide-Book)*

So sehen es auch die meisten anderen Arbeiten. Erst danach kommen weitere Auslöser:

b) Eating too much impairs the function of the spleen which in turn causes the accumulation of dampness and phlegm and production of fire; phlegm-fire blocks up the passage of qi when it moves up inside the body.

c) Weak constitution or sexual indulgence causes the exhaustion of kidney-essence and malnutrition of the ear. *(Advanced Textbook)*

Clinical Acupuncture führt einige Quellen an, die zu dieser Einteilung beigetragen haben:

Treasured Classics (Zhong Zang Jing). »The flaring-up of liver qi manifests as headache and tinnitus.«

The General Medicine of the Past and Present (Gu Jin Yi Tong). »Deafness results from the obstruction of the qi passages, stagnation of phlegm and fire.«

Complete Works of Jingyue (Jingyue Quan Shu). »The ears are the orifices of the kidneys and the places where all the meridians gather. If the essence and qi are regular and kidney qi is sufficient, the hearing is normal. If qi and blood are damaged and the kidney essence is deficient, dysfunction of the ears will result. So, many aged people may have the symptoms of tinnitus, ringing in the ears like the sound of wind and rain, cicadas or tidal water, this is caused by a deficiency of kidney Yin«.

Die Mehrzahl der untersuchten Arbeiten faßt „Liver-Fire"- und „Phlegm-Fire"-Form zusammen und differenziert nach „Shi"-Typ (Fülle) und „Xu"-Typ (Mangel):

(1) Shi type:
- Tinnitus: Continuous ringing of the ear unrelieved by pressure.
- Deafness: Sudden deafness.
- The accompanying symptoms and signs are distension and heavy sensation of the head, nasal obstruction, bitter taste in mouth, hypochondriac pain, sticky coated tongue and rolling rapid pulse.

(2) Xu type:
- Tinnitus: Intermittent ringing of the ear which becomes aggravated after stress and strain and is somewhat alleviated by pressure.
- Deafness: Gradually intensified deafness.
- The accompanying symptoms and signs are dizziness, blurring of vision, low back pain, lassitude and thready pulse. *(Essentials)*

Der Hörsturz gehört demnach zum „Shi"-Typ, ebenso wie die durch Dauergeräusch gekennzeichnete Form des Tinnitus.

Langsam zunehmende Schwerhörigkeit gehört ebenso wie der stressabhängige Tinnitus wechselnder Intensität zur „Xu"-Form.

Für die Praxis ist die sonstige Differenzierung von geringem Wert: weder sind beim Hörsturz „verstopfte Nase, bitterer Mundgeschmack, Schmerz im Hypochondrium" die Regel, noch bei intermittierendem Tinnitus und Schwerhörigkeit „Benommenheit, verschwommenes Sehen und Kreuzschmerzen".

Tinnitus: Akupunktur-Behandlung in 27 von 35 untersuchten Werken

Punkt	Kategorie	O	E	C	re	cu	cp	ca	ap	cn	co	sy	ma	na	ex	pr	kn	rh	sh	pe	pt	sk	zh	ce	cs	in	mi	tr	el	gu	hb	se	am	cl	ad	di	Ges.	Rang
Sj17-Yifeng	:	●	●	●	●	●	●	●	●	●	●	●	●	●	●	●				●	●	●	●				●	●	●	●	●	●		●	●	●	24	1.
Gb2-Tinghui	:	●	●	●			●	○	●		●	●	●		●	●				●	●	●					●		●	●	●	●		●	●	●	22	2.
Sj3-Zhongzhu	3+	●	●	●		●				●	●	.		+		●	+			●	●	●					●	●		+	●	●		●	+	+	19	3.*
Bl23-Shenshu	BS-Niere	−	−	−	−	−			○		−	○	−		●	−	−			−	−		−				○	○		−	−	−		−	−	−	21	(3.)*
Ni3-Taixi	3 Yuan	−	−	−	−						−			−		−				−	−						○	○		−	−	−		−	−	−	17	5.
Le2-Xingjian	2-	+	+		+	+					+			+		+	+			+	+	+	+				○			+	+	+			+	+	13	6.
Gb43-Xiaxi	2+	●	●	●							●			+						●		+								●	●	●		●	+	+	12	7.
Dü19-Tinggong	:						●	●	●	●	●										●	●							●								11	8.
Sj5-Waiguan	Luo Con-Yangwei			+	+		●	○				○				+					+	+	+				+			+	+	+		+	+	+	10	9.
Ma40-Fenglong	Luo					+			○					○			+				+	+	+					○		+					+		9	10.
Gb20-Fengchi	:				●	●			○													+	+					●			+	○					8	11.
Le3-Taichong	3 Yuan		−											+								+	+				+							+	+	+	8	11.
Du4-Mingmen	:		−	−										○				−			−									−	+					−	8	11.
Ma36-Zusanli	5 LH-Magen	●							○					−				●			+									+		−		−			7	15.
Sj21-Ermen	:	●									●	●				●						●	●														7	15.
Ren4-Guanyuan	Mu-Dünndarm																	−			−		−				−			−						−	7	15.
Gb41-Zulinqi	3 Con-Dai	+	+								+					+															+	+					6	17.
Di4-Hegu	Yuan			+				○									+										+				+	+					6	17.
Mi6-Sanyinjiao	:		−					○				○			●	−													●								5	20.
Du20-Baihui	:						●	○																					●			○					5	20.
Gb40-Qiuxu	Yuan							○						+									+				+							+			4	21.
Ren6-Qihai	Yuan								○					○			−						−														4	21.
Bl20-Pishu	BS-Milz																	●														−		−		−	3	23.

● = Hauptpunkt; ○ = Zusatz- oder Symptompunkt; [+] = „Fülle"-Form (Shí); [−] = „Mangel"-Form (Xū).

Je 2 Nennungen: Di6 (pe, gu); Pe8 (cl, di); Sj2 (E, co); Sj16 (E, ma); Gb34 (pe, gu); Ren13 (pe, gu); E-Taiyang (ap, na). – **Je 1 Nennung:** Di11 (na); Ma7 (ap); Ma25 (ap); He7 (ap); Ma8 (ap); Ma25 (ap); He7 (ap); Dü3 (sy); Bl40 (na); Bl52 (se); Ni7 (sk); Pe6 (kn); Pe7 (kn); Sj20 (an); Du3 (na); Ren2 (se); Ren12 (ap); E-Anmian-2 (ap); E-Houtinghui (cp); E-Tingcong (cp); E-Yiming (ma); E-Yintang (na). – *: Umstellung in der Rangliste, weil Sj3-Zhongzhu überwiegend als Hauptpunkt eingesetzt wird.
Buchkürzel und Kategorien siehe Übersichten S. 12ff.

Relevanzkarte Tinnitus

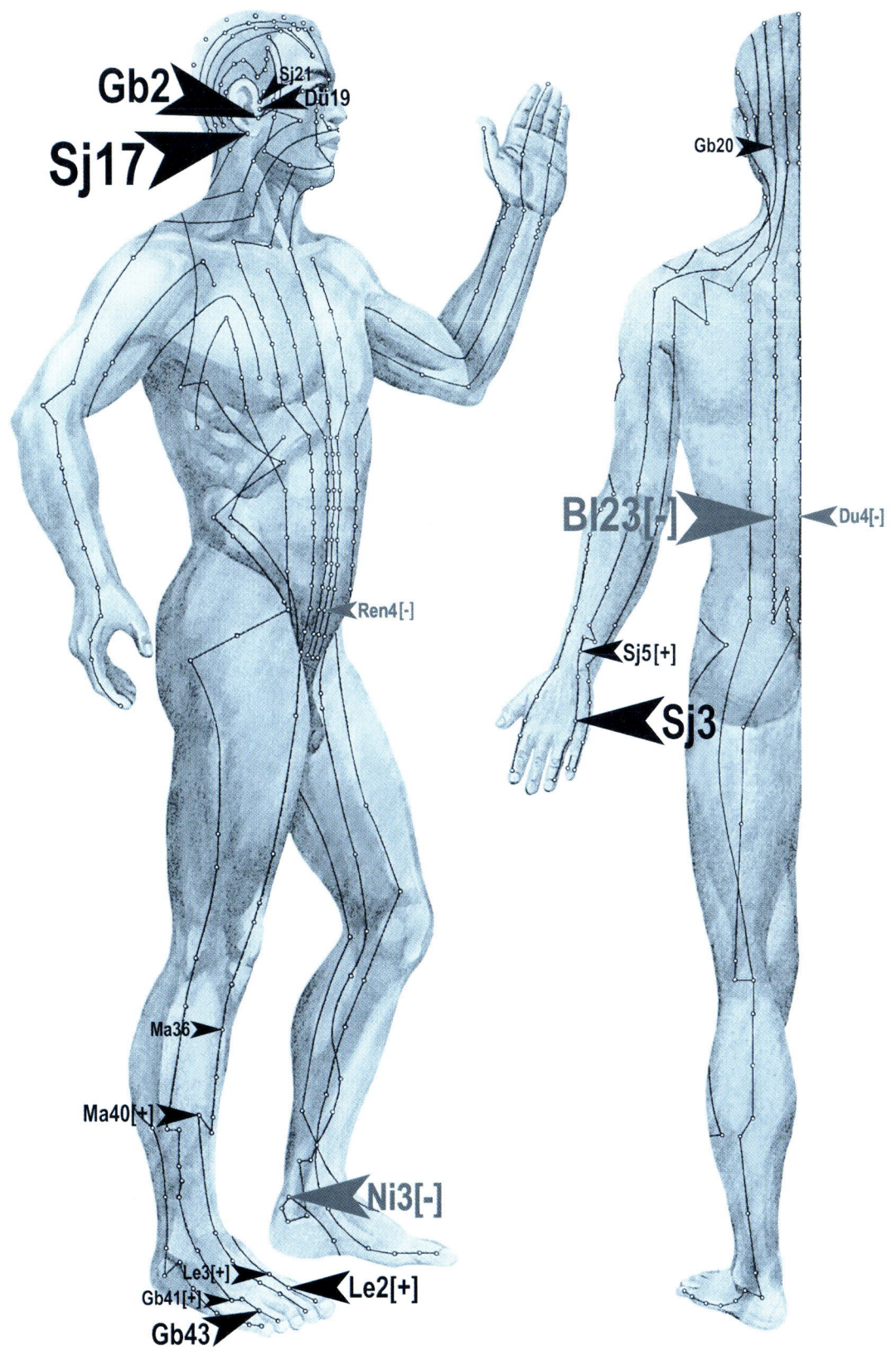

● Anmerkungen zur Punktauswahl

Fast alle Arbeiten nennen zunächst Hauptpunkte für alle Arten von Hörstörungen, danach zusätzliche Punkte für die Unterformen.

Ein Blick auf die Tabelle bestätigt die obigen Ausführungen zur Pathogenese: *keiner* der Hauptpunkte hat einen direkten Bezug zum Organ „Niere".

Überwiegend sind es ohrnahe Lokalpunkte: Sj17-Yifeng, Gb2-Tinghui, Dü19-Tinggong, Sj21-Ermen. Teilweise deutet schon der Name auf ihre Funktion hin: Tinghui = „Gehör-Treffpunkt"; Tinggong = „Gehör-Palast".

Die beiden anderen Hauptpunkte – Sj3-Zhongzhu und Gb43-Xiaxi – sind Distalpunkte im Leitbahnverlauf. Warum aber werden gerade diese ausgewählt? *Clinical Acupuncture* antwortet:

The Shaoyang meridians of the hand and foot travel around the ears, so the following points are selected to dredge the qi, such as Sj17-Yifeng, **Sj3-Zhongzhu**, Gb2-Tinghui and Gb43-Xiaxi.

Diese Begründung ist dürftig: wenn es nur darum geht, Distalpunkte dieser Leitbahnen zu verwenden, täte es jeder andere auch. Warum nicht Sj5-Waiguan oder Gb34-Yanglingquan?

Man könnte ein Konzept darin sehen, daß sowohl Sj3-Zhongzhu als auch Gb43-Xiaxi „Mutter"-Punkte ihrer Leitbahn sind – von der französischen Schule „Tonisierungspunkte" genannt. Dem widerspricht aber die Funktion, die Gb43-Xiaxi explizit zugeschrieben wird:

Le2-Xingjian and Gb43-Xiaxi, the Ying-spring points of their pertaining channels, are used to **clear away the fire from the liver and gallbladder.** *(Peking-Acupuncture)*

Funktion ist also gerade das Gegenteil von Tonisieren, nämlich „clear away the fire".

Fazit: Warum von den Distalpunkten der Sanjiao- und Gallenblasen-Leitbahn übereinstimmend Sj3-Zhongzhu und Gb43-Xiaxi Anwendung finden, wird in der chinesischen Literatur nicht einleuchtend begründet.

Technik

Theoretisch scheint hier alles eindeutig:

The *reducing* method is applied for **excess** condition, while the *reinforcing* method for **deficiency** condition. Moxibustion is also advisable. *(ChinAcMox)*

In der Praxis sieht es anders aus. Zum einen zeigte sich schon oben, daß die genannten Zusatzsymptome von „Fülle" und „Mangel"-Form hierzulande (und vermutlich heute auch

in China) klinisch vielfach nicht relevant sind, so daß eine klare Unterscheidung oft schwerfällt. Ein anderer Aspekt sind die anatomischen Strukturen am Ohr: zum Nadeln von Gb2-Tinghui und Dü19-Tinggong muß der Patient den Mund öffnen, und wenn man diese Punkte (ebenso wie Sj17-Yifeng) bis 1,5 cun tief sticht, trifft man auf hochsensible Strukturen. Daher würde ich unabhängig von *Shi-* oder *Xu-* Form in der Regel der Empfehlung folgen:

Stimulation applied should be weak and moderate. *(Synopsis)*

⚖ Diskussion

Die Schulmedizin folgt bei Tinnitus meist dem frommen Wunsch:
„Schreib was auf in der Vermutung
Es wär gut für die Durchblutung."

Physiologisch gesehen ist das nicht logisch. Wenn periphere Gefäße der vegetativen Regulierung unterliegen, sind sie in unterversorgten Regionen ohnehin maximal weitgestellt, so daß „durchblutungsfördernde" Mittel höchstens auf diejenigen Gefäße einwirken, die noch einen Spielraum zur Aufweitung haben. Folglich müßte das Ergebnis eher kontraproduktiv sein, indem zusätzlich Blut in andere Regionen abwandert. Erstaunlicherweise funktioniert es manchmal trotzdem ... meistens aber nicht.

Auch die Akupunktur ist hier kein Wundermittel. Sie hat aber – besonders bei leichteren und intermittierendem Tinnitus – durchaus Erfolgsaussichten. Auch ohne Bezug auf die traditionelle Theorie zu nehmen, ist die Stimulierung ohrnaher Nervenrezeptoren immerhin ein Konzept, das nicht von Anfang an sinnlos erscheint.

In der Regel ist eine längere Behandlung erforderlich. Trotzdem sollte aus den genannten Gründen nicht auf einen Versuch mit Akupunktur verzichtet werden.

Notizen

7 ▶ Augen

7.1 Konjunktivitis

Terminologie

Die Benennung des Beschwerdebildes in den untersuchten Arbeiten ist uneinheitlich. In der Mehrzahl erscheint es als „Conjunctivitis", aber auch als „Congestion, Swelling and Pain of the Eye". Zum Teil erscheint es in Verbindung mit „Keratitis", „Night Blindness" oder „Photophthalmia" (*Outline*). Einige Arbeiten weisen darauf hin, daß die beschriebene Therapie für alle diese Beschwerdebilder anwendbar ist.

Traditionelle Bezeichnungen sind *Feng Re Yan, Mu Chi Zhong Tong, Huo Yan* („Feuerauge") oder einfach *Hong Yan* („Rotes Auge").

TCM-Krankheitslehre

Die Ätiologie wird mehrheitlich auf zwei Auslöser zurückgeführt:

Invasion of exogenous **wind-heat**: Headache, fever, superficial rapid pulse.

Upward disturbance of **fire of liver and gall bladder**: Bitter taste in mouth, irritability with feverish sensation, constipation, wiry pulse. *(Practical Handbook)*

Concise TCM beschreibt neben „pathogenem Wind" als zweiten Auslöser „feuchte Hitze von Milz und Magen". Eine Differenzierung nach Symptomen erfolgt aber nicht, und auch in der Therapie wird zwischen beiden Formen nicht unterschieden.

Clinical Acupuncture nimmt eine noch weitergehende Differenzierung vor, nämlich:

- Wind heat
- Excessive fire in the liver
- Excessive fire in the stomach
- Damp heat.

TCM-Freunden ist die Zuordnung von Leber und Auge hinlänglich bekannt: *gan kai qiao yu mu* = „Das Auge ist das Fenster der Leber". Die Frage, wie dabei eine Entzündung entstehen kann, beantwortet *ChinAcMox* wie folgt:

The liver has its specific body opening in the eyes, and the Gallbladder Meridian starts at the outer canthus. Upward disturbance of fire in the liver and gallbladder may bring about congestion, swelling and pain of the eye, bitter taste in the mouth, and irritability. String-taut pulse is a sign of the liver trouble.

Andere Werke (wie *Outline* oder *Skill*) verzichten ganz auf die traditionelle Syndrom-Differenzierung. Aber auch dort, wo sie vorgenommen wird, gibt die Mehrzahl der Arbeiten zunächst eine Reihe von allgemein verwendeten Hauptpunkten an. Für die genannten Syndrome folgen dann – wie auch für eine Reihe weiterer Symptome – einige Zusatzpunkte.

Wie in den meisten anderen Fällen, so unternehmen die chinesischen Arbeiten auch hier keinen Versuch, Bezüge zwischen den traditionellen Erklärungsmustern und heutigen Gegebenheiten herzustellen. Auf diese Weise rückt weder die akute Konjunktivitis nach einem Schwimmbadbesuch ins Blickfeld, noch ein heftiger Heuschnupfen, der neben den Nasenschleimhäuten auch die Augen in Mitleidenschaft zieht. Zwar wird die Möglichkeit einer allergischen Komponente in zwei Arbeiten erwähnt (*Integrating* und *Advanced Textbook*). Aber auch hier findet kein Versuch einer Zuordnung zu den Modellen der TCM-Pathogenese statt.

Wie weit die oben skizzierten Syndrom-Differenzierungen klinisch relevant sind, wird ein Blick auf die Therapie zeigen.

Konjunktivitis: Akupunktur-Behandlung in 30 von 35 untersuchten Werken

Punkt	Kategorie	O	E	C	re	cu	cp	ca	ap	cn	co	sy	ma	na	ex	pr	kn	rh	sh	pe	pt	sk	zh	ce	cs	in	mi	tr	el	gu	hb	se	am	cl	ad	di	Ges.	Rang
Di4-Hegu	Yuan	●	●	●	●	●	●	●	●	●	●	●		●	●	●	○	●	●	●		●			●	○					●	●		●	●	●	28	1.
Bl1-Jingming	:.	●	●	●	●	○	●	○	●	●	●	●		●	●	●	●	●	●	●		●			●	●					●	●		●	●	●	28	1.
Extr-Taiyang		●	●	●	●	●	●	●	●	●	●	●		●	●	●	●	●	●	●		●			●	●	●				●	●	●	●	●	●	27	3.
Gb20-Fengchi	:.	●	●	●	●	●	●	●	●	●		F		F	●	●	●	F	●	●						○	F			F	●	●	W		W		22	4.
Le2-Xingjian	2-	●	●	●								F		F		●			●	●		●					F			●	●	F	F	F	F	F	12	5.
Lu11-Shaoshang	1	F	F									W		W			○	W	●	●							W			W	W	W	W	W	W	W	11	6.
Le3-Taichong	3 Yuan	F	F			●								●		F				●							●				F F	F F		●	●		●	9	7.
Du23-Shangxing					●							W		W				W		●							●			W		○					W	8	8.
Gb43-Xiaxi	2+											F		F				F		●		○					F			F	●		F			F	8	8.
Bl2-Zanzhu					●																	●	●		●								W					5	10.
Di11-Quchi	5+																			●						○						○	W					4	15.
Sj5-Waiguan	Luo Con-Yangwei	W										W																			W			○				4	15.
Sj23-Sizhukong		●			●																	●				○												4	15.
Gb37-Guangming	Luo	F													F																						4	15.
Gb1-Tongziliao	:.						●	●	●										●											●			F					4	15.
Ma1-Chengqi	:.	●				○	●						○													○												4	15.
Gb8-Shuaigu	:.							○																				●										3	17.
Extr-Yintang												W		W						○																		3	17.
Extr-Yiming						●	●			●																						○						2	19.

● = Hauptpunkt; ○ = Zusatz- oder Symptompunkt; [W] = „Wind-Heat"; [F] = „Fire of Liver and Gallbladder".
Je 1 Nennung: Di14 (sk); Ma36 (cs); Ma44 (cl); Bl17 (se); Bl18 (rh); Pe6 (se); Gb15 (re); E-Erjian (zh); E-Qiuhou (ma); E-Yuyao (cp).
Buchkürzel und Kategorien siehe Übersichten S. 12ff.

Relevanzkarte Konjunktivitis

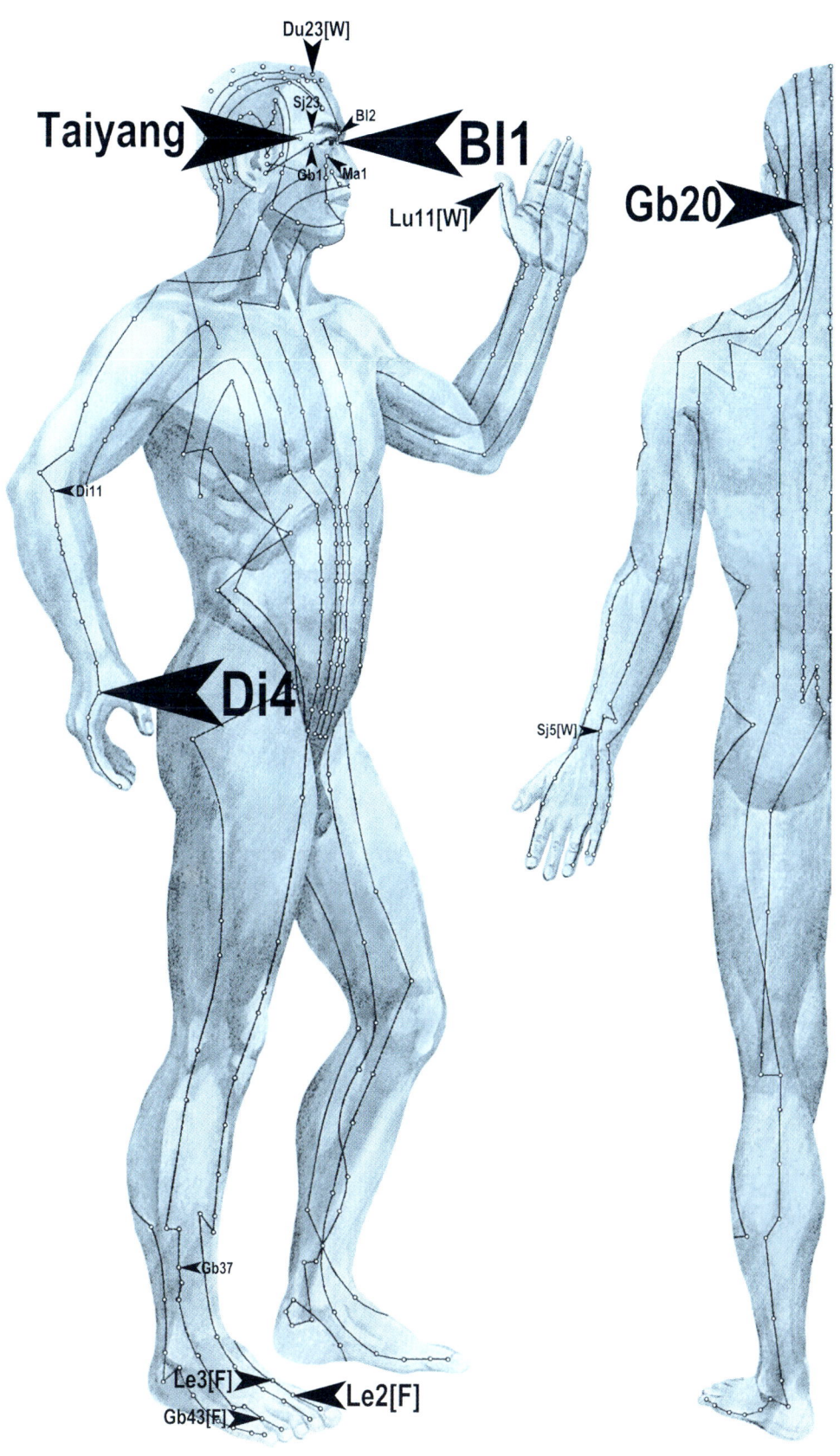

Du23[W]

Sj23

Bl2

Taiyang

Gb11

Ma1

Bl1

Lu11[W]

Gb20

Di11

Di4

Sj5[W]

Gb37

Le3[F]

Le2[F]

Gb43[F]

⬤ Anmerkungen zur Punktauswahl

Die wichtigsten 4 Punkte vereinigen mehr als die Hälfte aller Nennungen auf sich. Das ist selten und scheint überdeutlich.

Betrachtet man die Tabelle genauer, so birgt sie jedoch einige Überraschungen. Angesichts der TCM-Sicht des Auges als „Öffnung der Leber" würde man erwarten, daß sich dies zumindest bei den Fernpunkten niederschlägt – erst recht, da eine Form des Krankheitsbildes auf „Feuer von Leber und Gallenblase" zurückgeführt wird. Aber nicht einmal die Hälfte der Arbeiten zieht zur Behandlung einen Leberpunkt heran – sei es Le3-Taichong oder Le2-Xingjian. Der Back-Shu-Punkt der Leber („Zustimmungspunkt") Bl18-Ganshu findet ein einziges Mal Anwendung, und der Gallenblasenpunkt Bl19-Danshu überhaupt nicht.

Etwas merkwürdig wird der Einsatz von Di4-Hegu begründet:

As the Large Intestine, Bladder and Gallbladder meridians **encircle the eye region**, Di4-Hegu along the Large Intestine Meridian is used to disperse wind-heat and dredge the meridian. *(Advanced Textbook)*

Dabei verlaufen doch sowohl Sanjiao- als auch Magen-Leitbahn weitaus näher am Auge. Also liegt der Grund wohl eher anderswo:

This point [= Di4-Hegu] is generally suggested for treating such conditions involving the sense organs. *(Peking-Acupuncture)*

Daß die theoretische Differenzierung in der Praxis insgesamt nur eine untergeordnete Rolle spielt, zeigen auch die Lokalpunkte. Zum Beispiel Bl1-Jingming: was hat dieser Punkt mit „Wind-Hitze" oder „Leber-Feuer" zu tun?

Die *Essentials* begründen das so:

Bl1-Jingming, a point where the Urinary Bladder and Stomach Channels meet, eliminates heat in the diseased area.

Aber was spielt es für eine Rolle, daß sich hier „Blasen- und Magen-Leitbahn treffen", wenn doch sämtliche augennahen Punkte der Magen-Leitbahn für die Therapie bedeutungslos sind? Und „eliminates heat in the diseased area" ist eine Allgemeinformel, die so oder ähnlich immer für Lokalpunkte angeführt wird, hier also auch für den Extrapunkt Taiyang:

Extr-Taiyang, an extraordinary point, is particularly used to prick and cause bleeding in order to eliminate heat and clear away fire. *(Clinical Acupuncture)*

Ganz nebenbei zeigt sich hier wieder einmal die Unrichtigkeit des im Westen noch immer weitverbreiteten, aus Frankreich übernommenen Konzeptes der „Tonisierungs- und Sedierungspunkte": Gb43-Xiaxi, angeblicher „Tonisierungspunkt", wird hier ausschließlich für „Feuer", also einen Fülle-Zustand verwendet. *Peking-Acupuncture* beschreibt die Funktion:

[...] to **reduce excessive heat** in the liver and gallbladder, particularly in guiding the heat to descend.

Also eindeutig eine ableitende, „sedierende" Wirkung.

Technik

Die Mehrzahl der Arbeiten empfiehlt „reducing needling", also ableitende Technik. Das entspricht der theoretischen Zuordnung zur „Wind"- bzw. „Feuer"-Ätiologie. Allerdings scheidet eine intensive Stimulierung zumindest bei Bl1-Jingming aus. Daß dieser Punkt nach dem Einstechen *nicht* zusätzlich stimuliert werden darf, wird z. T. explizit angemerkt.

Einige Arbeiten (z. B. das *Outline*) empfehlen statt „reducing" generell eine „milde Stimulierung". Vielfach wird jedoch beim Extrapunkt Taiyang (z. T. auch bei Lu11-Shaoshang, Du23-Shangxing und am Ohrläppchen) die Anwendung der Dreikantnadel und das Austretenlassen von etwas Blut praktiziert. Auch der Einsatz von Schröpfköpfen wird gelegentlich empfohlen.

⚖ Diskussion

Bl1-Jingming wird im Westen selten verwendet, und wenn, dann ohne tiefe Nadelung. Angesichts der Hämatome, zu denen es hier leicht kommen kann, ist das verständlich.

Daß dieser Punkt nur eine sehr oberflächliche Beziehung zur TCM-Pathogenese der Konjunktivitis hat, ist oben gezeigt worden. Seine tatsächliche Wirkung dürfte vor allem von der Nähe zum Auge herrühren – nicht anders als beim Extrapunkt Taiyang. So gesehen dürfte es trotz der klaren chinesischen Präferenzen kein Fehler sein, Bl1-Jingming durch Bl2-Zanzhu, Sj23-Sizhukong und/oder Gb1-Tongziliao zu ersetzen. Dabei wäre man mit letzterem Punkt sogar noch näher an der Theorie als die Chinesen selber.

Zusätzliche Allgemeinsymptome sind natürlich mitzubehandeln.

Notizen

7.2 Glaukom

Terminologie

Als Akupunktur-Indikation taucht dieses Krankheitsbild nur in 9 der 35 Arbeiten auf. Abgehandelt wird es generell unter der Bezeichnung „Glaucoma". Eine Einteilung nach unterschiedlichen Formen im Sinne der modernen Ophthalmologie findet sich nur in *Electroacupuncture*. Hier nennt man

primary (including open-angle and angle-closure types), secondary, mixed and congenital glaucoma.

Eine Beschreibung dieser Formen in den TCM-Kategorien erfolgt jedoch nicht.

Current Acupuncture nennt als traditionelle Bezeichnung „*hemicranial draft*" und für das späte Stadium „*green or blue cataract*".

Als chinesische Begriffe werden *Leitou Feng* oder *Wufeng Neizhang* angegeben.

TCM-Krankheitslehre

Nicht anders als seinerzeit im Westen gab es natürlich auch im alten China keine Möglichkeit, den Augendruck zu messen. Wohl aber gab es langsame Erblindungen ohne Linsentrübung. Wie also unterschied man beispielsweise die heute als Optikus-Atrophie benannte Form (*qing mang* = „klar/grünliche Blindheit") vom chronischen Glaukom, das doch ebenfalls durch Optikus-Atrophie zur Erblindung führt? Gibt es in der antiken Literatur Hinweise, daß man schon damals die Härte des Augapfels als Leitsymptom zur Differenzierung heranzog?

Keine dieser Fragen wird in den chinesischen Arbeiten gestellt oder beantwortet. Die Beschreibung erfolgt in den üblichen Kategorien. Ein Versuch, deren Aussagen mit allseits bekannten naturwissenschaftlichen Erkenntnissen zur Deckung zu bringen oder auch nur zu vergleichen, findet nicht statt:

Onset of this disease is related to dysfunction of the Liver Meridian. **A depressed liver produces abundant fire and wind, which go upward and attack the eyes.** Sometimes the disease is caused by hyperactivity of yang of a deficiency nature, resulting from over-fatigue and consumption of essence. *(Miracle)*

Wie es der Zuordnung vom „Auge als Öffnung der Leber" entspricht, wird die Ursache zunächst in einer gestörten Leberfunktion gesehen. Diese läßt sich wie folgt unterteilen:

In traditional medicine, it can be divided into the syndromes due to **stagnation of liver qi; excessive fire in liver and gallbladder; ascent of liver yang and stagnation of cold evil in collaterals.** *(Electroacupuncture)*

Experiences spricht jedoch auch der Niere eine wesentliche Rolle zu:

Blurred vision is the disease of the Foot-Shaoyin and Foot-Jueyin Meridians. The eyes are the openings of the liver, and **the kidney essence goes upward to nourish the eyes.** The deficiency of the kidney essence and insufficiency of blood in the liver will cause yin deficiency of liver and kidney and exhaustion of the essence and blood. Since the essence and qi fail to ascend to nourish the eyes, the short nourishment of the eyes brings about dry eyes and blurred vision. Therefore, the disease lies in the Liver and Kidney Meridians.

Miracle beschreibt folgende Symptome:

Ophthalmalgia, headache, rainbow vision, hypopsia, accompanied by nausea, vomiting, mydriasis, hardness of the eyeball.

Als einziges Lehrwerk unternimmt *Concise TCM* eine Syndrom-Differenzierung mit jeweils unterschiedlichen Symptomen (jedoch ohne therapeutische Konsequenzen):

(1) Upward Attack of Wind-Phlegm
Main Manifestations: *Distending and splitting sensation in the eyes, splitting headache, nausea, vomiting*, mixed congestion of the eyeball misty corneal edema, mydriasis with green colour, and rock-like hard eyeballs.

(2) Lung Deficiency and Liver Hyperactivity
Main Manifestations: Eye distension and headache aggravated in the afternoon and evening, mixed congestion of the eyeball with light and dark colour, mild corneal edema, mydriasis, green-blue colour of pupil margin, *around 6 kPa intraocular pressure, severe diminution of vision*.

Offenbar beschreibt die erste Form, mit heftigem Kopfschmerz, Erbrechen und „rock-hard eyeballs", den Glaukomanfall, hingegen die zweite ein chronisches Glaukom, und zwar ein massives. Denn 6 kPa (ca. 45 mm Hg) sind mehr als das Doppelte des normalen Augendrucks, und „schwerwiegendes Abnehmen der Sehkraft" ist keine Kleinigkeit.

Ob diese beiden Formen wirklich diejenigen sind, die eine Akupunkturbehandlung sinnvoll erscheinen lassen, wird zu diskutieren sein. *Current Acupuncture* schreibt dazu:

Acupuncture is able to ease headache and vomiting etc., and is effective in the early stage of glaucoma. If the condition is serious one should consider combined therapy.

Glaukom: Akupunktur-Behandlung in 9 von 35 untersuchten Werken

Punkt	Kategorie	O	E	C	re	cu	cp	ca	ap	cn	co	sy	ma	na	ex	pr	kn	rh	sh	pe	pt	sk	zh	ce	cs	in	mi	tr	el	gu	hb	se	am	cl	ad	di	Ges.	Rang
Di4-Hegu	Yuan					●		●		●		●			●														●								6	1.
Bl1-Jingming	:							○		●		●			●													●	●								6	1.
Mi6-Sanyinjiao	:												●		●												○	●	●								5	3.
Gb20-Fengchi	:							○					●		●												●	●									5	3.
Extr-Taiyang								●		●			●		●												○										5	3.
Ma36-Zusanli	5 LH-Magen					○				●																	○		●								4	6.
Bl2-Zanzhu	:					●																					○	●									3	7.
Bl18-Ganshu	BS-Leber					●									●													●									3	7.
Le2-Xingjian	2-					○																					○	●									3	7.
Extr-Qiuhou	:									●																	●		●								3	7.
Ma1-Chengqi	:									●																			●								2	15.
Bl62-Shenmai	: Con-Yangqiao					○																						●									2	15.
Bl63-Jinmen	: Xi					○																						●									2	15.
Ni3-Taixi	3 Yuan					●																						●									2	15.
Gb1-Tongziliao	:					●																						●									2	15.
Le3-Taichong	3 Yuan					●																			●												2	15.
Extr-Yintang								●		●																											2	15.
Di11-Quchi	5+							○																													1	/
Ma2-Sibai															●																						1	/
Bl23-Shenshu	BS-Niere																												●								1	/
Pe6-Neiguan	Luo Con-Yinwei																										○										1	/
Sj17-Yifeng	:							○																													1	/
Gb14-Yangbai	:												●																								1	/
Du20-Baihui	:						●																														1	/
Extr-Yuyao													●																								1	/

● = Hauptpunkt; ○ = Zusatz- oder Symptompunkt. Buchkürzel und Kategorien siehe Übersichten S. 12ff.

Relevanzkarte Glaukom

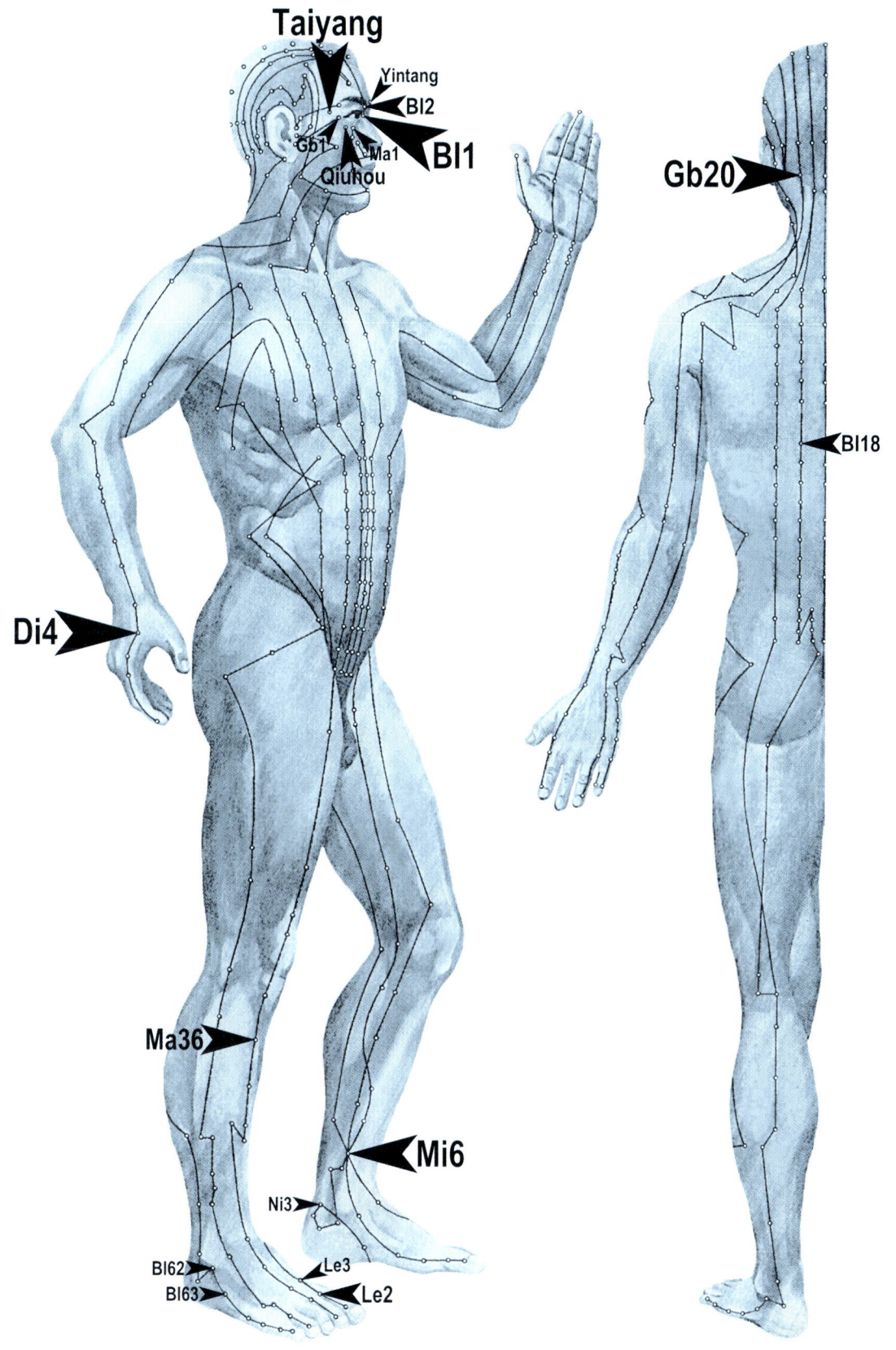

Anmerkungen zur Punktauswahl

Das Ergebnis zeigt eine relativ geringe Übereinstimmung. Und würde man nur die Hauptpunkte betrachten, aber Bl1-Jingming strei-
chen, dann wäre kaum festzustellen, daß es
hier um ein Augenleiden geht.

Von der oben dargestellten Theorie findet
sich bei der Punktauswahl nur wenig. Insbe-
sondere überrascht die geringe Rolle der
Leber: deren Back-Shu-Punkt Bl18-Ganshu
wird ebenso wie Le2-Xingjian lediglich von
einem Drittel der Arbeiten empfohlen, und
Le3-Taichong nur von 2 Lehrwerken. Auch die
Niere spielt mit 2 Nennungen für Ni3-Taixi
und einer für Bl23-Shenshu (Back-Shu-Punkt
der Niere) kaum eine Rolle. Die „Lungen-
Schwäche" – laut *Concise TCM* für das chronische Glaukom mitverantwortlich – findet sich
mit keinem einzigen Punkt angesprochen.

Sicherlich ließe sich die Wahl von Di4-Hegu
und Gb20-Fengchi auf die Ätiologie „Upward
attack of Wind-Phlegm" zurückführen. Das
wird aber nicht überall getan; *Current Acupuncture*
wählt z. B. Gb20-Fengchi

according to adjacent loci selection.

Und für Di4-Hegu gelten auch hier die Worte
aus *Peking-Acupuncture*:

This point is generally suggested for treating such conditions
involving the sense organs.

Angesichts der ausführlichen theoretischen
Darlegungen von *Concise TCM* überrascht die
dort genannte Therapie: der Berg kreißt mit
einer dramatisch klingenden Syndrom-Differenzierung – und gebiert mit der alleinigen
Empfehlung von Le3-Taichong ein therapeutisches Mäuschen.

Schließlich: wie steht es mit dem Satz von
Current Acupuncture, die Akupunktur bei Glaukom sei

able to ease headache and vomiting?

Das klingt angemessen. Aber der Haupt-
punkt gegen Übelkeit und Erbrechen wäre Pe6-
Neiguan, und dieser Punkt wird lediglich im
Miracle genannt. Zutreffend ist von der Aussage
aus *Current Acupuncture* daher nur der erste Teil.
Von Bl1-Jingming abgesehen, kann man mit
Blick auf die wichtigsten Punkte sagen: **was
hier wirklich behandelt wird, ist nicht so sehr
das Augenleiden, als vielmehr der begleitende
Kopfschmerz.**

Technik

Die Angaben über die Nadeltechnik sind spär-
lich und teilweise widersprüchlich. *Experiences*
empfiehlt intensive Stimulierung („reducing")
für Gb20-Fengchi und Extr-Taiyang, und milde
Stimulierung („reinforcing") für die Back-Shu-
Punkte Bl18-Ganshu und Bl23-Shenshu. *Miracle*
rät nur für die Punkte an den Extremitäten zur
„Reducing"-Technik. Daß die Punkte um die
Augen, vor allem Bl1-Jingming, nicht heftig
stimuliert werden dürfen, versteht sich. Allerdings meint *Miracle*:

For severe headache prick Bl2-Zanzhu and Extr-Taiyang until
bleeding.

Diskussion

In den chinesischen Arbeiten fehlt eine für die
Praxis hochbedeutsame Unterscheidung: geht
es um eine reguläre Behandlung, oder aber um
einen Notfall, bei dem nichts anderes zur Hand
ist als ein paar Nadeln?

Nur in letzterem Fall dürfte es zu verantwor-
ten sein, ein akutes Glaukom mit „rock-hard
eyeballs" primär mit Akupunktur zu behandeln – und anschließend gehört der Patient
schnellstmöglich zu einem Augenarzt. Wie
Current Acupuncture richtig schreibt, dürfte sich
die Rolle der Akupunktur hier auf die Linderung von Kopfschmerz und Übelkeit beschränken.

Aber auch für das chronische Glaukom sind
die Angaben in den chinesischen Werken zum
Teil bedenklich. Ein Zustand mit Hornhaut-
ödem, heftigem Kopfschmerz, schwerer Visus-
minderung und dauerhaft erhöhtem Augen-
innendruck auf mehr als 40 mm Hg ist gerade
nicht die typische Akupunktur-Indikation.

Diese liegt viel eher bei den instabilen, in der
Regel asymptomatischen Formen – Zustands-
bilder, wo der Kammerdruck meistens an der
Obergrenze des Normalen liegt, und nur zeit-
weilig diese Grenze überschreitet. In diesen
Fällen lohnt sich ein Versuch mit Akupunktur
auf jeden Fall und bringt auch vielfach gute
Erfolge. Allerdings geht es dann wirklich ums
Auge, und weniger um den Kopfschmerz. Das
Hinzuziehen weiterer Punkte am Auge (Bl2-
Zanzhu, Gb1-Tongziliao, Ma1-Chengqi, Extr-
Yintang) halte ich daher unbedingt für empfeh-
lenswert.

Notizen

8 ▶ Haut

8.1 Urticaria

Terminologie

Die Benennung des Krankheitsbildes erfolgt weitgehend einheitlich als „Urticaria". Einige Arbeiten wählen den Begriff „Rubella", der im englischen Sprachgebrauch normalerweise für „Röteln" steht. *Research* wählt die Überschrift „Urticaria", gibt als Synonym „Rubella" an und schreibt über die Effloreszenzen sogar:

A yellowish fluid flows out when the patient scratches.

Das *Guide-Book* wählt die Überschrift „Rubella", meint aber „Urticaria":

Rubella is a common allergic disease, characterized mainly by bright red or pale pruritic rashes of various sizes on the skin.

Peking-Acupuncture wählt mit „Wind Wheal" („Wind-Ausschlag") die wörtliche Übersetzung des chinesischen *feng zhen*.

TCM-Krankheitslehre

Das schnelle Auftreten und oftmals ebenso schnelle Abklingen der Urticaria schreibt *Integrating* „pathogenem Wind" zu:

In traditional Chinese medicine, the disease is considered to be caused by wind, because the **wind syndrome is usually characterized** by „mobility", „change" and „abruptness".

Die *Essentials* führen das Krankheitsbild jedoch primär auf „Hitze im Blut" zurück:

Causative factor is **heat in blood** complicated with exogenous wind attacking the superficial layer of the muscles or accumulation of heat in the stomach and intestines due to intake of food to which the patient is unaccustomed.

ChinAcMox sieht in „Stagnation von Feuchtigkeit" den wichtigsten Auslöser:

• It is due to **stagnation of dampness in the skin and muscles** which are again attacked by wind heat or wind cold. The confrontation against dampness is going on between the skin and muscles, so there appears wind wheal.
• It may be caused by **accumulated heat in the stomach and intestines** with further attack of the pathogenic wind which could neither be dispersed from the interior nor removed from the exterior. So pathogenic wind heat stays between the skin and muscles, and results in wind wheal.
• It may also be due to **intestinal parasitosis** such as ascariasis, ancylostomiasis, fasciolopsis, etc, or due to **intake of fish, shrimp or crab** leading to dysharmony of the spleen and stomach with accumulation of damp heat in the skin and muscles.

Anders differenziert *Electroacupuncture*:

The urticaria can be divided into the syndromes due to
• Struggle between wind and heat;
• Impairment of resistance to external evils;
• Disharmony of spleen and stomach;
• Internal excessiveness of blood heat; and
• Production of wind due to blood stagnation.

Und wiederum anders *AcuMox-Therapy*:

• Wind-Cold syndrome
• Wind-Heat syndrome
• Wind-Dryness due to Blood Deficiency
• Dampness obstructing in the Spleen and Stomach
• Dysfunction of the Chong and Ren Channels.

Also eine Vielzahl von Formen: „Wind" in Kombination mit „Kälte", „Hitze", „Feuchtigkeit", Beeinträchtigungen von Milz und Magen, Störungen des „Blut"-Systems und noch einiges mehr. Den Auslösern entsprechen zum Teil morphologische Zuordnungen:

• *Red* colour indicates *heat*;
• *Itching* is caused by *wind*.
• *White* or light red rashes […] indicate stagnation of *wind damp* in the skin and muscles. *(ChinAcMox)*

Auch hier gibt es andere Meinungen:

For the exterior attacked by the exogenous pathogenic *wind cold*, the symptom is manifested by *white wheals*. *(Zhenjiuology)*

Daß Druck oder Kratzen die Hauterscheinungen ebenso hervorrufen kann, wird gelegentlich erwähnt, aber nicht aus TCM-Sicht erklärt. Das Spektrum möglicher Auslöser aus moderner Sicht wird nur selten genannt:

The attack appears to be connected with physical, chemical or biological factors to which the patient is hypersensitive. *(Practical TCM)*

Wie bei den anderen allergischen Erkrankungen wird auch hier kein Versuch unternommen, neuzeitliche Erkenntnisse mit den traditionellen Kategorien in Bezug zu setzen.

Warum aber verschwinden die Urticaria-Effloreszenzen oftmals genauso schnell, wie sie gekommen sind? Hier die TCM-Erklärung:

The pathogenic wind is eliminated by itself while the blood circulates. So the wheals disappear automatically. *(Zhenjiuology)*

Tja – wenn doch alles so einfach wäre …

Urticaria: Akupunktur-Behandlung in 28 von 35 untersuchten Werken

Punkt	Kategorie	O	E	C	re	cu	cp	ca	ap	cn	co	sy	ma	na	ex	pr	kn	rh	sh	pe	pt	sk	zh	ce	cs	in	mi	tr	el	gu	hb	se	am	cl	ad	di	Ges.	Rang
Mi10-Xuehai		●	●	●	●	●		○		●						●			●	○	●	●	●	●	●	●	●	●	●	●	●	●	●		●	○	27	1.
Ma36-Zusanli	5 LH-Magen	●	○	●	●	●		●	●	●			●			●			●	●	●	●	○	●	●	○			○		●	●	○		○	●	26	2.
Di11-Quchi	5+	●	●	●	●	●		●	●	●			●			○			●	●	●	●	●	●		●	●		●		●	●	●		●	●	25	3.
Di4-Hegu	Yuan	●	●	●	●	○		○	●	●			●	●		●			●			●	●			○			○	●	○	○	○		●		19	4.
Mi6-Sanyinjiao	:	●	●	●		●		○	●	●						●	●			●	●	●	●			●	●		○	●	●	●	●			●	19	4.
Gb20-Fengchi	:									○							●		○	●		·			○	●	●			○	○	●				○	12	6.
Du14-Dazhui	:					○							○							●	●	●	●			○			○	○	○	○	○			○	12	6.
Bl17-Geshu	Inf-Blut																		●	●	○	●	●	●	●	●	●	●	●	●	●	●	●		●		11	8.
Ma25-Tianshu	Mu-Dickdarm		○		○				○				○										●		○	○		○	○		○	○			○	○	8	9.
Bl40-Weizhong	5 LH-Blase		●		●			●	●											○	●		●			●	●			●	○	○					8	9.
Mi9-Yinlingquan	5		○		○			○					○										○			○				○							6	11.
Bl20-Pishu	BS-Milz																			○		●	●								○	○			○		5	12.
Gb31-Fengshi															●						●	●	●			●	●	○	○			●					5	12.
Betroffenes Gebiet				●															○			●	●						●		●	●					5	12.
Ma37-Shangjuxu	LH-Dickdarm																		○						○			○	○	○							3	15.
Bl12-Fengmen	:								●											○													●				3	15.
Pe6-Neiguan	Luo Con-Yinwei								○												○									○	○				○		3	15.
Le14-Qimen	: Mu-Leber	●																										●									3	15.
Ren12-Zhongwan	: Mu-Magen Inf-Fu								○												○								○		○	○				○	3	15.

● = Hauptpunkt; ○ = Zusatz- oder Symptompunkt

Je 2 Nennungen: Lu11 (kn, se); Bl18 (ap, se); Sj5 (el, di); Gb34 (ap, kn); Le2 (O, tr); Le13 (O, tr); Du16 (se, di); Ren4 (se, am); Ren6 (pe, se). – **Je 1 Nennung:** Di15 (di); Ma30 (am); Mi4 (am); Bl23 (el); Pe7 (ex); Sj4 (ex); Sj10 (mi); Du10 (pe); Ren17 (kn).
Buchkürzel und Kategorien siehe Übersichten S. 12ff.

Relevanzkarte Urticaria

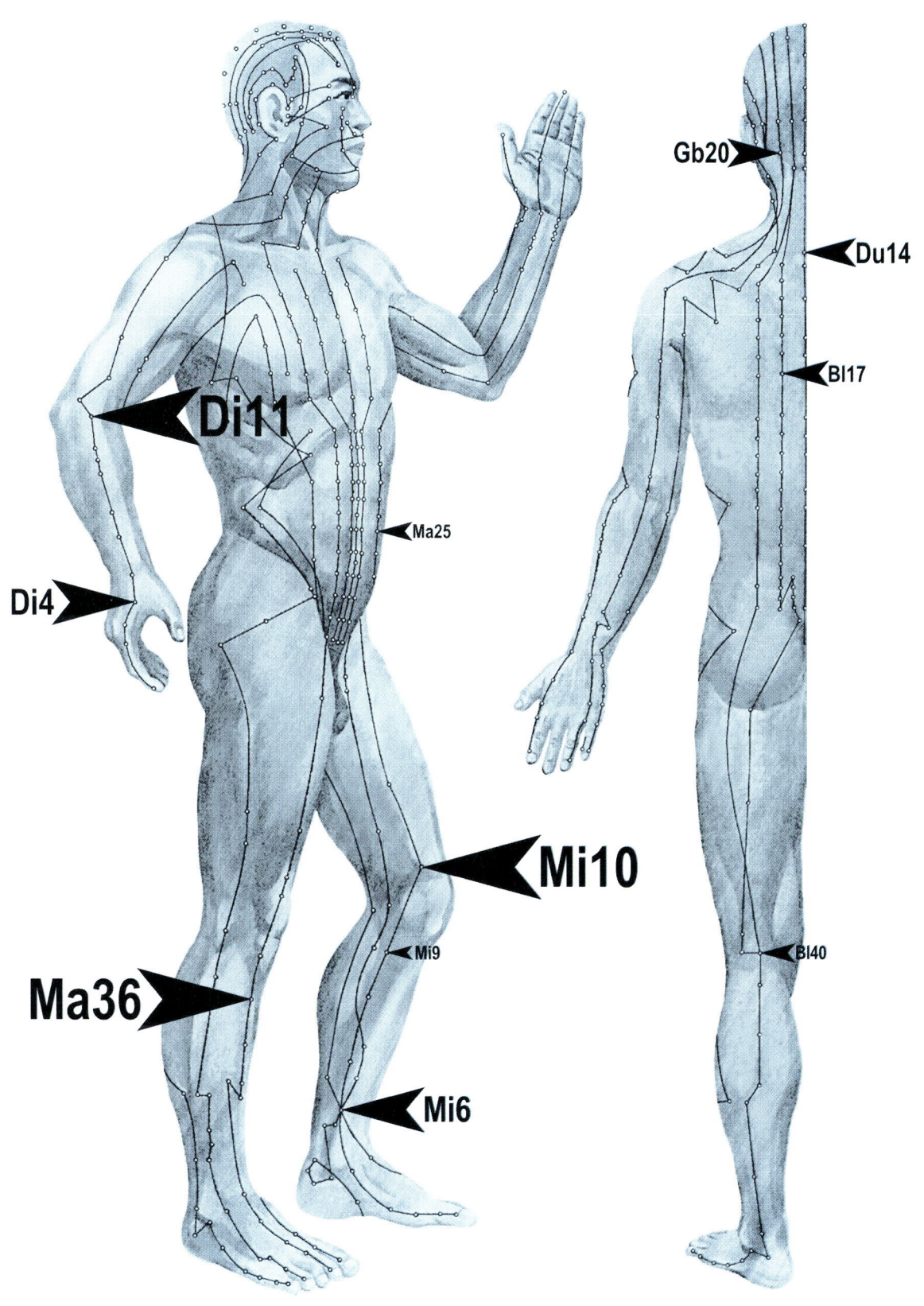

Anmerkungen zur Punktauswahl

Die Vielfalt der beschriebenen Formen spielt in der Therapie kaum eine Rolle. Meist werden Hauptpunkte genannt, dazu je nach Typus einige Zusatzpunkte (selten auch nach dem Ort des Auftretens).

Die Übereinstimmung bei den Hauptpunkten ist groß: die ersten 5 Punkte (mit 19–27 Nennungen) werden öfter verwendet als alle anderen zusammen.

Die Wahl der Hauptpunkte wird wie folgt begründet:

Mi10-Xuehai and Mi6-Sanyinjiao eliminate damp-heat in the blood. Di11-Quchi and Di4-Hegu relieve itching and wheals through eliminating wind-heat. Ma36-Zusanli soothes the stomach and intestines to relieve abdominal pain. *(Essentials)*

Die Rolle der Dickdarm-Leitbahn läßt sich auch anders interpretieren:

As the lung which dominates the skin and hair is exteriorly and interiorly related with the large intestine, Di11-Quchi, the He-sea point of the Large Intestine Meridian of Hand-Yangming is needled with the reducing method to disperse the pathogenic factors from the exterior. Di4-Hegu, the Yuan-source point of the Hand-Yangming Meridian can strengthen the function of Di11-Quchi. *(Zhenjiuology)*

Mi10-Xuehai gehört keiner der funktionellen Kategorien an. Über seine Rolle heißt es:

Mi10-Xuehai, the point along the Spleen Meridian of Foot-Taiyin, is the key point in treating blood diseases. *(Zhenjiuology)*

Und das *Nanking-Lehrwerk* erläutert:

Mi10-Xuehai implies the sea of the spleen blood and is indicated in disorders of blood. The saying goes: „Blood must be treated first for disorders due to wind disturbance. Smooth circulation of blood leads to spontaneous elimination of wind." This explains the action of Mi10-Xuehai in activating blood circulation, clearing heat in the blood, eliminating wind and relieving itching.

Peking-Acupuncture spricht Mi6-Sanyinjiao jedoch dieselben Eigenschaften zu:

Mi10-Xuehai and Mi6-Sanyinjiao, respectively the sea of the blood and the crossing point of the three Yin channels of the foot, are able to strengthen the spleen, resolve dampness, eliminate heat and cool the blood. They also have the action to activate blood and stop itching sensation.

Angesichts der Bedeutung, die in der Therapie dem Aspekt „Blut" beigemessen wird, ist die Rolle von Bl17-Geshu interessant: dieser als „Influent-Punkt des Blutes" interpretierte Punkt taucht bei der Urticaria-Therapie erstmals 1991 in *Shanghai-Acupuncture* auf – und seitdem in fast allen Lehrwerken.

Technik

Diejenigen Werke, die eine einheitliche Technik beschreiben, empfehlen in der Regel eine stärkere Stimulierung:

The reducing method is applied to disperse wind damp and eliminate heat in the blood. *(ChinAcMox)*

Gelegentlich wird Reizstrom verwendet:

Du14-Dazhui and Mi9-Yinlingquan are treated with either the reducing needling technique or electric needling. *(Nanking-Lehrwerk)*

Applied Acupuncture betrachtet das Krankheitsbild im Kern als wärmebedürftig und rät:

Moxibustion performed to Di11-Quchi and Mi10-Xuehai for 10–20 min respectively.

Peking-Acupuncture empfiehlt die Prick-Technik an bestimmten Punkten:

Du14-Dazhui and Bl40-Weizhong can be pricked with a three-edged needle to cause bleeding.

Einige Arbeiten empfehlen das Hervorrufen kleiner punktförmiger Blutungen auf dem betroffenen Gebiet, auch während der Attacke:

In addition, during the onset of wheals the plum blossom needle may be used to tap wheals at the local area until slight bleeding occurs. *(Zhenjiuology)*

Diskussion

Die Mehrzahl der chinesischen Arbeiten betreibt bei der Urticaria eine ausschließlich systemische Therapie. Der Ort, wo die Hauterscheinungen auftreten, spielt meist keine Rolle. Eine Ausnahme ist *Electroacupuncture*: hier werden neben den Hauptpunkten je nach Ort des Auftretens einige Zusatzpunkte genannt.

In den Mittelpunkt rücken die Effloreszenzen dort, wo mit dem Nadelhämmerchen („Pflaumenblüten-Nadel" oder „Sieben-Sterne-Nadel") die von *Zhenjiuology* empfohlenen feinen Punktblutungen hervorgerufen werden. *Skill* empfiehlt zusätzlich blutiges Schröpfen:

When bleeding is caused by pricking, cupping [...] to the points is applied.

Dieses Verfahren entspricht natürlich primär dem gedanklichen Ansatz der TCM; sein Ziel ist das Ableiten von „heißem Blut". Es hat aber auch einen Bezug zur heutigen Sicht bestimmter allergischer Prozesse, deren Verlauf wesentlich durch einen erhöhten Mastzellen-Anteil im peripheren Blut bestimmt wird. Einen Teil dieses Blutes nach außen treten zu lassen, ist ein brauchbarer Ansatz. Obwohl dieses Vorgehen nur von einer Minderheit der chinesischen

Arbeiten empfohlen wird, halte ich es daher
für sinnvoll.

Notizen

9 ► Gynäkologie / Geburtshilfe

9.1 Dysmenorrhoe

Terminologie

Die Benennung in den chinesischen Arbeiten ist einheitlich: das Beschwerdebild wird ausnahmslos unter der Bezeichnung „Dysmenorrhea" dargestellt.

Der chinesische Ausdruck ist *tong jing*, also „schmerzhafter (Monats-)fluß".

TCM-Krankheitslehre

Ebenso wie Gehirn und Knochenmark gehörte der Uterus in der TCM zu den „qi heng zhi fu" („Außerordentliche Fu-/Hohlorgane") – ein Sammelbegriff für Organe, mit denen man nichts Rechtes anzufangen wußte. In TCM-Büchern, die sich nicht speziell mit Gynäkologie befassen (also allen hier untersuchten) gibt es kaum Hinweise, wie sich das chinesische Altertum die normale Menstruation erklärte. Die TCM-Gynäkologie (z. B. das entsprechende Buch der *Peking-Reihe*) bezieht dafür Herz, Leber, Niere, Milz, Lunge und Magen ein – im Prinzip könnte jedes dieser Organe für eine Störung verantwortlich sein. Was also führt zur schmerzhaften Menstruation?

Bei den Antworten fällt auf, daß in keinem der untersuchten Werke das Wort „Hormon" oder „hormonell" erwähnt wird. Auch die in China häufig verwendeten Intrauterinpessare werden als mögliche Ursache nirgends erwähnt. Darüber könnte man hinwegsehen, wenn die traditionellen Erklärungen eine brauchbare Deutung für die Menstruationsbeschwerden liefern würden. Aber dazu reicht es nicht, festzustellen:

Dysmenorrhea is principally ascribed to the impeded flow of qi and blood in the uterus. *(ChinAcMox)*

Das ist ein Gemeinplatz: in der TCM wird im Prinzip jeder Schmerz auf eine „Stauung von Qi und Blut" zurückgeführt. Was aber führt konkret zur Dysmenorrhoe?

Die *Essentials* geben eine Erklärung, bei der sie wie die Mehrzahl der Arbeiten nach Fülle- und Mangel-Typ unterscheiden:

- Dysmenorrhea of **Shi (excess)** type is due to coagulation of blood in the uterus resulting from emotional disturbance such as obsession, worry, melancholy and anger, or invasion of cold or taking cold drinks during menstruation.
- Dysmenorrhea of **Xu (deficiency)** is caused by insufficiency of qi and blood and dysfunction of the Chong and Ren Channels.

Diese Erklärung ist unbefriedigend. Dysmenorrhoe ist ja kein Schnupfen, der vorübergeht und dann für lange Zeit weg ist. Viel häufiger handelt es sich um regelmäßig wiederkehrende Schmerzen, und die kommen gewiß nicht daher, daß sich die betroffenen Frauen alle vier Wochen aufs neue den Unterleib erkälten oder kalte Getränke zu sich nehmen.

Vielfach wird auf die Leber verwiesen:

Liver Qi stagnation with subsequent stagnant Qi and blood stasis may also impede the normal menstrual flow and develop dysmenorrhea. *(ChinAcMox)*

Einige Werke nennen als zusätzlichen Faktor „*deficiency of kidney*", ohne dies näher zu erläutern. Aber auch der Hinweis auf „Leber" und „Niere" erklärt nicht, warum sich chronische Menstruationsbeschwerden oftmals mit solcher Regelmäßigkeit wiederholen.

Für die Praxis brauchbarer sind die Unterteilungen dort, wo sie die klinischen Aspekte in den Vordergrund stellen. *Current Acupuncture* verknüpft beispielsweise die pathogenetischen Erklärungsmodelle mit dem Zeitpunkt, zu dem Beschwerden auftreten:

- **Pre-menstrual pain** is due to stagnation of ch'i and effusion of blood.
- **Post-menstrual pain** is due to deficiency and coldness.

Darüber hinaus sind die Art des Schmerzes und die begleitenden Symptome Hauptmerkmale für die Syndrom-Differenzierung:

- **Shi type:** Premenstrual cramping pain fixed in the lower abdomen and aggravated when pressed. This radiates to the lower back and thighs, gradually diminishing after onset of menstruation; menstrual flow dark purplish in colour with clots, hesitant; pulse wiry.
- **Xu type:** Lower abdominal pain at late stage of menstruation or post-menstruation, mild but persistent pain responding to warmth and pressure, menstrual flow scanty and pinkish in colour. In severe cases, there may appear chilliness, palpitation and dizziness. Pulse thready and forceless. *(Essentials)*

Mit anderen Worten: fixierter, krampfartig ausstrahlender, auf Druck sich verschärfender Schmerz vor oder zu Beginn der Menstruation entspricht dem Fülle-Typ.

Milder, schwer zu ortender, bei Druck oder Wärme nachlassender Dauerschmerz gegen Ende oder nach der Menstruation entspricht dem Mangel-Typ.

Dysmenorrhoe: Akupunktur-Behandlung in 31 von 35 untersuchten Werken

Punkt	Kategorie	O	E	C	re	cu	cp	ca	ap	cn	co	sy	na	ma	ex	pr	kn	rh	sh	pe	pt	sk	zh	ce	cs	in	mi	tr	el	gu	hb	se	am	cl	ad	di	Ges.	Rang
Mi6-Sanyinjiao	:	−	−	−	●	●	●	●	●	●	●	●	●	●	●	●	●	●	●	●	+	●	●		+		○	●	●	●	−	●	+	+		●	29	1.
Ren4-Guanyuan	: Mu-Dünndarm	−	−	−	●	●	●	○		●	●		●	●	●	−	+	−	●	●	−	●	−				−	●		●	−		−	−	−	●	27	2.
Bl23-Shenshu	BS-Niere	−	−	−	−	−							−			−	●	−	−	−	●	○	−				−	●	−	−	−	+	−	−	−	−	24	3.
Ma36-Zusanli	5 LH-Magen	−	−	−	−				●		●		●	−		−	●	−	−	−	●	●					−	●	●	−	−	−	−	−	−	−	22	4.
Ren3-Zhongji	: Mu-Blase	+	+	+				●		●	●		+	+	+	+		+			+	●	+				+		+	+	+	●	+	+	+	+	21	5.
Mi8-Diji	Xi	+	+	+								●	+				●	+	●	+	●	●	●		+				+	●	+	●	+	+	+	●	17	6.
Le3-Taichong	3 Yuan	+	+	+								●	+	+	+			+		+	+				+		○		+	+	+	●	+	+	+	+	16	7.
Ren6-Qihai				+					●			●					●	+	●	+	+	●							●		+	●	+	+	+	●	14	8.
Ma29-Guilai			○	○		+							−		−			+			○	○					○	●			○				+	+	13	10.
Bl32-Ciliao			+	+		+						●	+		+				●	+	○				+		+			●	+	+			+	+	13	10.
Mi10-Xuehai		+	+	+			+								+	+		+				○									+	+	+			+	12	11.
Bl20-Pishu	BS-Milz	−	−	−									−			−							−						−		−	−			−	−	12	11.
Bl18-Ganshu	BS-Leber			−									−	−	−		−			−	−		−						−			−	−		−	−	10	13.
Di4-Hegu	Yuan	+	+								●					+	●	−		+					+				+	+	+		+	+		+	8	15.
Ma28-Shuidao		○		−												+	+					○			+					○	○					+	8	15.
Ma25-Tianshu	Mu-Di												○		−					+	+		+		+		−		+				+	+		+	7	16.
Du4-Mingmen							●		●				●							+	○	●			+		−					+				+	7	16.
Ni3-Taixi	3 Yuan												○						−		○	○	○	−		+										−	−	6	20.
Pe6-Neiguan	Luo Con-Yinwei												○								○	○	○	+													6	20.
Gb34-Yanglingquan	5 LH-Gb Inf-Sehnen												−		−							○	○							+							+	6	20.
Ni6-Zhaohai	: Con-Yinqiao												−								○	−	○							+	○		−	−	−		−	5	21.
Extr-Zigong			+	○						●	●	●																										5	21.
Ma27-Daju		+		○	○					●																		○			○						4	23.
Extr-Shiqizhui							○	○			●		○	−	−						○		●														4	23.
Bl21-Weishu	BS-Magen																														○			○			3	25.
Ni12-Dahe	:												○								○						−					−	−		−	−	3	25.
Ren2-Qugu	:					○						○	○								○							○								−	3	25.

● = Hauptpunkt; ○ = Zusatz- oder Symptompunkt; [+] = „Fülle"-Form (*Shi*); [−] = „Mangel"-Form (*Xu*).

Je 2 Nennungen: Mi4 (sy, ma); Bl17 (se, di); Ni13 (na, pt); Ni14 (C, hb); Gb39 (na, pt); Le8 (sy, sk); Ren7 (cu, rh). – **Je 1 Nennung:** Bl25 (sy); Gb37 (pt); Le2 (kn); Le4 (rh); Du3 (na); Du20 (rh); Ren8 (ex); Ren12 (zh); Ahshi-Punkte (ap); E-Huatuojiaji (zh); E-Yaoyan (cp).

Buchkürzel und Kategorien siehe Übersichten S. 12ff.

Relevanzkarte Dysmenorrhoe

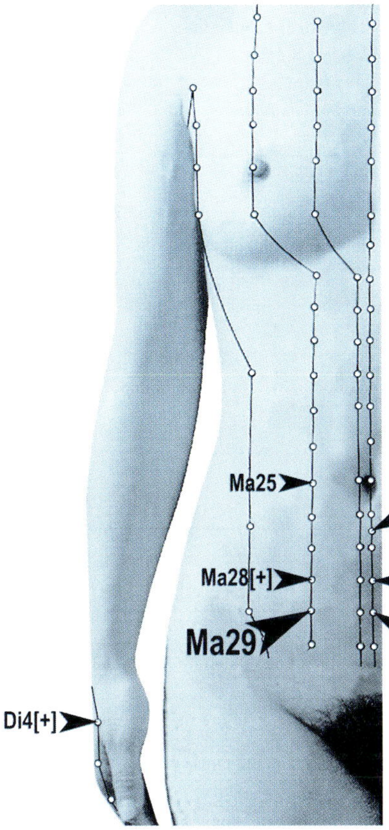

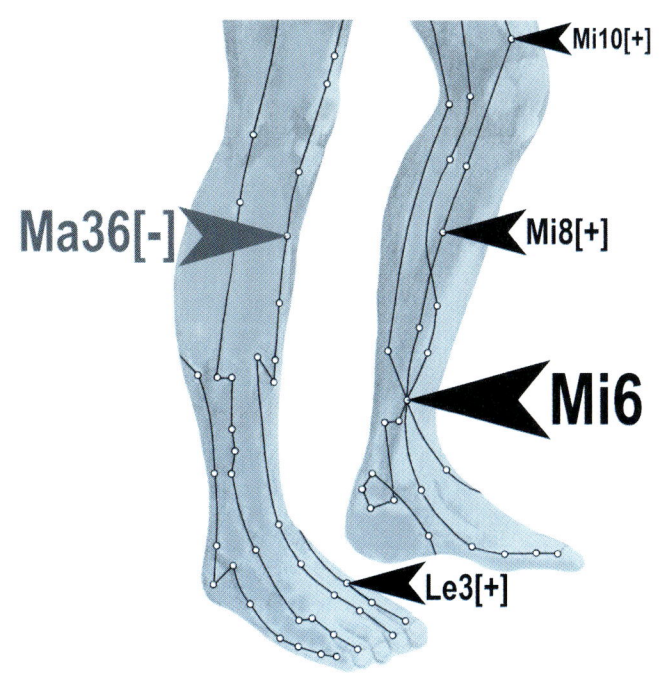

Ma25

Ren6

Ma28[+]

Ren4

Ma29

Ren3[+]

Di4[+]

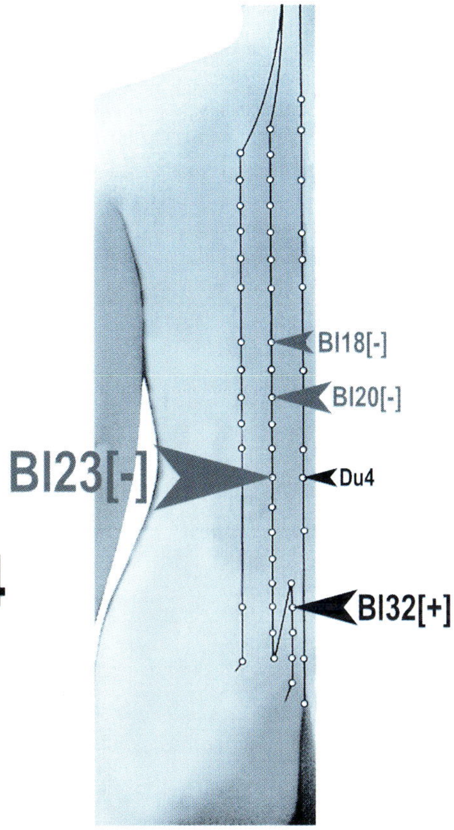

Bl18[-]

Bl20[-]

Bl23[-]

Du4

Bl32[+]

Mi10[+]

Ma36[-]

Mi8[+]

Mi6

Le3[+]

⦿ Anmerkungen zur Punktauswahl

Mi6-Sanyinjiao ist der einzige Punkt, der mehrheitlich als Hauptpunkt bei allen Formen der Dysmenorrhoe verwendet wird. Bereits Ren4-Guanyuan als zweiter Punkt der Rangliste wird zum größeren Teil nur für die Therapie der Mangel-Form empfohlen.

Die Begründung für die Anwendung von Mi6-Sanyinjiao lautet überwiegend:

Mi6-Sanyinjiao, the crossing point of the three yin channels of foot, [is] combined to regulate qi of the Spleen Channel. (Nanking-Lehrwerk)

Das ist nicht schlüssig, denn die Milz spielt ja, wie oben gezeigt, in der TCM-Pathogenese kaum eine Rolle. Für die Praxis relevanter ist wohl der Hinweis in *Experiences*:

Mi6-Sanyinjiao is an essential point for genital and urinary disorders.

Der Einsatz von Ren4-Guanyuan wird unterschiedlich begründet:

Ren4-Guanyuan [...] tonifies the kidney Qi and warms up the uterus. *(Peking-Acupuncture)*

Moxibustion applied to Ren4-Guanyuan will warm up the lower burner and nourish the Governor Vessel and Conception Vessel meridians. *(Miracle)*

Ren4-Guanyuan is an intersecting point of the three foot-yin meridians. When moxibustion is applied to it and Bl23-Shenshu, it may warm up the lower jiao, benefit essence, blood and finally the Chong and Ren Meridians. *(ChinAcMox)*

Noch unterschiedlicher die Begründung für Ren3-Zhongji:

Ren3-Zhongji and Ma27-Daju are local points to remove blood stasis and relieve pain. *(Essentials)*

Ren3-Zhongji is chosen to adjust the qi in the Chong and Conception Vessel meridians. *(Miracle)*

Ren3-Zhongji is a meeting point of the Ren Channel and the three yin channels of foot and also communicates with the uterus where the Chong Channel starts. *(Nanking-Lehrwerk)*

Technik

Für den Fülle-Typ wird empfohlen:

Needling is given with **reducing** method. For cases **cold** in nature, **moxibustion** is advisable. *(Essentials)*

Und für den Mangel-Typ beispielsweise:

Use **reinforcing** method, while applying moxibustion to Ren6-Qihai, Ma36-Zusanli, and Mi6-Sanyinjiao. *(Selecting)*

Für besonders heftige Schmerzen empfiehlt *Current Acupuncture*:

If the pain is severe, apply strong continuous stimulation of Mi6-Sanyinjiao for 20 minutes until relief of the pain.

Oder man stimuliert alle Punkte:

The needles are retained for 20–30 minutes and in a severe case manipulated continuously until the pain is relieved. *(Nanking-Lehrwerk)*

Bei chronisch wiederkehrenden Schmerzen ist es sinnvoll, die Behandlung schon vor Beginn der Menstruation aufzunehmen, und zwar den meisten Arbeiten zufolge 2–3 Tage früher. *Rehabilitation* rät sogar:

The disease should be treated 7–10 days before menses.

Das *Nanking-Lehrwerk* liegt in der Mitte:

Treatment usually begins 3–5 days before the menstrual period and continues once daily or every other day until the arrival of the period. Needles are retained for 20 minutes. Treatment may be continued with a frequency of 1–2 times per week after the period is completed.

⚖ Diskussion

Bei der Erklärung, die für die Anwendung der wichtigsten Punkte gegeben wird, fällt ein Aspekt ins Auge: die funktionellen Kategorien, denen die Punkte angehören. In der Theorie wird ihnen eine herausragende Rolle zugeschrieben. Und in der Praxis?

Mi6-Sanyinjiao gehört formell zu keiner Kategorie, hat aber als „Kreuzungspunkt der 3 Yin-Leitbahnen" eine Sonderstellung. Bl23-Shenshu entspricht als Back-Shu-Punkt der Niere der theoretischen Zuordnung zur „deficiency of kidney". Aber die anderen Punkte?

Ren4-Guanyuan ist Mu-Punkt des *Dünndarms*, Ren3-Zhongji Mu-Punkt der *Blase*. Aber beide Organe spielen für die Pathogenese der Dysmenorrhoe keine Rolle, und bei den Auswahlkriterien für diese Punkte wird kein Bezug darauf genommen. Mit anderen Worten: Der Eigenwert der Punkte, der hier für eine Anwendung spricht, hat mit ihrer Kategoriezugehörigkeit nichts zu tun. Die Vermutung liegt nahe, daß die gute Wirkung der Akupunktur bei Dysmenorrhoe zum großen Teil auf die lokalen Punkte im Bauchbereich zurückzuführen ist. Daher halte ich die Anwendung von mehreren Bauchpunkten für sinnvoll, und zwar bei allen Formen der Dysmenorrhoe.

Einmal mehr bestätigt sich: für eine rationale Akupunktur muß die Rolle der funktionellen Kategorien von Grund auf überprüft werden.

Notizen

9.2 Kindslagen-Korrektur

Terminologie

Unter den 21 Arbeiten, die sich mit der Korrektur falscher Kindslage beschäftigen, besteht im wesentlichen terminologische Übereinstimmung. „Malposition of fetus" ist der am häufigsten verwendete Begriff, gelegentlich leicht abgewandelt als „Abnormal position of fetus". Nur das *Manual* spricht von „Malpresentation". Als chinesische Ausdrücke werden *bao bu zheng* („Uterus/ Plazenta/ Fruchtblase nicht normal") bzw. *tai wei bu zheng* („Fetuslage nicht normal") genannt. In einer der Arbeiten wird als Oberbegriff *nan chan* („Schwierige Geburt") aufgeführt.

TCM-Krankheitslehre

Die hier zur Diskussion stehende Indikation der Kindslagen-Korrektur weist zwei Besonderheiten auf, die sie aus allen anderen hervorhebt. Die eine wird sich beim Vergleich der Punktauswahl zeigen: nirgends gibt es ein derart hohes Maß an Übereinstimmung wie hier. Das macht die zweite Besonderheit um so erstaunlicher: bei keiner anderen Indikation sind die Angaben zur Ätiologie dürftiger.

Weitaus die meisten Arbeiten beschränken sich auf die Feststellung des Zustandes:

In seven months of pregnancy, if the fetus' gluteal region or shoulders faces downward, the fetus is malposition, and there is need to convert this. *(Chinese Acupuncture Handbook)*

Wenn dies näher ausgeführt wird, dann in der Regel wie im *Outline*:

This condition occurs most often in multiparae and in women whose abdominal wall is over relaxed.

Nur drei der untersuchten Werke versuchen eine Deutung in den Kategorien der TCM, davon zwei mit der spärlichen Bemerkung:

Causes: [...] stagnation of qi, panic, etc. affecting fetal movement. *(Dictionary)*

In traditional medicine, it is belonged to „Nanchan" (difficult delivery), caused by deficiency or stagnation of qi and blood. *(Electroacupuncture)*

Einzig *Clinical Acupuncture* ist ausführlicher und schreibt:

Malposition of fetus is mostly caused by lax abdominal wall accompanied by deficiency of qi and blood, or stagnation of qi and retention of water due to blood stasis.

Und es differenziert auch in diesem Sinn nach unterschiedlichen Formen:

1. Deficiency of Qi and Blood
   Weak constitution (insufficient qi) plus pregnancy exhaustion leads to a deficiency of qi and blood, which fails to move the fetus. Qi and blood insufficiency may lead to unsmooth movement of the fetus, resulting in a malposition of the fetus.
2. Stagnation of Qi
   Mental depression may cause qi stagnation of the liver and spleen, or fear and worry over the forthcoming delivery will retard qi. Invasion of cold brings about stagnation of qi, or an oversize fetus can stagnate qi. So movement of the fetus is affected, thus resulting in a malposition of the fetus.
3. Retention of Water and Blood Stasis
   In the anaphase of pregnancy, blood accumulates in the uterus, leading to a difficulty in blood circulation. The fetus growing in the uterus causes a disorder of qi and retention of water in the body. Retention of water due to blood stasis affects fetus movement, resulting in a malposition of fetus.

Zu den unterschiedlichen Syndromen gibt *Clinical Acupuncture* auch die entsprechenden diagnostischen Merkmale an, also Puls- und Zungenbild sowie besondere Merkmale bzw. Beschwerden. Hier ein Beispiel:

3. Retention of Water and Blood Stasis *(Tan Yu Jiao Zu)*
   * *Main Manifestations:* Malposition of fetus.
   * *Accompanying Symptoms and Signs:* Distension and pain in the abdomen, scanty urine, or edema in the lower limbs.
   * *Tongue and Pulse Diagnosis:* A pale or dark tongue with thin or moist coating, a deep, wiry or slippery pulse.

Hiermit steht *Clinical Acupuncture* in der chinesischen Literatur jedoch einzigartig da. Nicht einmal im Gynäkologie-Band der *Peking-Reihe* findet sich eine solche Differenzierung. Indirekt widersprechen die meisten Arbeiten den Angaben sogar, indem sie zur falschen Fetuslage wie *ChinAcMox* bemerken:

No symptoms are found in most cases.

Im übrigen hält *Clinical Acupuncture* selber seine ausführliche TCM-Ätiologie nicht unbedingt für hinreichend. Wie eine Reihe anderer Werke verweist es (berechtigterweise) zur Sicherheit auf die Schulmedizin:

There are many causative factors of the fetal malposition. Among them, contracted pelvis, uterine deformity, tumor or problems within the fetus itself are the common ones. The physician should carefully determine the underlying causes and take appropriate measures.

Kindslagen-Korrektur: Akupunktur-Behandlung in 21 von 35 untersuchten Werken

Punkt	Kategorie	O	E	C	re	cu	cp	ca	ap	cn	co	sy	ma	na	ex	pr	kn	rh	rh	sh	pe	pt	sk	zh	ce	cs	in	mi	tr	el	gu	hb	se	am	cl	ad	di	Ges.	Rang
Bl67-Zhiyin	1+	●		●	●		●		●	●		●	●		●	●				●	●		●	●				●	●			●	●	●		●	●	21	1.
Mi6-Sanyinjiao	:																													○					○			2	2.
Lu5-Chize	5-																													○								1	/
Lu11-Shaoshang	1																													○								1	/
Ma36-Zusanli	5 LH-Magen																																		○			1	/
Mi3-Taibai	3 Yuan																													○								1	/
Mi9-Yinlingquan	5																																		○			1	/
Pe6-Neiguan	Luo Con-Yinwei																																		○			1	/
Le3-Taichong	3 Yuan																																		○			1	/
Ren4-Guanyuan	: Mu-Dünndarm																																		○			1	/
Ren6-Qihai	:																																		○			1	/

● = Hauptpunkt; O = Zusatz- oder Symptompunkt
Buchkürzel und Kategorien siehe Übersichten S. 12ff.

Relevanzkarte Kindslagen-Korrektur

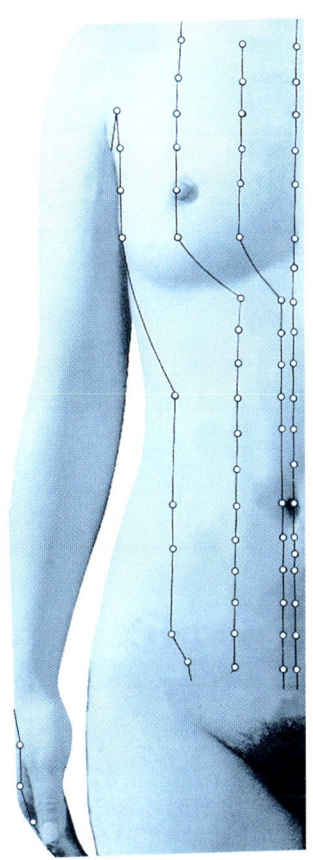

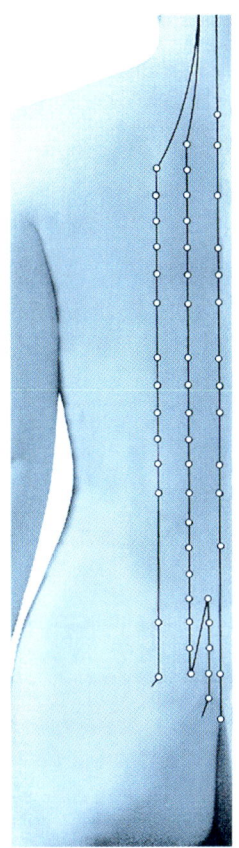

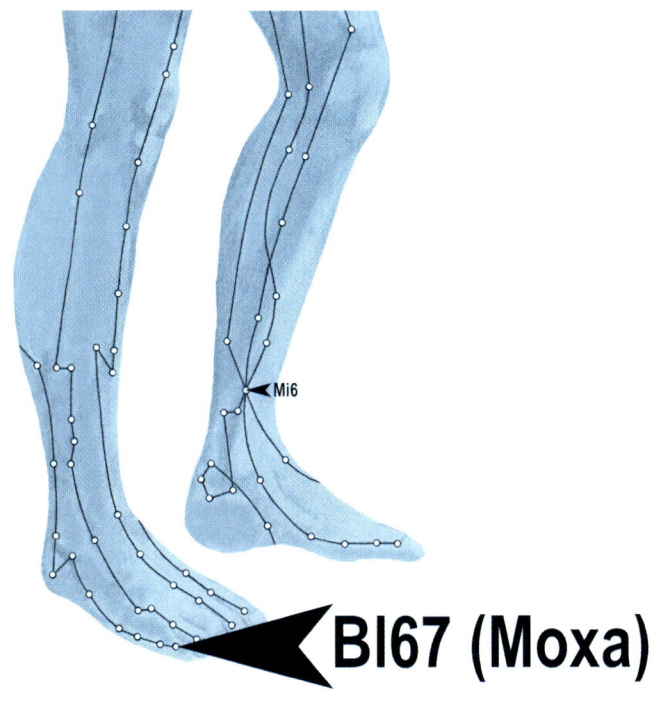

Mi6

Bl67 (Moxa)

● Anmerkungen zur Punktauswahl

Wie gesagt: ein solches Maß an Übereinstimmung gibt es bei keinem anderen Krankheitsbild. Sämtliche Arbeiten, ohne eine einzige Ausnahme, nennen Bl67-Zhiyin. Und sie empfehlen ihn fast ausnahmslos als *einzigen* Punkt – auch das gibt es in den untersuchten Arbeiten kein zweites Mal.

So daß sich natürlich fragt: welche Gesichtspunkte lassen dem Punkt für diese spezielle Indikation eine solch überragende Rolle zukommen?

Nur wenige Arbeiten versuchen das zu beantworten – und das Ergebnis ist erstaunlich blaß und widersprüchlich. Hier die Begründung von *Zhenjiuology*:

Bl67-Zhiyin which is the Jing (well) point of the Bladder Meridian of Foot-Taiyang can **nourish the kidney and regulate Qi** to correct fetal position.

Peking-Acupuncture ergänzt:

The Qi of both the Urinary Bladder Channel of Foot-Taiyang and the Kidney Channel of Foot-Shaoyin merges here since these two channels are internally-externally related. Moxibustion applied at Bl67-Zhiyin may also help to **maintain the coordination of the internally-externally related two channels** so as to make the position of fetus return normal.

Aber was hat die dorsal verlaufende Blasen-Leitbahn mit der Kindslage zu tun? Auch von einer Störung der Nierenfunktion war als Ursache falscher Kindslage nirgends die Rede. Das wird durch die Argumentation des *Nanking-Lehrwerkes* nicht schlüssiger:

According to the theory of yin and yang, movement belongs to yang, while quiescence to yin. The Jing-Well Point is where qi of the channel starts to bubble. By stimulating this point on the Urinary Bladder Channel then, qi of the Kidney Channel is thus regulated.

Dasselbe Lehrwerk beruft sich außerdem auf experimentelle Untersuchungen:

Experimental research has shown that secretion of adrenocortical hormone is promoted by application of moxibustion to Bl67-Zhiyin. This activates uterine contraction and fetal movement.

Diese Angabe wird allerdings von keinem anderen Werk gestützt. Eine solche Wirkung würde auch, wenn sie tatsächlich *nur* bei Bl67-Zhiyin nachweisbar wäre, diesen Punkt sicherlich für eine Reihe anderer Indikationen qualifizieren. Dafür jedoch findet sich kein Beleg.

Am einleuchtendsten klingt daher die schlichteste aller Begründungen:

Bl67-Zhiyin is the Jing-(Well) point of the bladder meridian, and **an empirical point for fetal malposition**.
(ChinAcMox, Clinical Acupuncture)

Technik

Auch über die Technik herrscht weitgehende Einigkeit. Hier das *Outline*:

- *Treatment:* Apply moxibustion only.
- *Prescription:* Bl67-Zhiyin.

Meinungsverschiedenheiten bestehen darüber, wie lange die Behandlung jeweils dauern soll. Das *Outline* empfiehlt 30 Minuten, *ChinAc-Mox* etwas weniger:

Moxibustion is applied to Bl67-Zhiyin bilaterally for fifteen to twenty minutes while the pregnant woman sits in chair or lies supinely in bed with the belt unclasped.

Noch kürzere Anwendung empfiehlt das *Nanking-Lehrwerk*:

Moxibustion using the stick form is then applied to Bl67-Zhiyin bilaterally for 5–10 minutes. The patient may perform this moxibustion herself.

Letzteres dürfte allerdings mancher Frau schwerfallen. Denn für den günstigsten Zeitpunkt der Behandlung gilt:

The most successful results were obtained in seven-month pregnancy: the treatment was less effective for eight-month or more pregnancy. Moxibustion is widely used, yet acupuncture may be applied to some cases. *(Miracle)*

Das *Nanking-Lehrwerk* ist sogar der Meinung, daß nach vier oder fünf erfolglosen Moxa-Behandlungen generell ein Wechsel zur Elektroakupunktur erfolgen sollte (was *Electroacupuncture* seinem Buchtitel entsprechend von Anfang an tut). Die Mehrzahl der chinesischen Arbeiten bleibt jedoch bei der Moxibustion:

Apply moxa-stick moxibustion to bilateral Bl67-Zhiyin point for 15 minutes, once or twice a day until the position of the fetus is normal. *(ChinAcMox)*

⚖ Diskussion

Die Diskrepanz zwischen eindeutiger Praxis und hilfloser Theorie bei der Korrektur falscher Kindslage ist unübersehbar. Vielleicht haben die chinesischen Autoren ja irgendwann einmal genug Selbstbewußtsein, um bei solcher Sachlage in aller Ruhe erklären zu können: „*Wir wissen nicht, warum es wirkt, aber es wirkt. Und darum tun wir es.*"

Notizen

10 ► Urologie

10.1 Harnretention

Terminologie

Die Benennung erfolgt fast einheitlich als „Retention of Urine". *Current Acupuncture* und *Selecting* kombinieren die Behandlung von Harnretention und Inkontinenz. Eine Ausnahme macht *Zhenjiuology* mit „Dysuria". Daß hier dasselbe gemeint ist, zeigt ein Blick auf den Ausdruck *long bi* im chinesischen Teil des Buches: derselbe wie in allen anderen Arbeiten. *Long bi* bezeichnet erschwertes Wasserlassen mit Tröpfeln oder gänzlicher Blockierung.

TCM-Krankheitslehre

Meist werden drei Haupttypen genannt. Deren Symptome sind laut *AcuMox-Therapy*:

(1) **Deficiency of the Kidney Qi syndrome:** Dribbling of urine, not enough power to discharge urine, pale and puffy face, soreness and weakness of the loins and knees, pale tongue, deep fine pulse which is also weak in the Chi portion.

(2) **Downward flow of Dampness-Heat syndrome:** Scanty and dark urine with a hot sensation, or even failure of the urine to be discharged, distension in the lower abdomen, thirst, red tongue with yellow coating, and a rapid pulse.

(3) **Traumatic injury:** Oliguria, failure to discharge urine, fullness and distension in the lower abdomen, with a history of traumatic injury or surgical operation.

Ein häufiges Synonym für Typ (3) ist

Damage of the qi of the meridian: After a traumatic injury or surgical operation on the lower abdomen, the qi of the Bladder Meridian is damaged and blood stasis occurs, so there appear dribbling urination, retention of urine, distension and pain in the lower abdomen. Purplish spots on the tongue, hesitant, rapid pulse are the signs of blood stasis. *(ChinAcMox)*

„Schneller Puls" und „rote Zunge" bei Typ (3) deuten auf einen „Fülle-Zustand" hin, ebenso wie bei Typ (2), „Dampness-Heat". Eine Reihe von Arbeiten (z. B. das *Nanking-Lehrwerk*) faßt daher beide Formen als „Excess-Typ" zusammen und bezeichnet die „Kidney-Deficiency-Form" (1) kurz als „Deficiency-Typ".

Aus klinischer Sicht erweisen sich die genannten Symptome als merkwürdig unbestimmt. Meint beispielsweise „Dribbling of urine" das Harntröpfeln zum Ende des Urinierens? Oder gar, daß Wasserlassen nur tröpfchenweise erfolgen kann, was für eine massive Obstruktion distal der Blase spräche? Oder

aber Überlauf-Inkontinenz bei gefüllter Blase und neurogener Funktionsstörung?

Typ (2) mit „scanty and dark urine" (also „vermindertem und dunklem Urin") deutet auf eine Mitbeteiligung der Niere hin. Allerdings beschreibt *Zhenjiuology* diesen Typ im Rahmen einer Prostatitis:

Downward Flow of Damp-Heat.
Its symptom is dribbling and painful urination. An ultrasound B test confirms **chronic prostatitis**. The tongue is red with yellow and greasy coating.

Der Hinweis auf den dunklen Urin fehlt hier. Was also ist für die jeweiligen Formen wirklich kennzeichnend?

Überdies fällt auf, daß in den Symptombeschreibungen zwar „distension" („Ausdehnung") genannt wird, nicht jedoch das kennzeichnende Symptom „schmerzhafter Harndrang" („urgency"). Daher ist es schwierig, den jeweiligen Symptomen konkrete Krankheitsbilder zuzuordnen.

Dies gilt auch für Form (3) – obwohl sie den Eindruck erweckt, als wäre sie für den Fall einer postoperativen Harnretention geradezu gemacht. Allerdings gab es früher keine Operationen. Und gab es wirklich so viele Stürze mit nachfolgender Dysfunktion des Schließmuskels, daß dies eine eigene Syndromklasse rechtfertigte? Die Angabe von „Oligurie" als weiterem Symptom erschwert die Deutung noch zusätzlich.

Fazit: Die TCM-Differenzierung der unterschiedlichen Formen von Harnretention macht eine klare Zuordnung schwierig. Die beschriebenen Syndrome erlauben weder die eindeutige Abgrenzung von primär renalen gegenüber primär blasenbedingten Krankheitsbildern, noch eine klare Unterscheidung zwischen obstruktionsbedingten und neurogenen Störungen der Blasenfunktion.

Eine Reihe von Werken gibt für die Punktauswahl nur *eine* Empfehlung. Die Mehrzahl macht einen Hauptvorschlag und fügt je nach Syndrom einen oder mehrere Punkte hinzu.

Harnretention: Akupunktur-Behandlung in 24 von 35 untersuchten Werken

Punkt	Kategorie	O	E	C	re	cu	cp	ca	ap	cn	co	sy	ma	na	ex	pr	kn	rh	sh	pe	pt	sk	zh	ce	cs	in	mi	tr	el	gu	hb	se	am	cl	ad	di	Ges.	Rang
Mi6-Sanyinjiao	:	●	●	●	●		●	●	●	●									●	●	●	●	●	●	●	●	●	●	●	●	●	●	●	●	●	+	20	1.
Ren3-Zhongji	Mu-Blase	●	●	●	●		●	●						+		●			●	●	●	●	●	●	●	●	●	○	●	●	●	●	●		●	+	20	1.
Mi9-Yinlingquan	5	○	+											+	+	+			+	+		+	+	+		+	+	+		+	-	+	+		-	+	17	3.
Bl23-Shenshu	BS-Niere			-		●								-					-	-		●	●		-	-	○			-	-	-	-		-	-	16	4.
Bl28-Pangguangshu	BS-Blase	○		+										+					+	●					+	+		○		+	+	+	+		+	+	14	5.
Ren4-Guanyuan	:	●	-	-					●	●						-			-						-	-		●		-	-		-		-		13	6.
Bl39-Weiyang	LH-Sanjiao		●	+									-						●	-					+	+			●	●	+		-			-	12	7.
Bl22-Sanjiaoshu	BS-Sanjiao				○								●	●						-		●	-			-	-	○	●			-	-		-	-	11	8.
Ren6-Qihai							●							-	-				-	●						-	-			-		-	-		-	-	10	9.
Ma28-Shuidao		○		+		●														+		●	●		+			●		●	+	+					7	10.
Bl32-Ciliao	:	○			●								○	○	●							●	●					○									7	10.
Du4-Mingmen				-									-	-	-					○		-			-						-	-					7	10.
Ni10-Yingu	5												-	-	-					-					-							-				-	5	13.
Du20-Baihui	:		-	-												-			-						-												5	13.
Ni5-Shuiquan			+	+																+					+						-						4	15.
Mi10-Xuehai	Xi		+										+		+																+						3	16.
Sj4-Yangchi	Yuan			-																					-							-				-	3	16.

● = Hauptpunkt; ○ = Zusatz- oder Symptompunkt; [+] = „Fülle"-Form (Shi); [–] = „Mangel"-Form (Xu).

Je 2 Nennungen: Lu5 (ad, di); Bl20 (se, di); Bl30 (ex, zh); Bl67 (cu, tr); Ni3 (zh, se); Gb34 (cn, el); Du3 (na, pe); Du26 (pr, di); Ren2 (ap, ad). – **Je 1 Nennung:** Lu11 (di); Di4 (ad); Ma36 (ad); Bl17 (na); Bl18 (se); Bl27 (cu); Bl33 (cu); Bl35 (sk); Bl53 (cu); Pe6 (di); Pe9 (di); Sj5 (pr); Le2 (na); Le3 (se); Le8 (el); Du2 (ex); E-Weibao (el).
Buchkürzel und Kategorien siehe Übersichten S. 12ff.

Relevanzkarte Harnretention

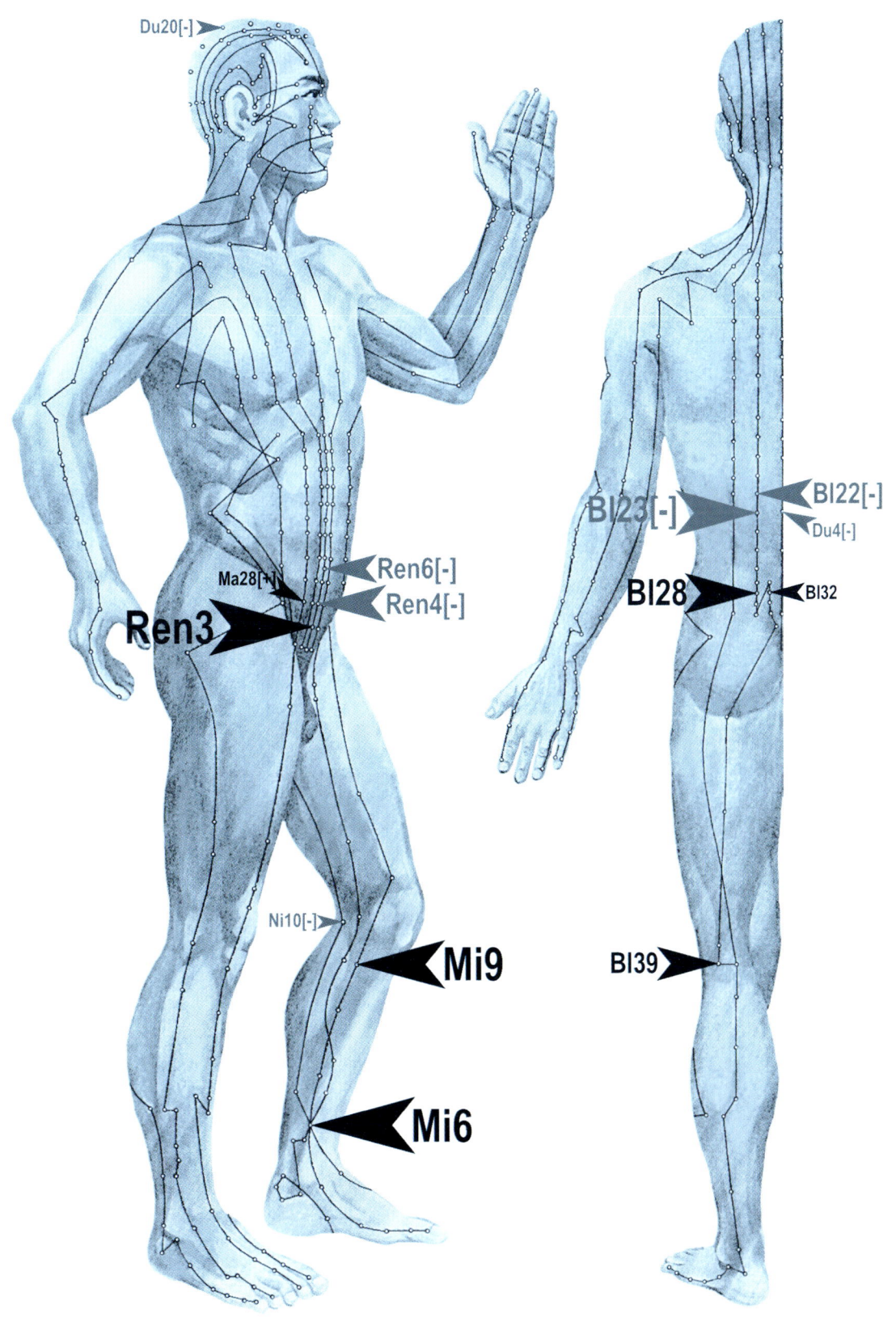

⬛ Anmerkungen zur Punktauswahl

Nur Mi6-Sanyinjiao und Ren3-Zhongji finden durchweg für alle Formen Anwendung. Die *Essentials* begründen das so:

Ren3-Zhongji, the Front-Mu Point of the urinary bladder, combined with Mi6-Sanyinjiao can adjust the function of the urinary bladder.

Je nach Zusammenhang werden für Mi6-Sanyinjiao unterschiedliche und insgesamt sehr umfassende Eigenschaften genannt:

Mi6-Sanyinjiao may promote the circulation of blood and qi in the meridian. *(ChinAcMox)*

Mi6-Sanyinjiao, the point crossing the three Yin channels of the foot, may strengthen the spleen and kidney and promote urinary discharge. *(Peking-Acupuncture)*

Mi6-Sanyinjiao may dispel heat from the lower jiao. *(ChinAcMox)*

Mi6-Sanyinjiao strengthens the action of tonification. *(Nanking-Lehrwerk)*

Die wichtigen Punkte beschränken sich bis Rang 9 auf Blasen-, Ren- und Milz-Leitbahn. Mit Ausnahme von Bl39-Weiyang sind die Punkte der Blasen-Leitbahn Back-Shu-Punkte: von Blase, Niere und Sanjiao. Die Punkte der Ren-Leitbahn sind Front-Mu-Punkte, und zwar der Blase (Ren3-Zhongji) und des Dünndarms (Ren4-Guanyuan). Doch ist im Fall von Ren4-Guanyuan sicherlich nicht die Kategorie, sondern die Lokalisation entscheidend.

Bei der Harnretention findet auch einmal die Regel „Front-Mu-Punkte und Back-Shu-Punkte kombinieren" Anwendung:

Bl28-Pangguangshu and Ren3-Zhongji, known as the combination of Back-Shu and Front-Mu points, are used to clear up the retention of heat in the urinary: bladder. *(Peking-Acupuncture)*

Allerdings beschränkt sich das (wie auch der Einsatz von Mi9-Yinlingquan) überwiegend auf die „Damp-Heat"-Form.

Technik

Das *Outline* ist generell für „strong stimulation". Die Mehrzahl der Arbeiten empfiehlt dagegen wie die *Essentials*:

In treating the first two types [= accumulation of **damp-heat** in the urinary bladder; **damage of the qi** of the channels], needling with **reducing** method is advisable.

For retention of urine due to **insufficiency** of yang of the kidney, needling should be given with **reinforcing method plus moxibustion.**

Miracle warnt mit Recht vor einer Gefahr:

When the urinary bladder is overfull, shallow or oblique puncture on the points of the lower abdomen is advisable. Never use deep and perpendicular puncture.

⚖ Diskussion

Wie oben gezeigt, nehmen die chinesischen Arbeiten moderne klinische Erkenntnisse äußerlich gesehen durchaus zur Kenntnis. Prostata-Hypertrophie, Operationsfolgen und Nierensteine werden erwähnt, und *Peking-Acupuncture* nennt den „traumatischen" Typ sogar explizit „Urethral Obstruction Type". Nicht beantwortet wird jedoch die Frage: *Was kann die Akupunktur bei diesen Beschwerdebildern eigentlich erreichen?*

Konkret: Was läßt sich bewirken, wenn die Lichtung der Harnröhre verengt ist, etwa durch eine vergrößerte Prostata? Sind die Chancen bei neurogenen Störungen der Blasenfunktion ebenso gut oder besser als bei mechanischen Obstruktionen?

Ich halte es für unwahrscheinlich, daß sich eine Harnretention aufgrund von Prostata-Hypertrophie durch Akupunktur wesentlich beeinflussen läßt. Die Interpretation als „Ansammlung feuchter Hitze" in der Blase erweitert die Lichtung der eingeengten Harnröhre um keinen Millimeter, und ebensowenig die auf „Zerstreuung der feuchten Hitze" gerichtete Therapie.

Daher sehe ich den Wert der Akupunktur vor allem bei neurogenen Störungen der Blasenfunktion. Die Praxis zeigt, daß reflektorisch und/oder durch Stimulierung peripherer Rezeptoren in vielen Fällen die Kontrolle über die Blasenmuskulatur gebessert oder wiederhergestellt werden kann. Ein Versuch mit Akupunktur lohnt sich hier in jedem Fall.

Die Hauptpunkte der Tabelle bieten hierfür eine geeignete Grundlage. Im Zentrum stehen vermutlich die in Blasennähe befindlichen Punkte der Ren-Leitbahn. Mi6-Sanyinjiao, Mi9-Yinlingquan sowie die Back-Shu-Punkte auf der Blasen-Leitbahn treten als empirisch bewährte Punkte hinzu.

Notizen

10.2 Impotenz

Terminologie

Die große Mehrzahl der Arbeiten spricht von „Impotence", zum Teil in Verbindung mit „Spermatorrhea" bzw. „Nocturnal Emission" sowie „Premature Ejaculation".

Das *yang* im chinesischen *yang wei* ist das dem *yin* entgegengesetzte männliche Prinzip. *Wei* bedeutet „Schlaffheit, Kräfteverfall" und findet sich auch in dem der Lähmung verwandten „Wei-Syndrom".

TCM-Krankheitslehre

Das *Outline* (das ganz auf die TCM-Theorie verzichtete), schrieb 1975 über „Spermatorrhea and Impotence":

Both diseases are disturbances of the male sex function, the onset of both being **mainly due to mental factors.**

Mit den Nachfolgern des *Outline* kehrte die TCM-Theorie zurück, und damit der Aspekt des Vorwurfes:

Impotence is generally due to **indulgence in sex or excessive masturbation.** *(ChinAcMox)*

Impotence is generally due to **over indulgence in sex or excessive self masturbation, or excessive worries and contemplation.** *(Clinical Acupuncture)*

Miracle unterstützt die staatliche Kampagne für spätes Heiraten und sieht Impotenz

usually caused by **early marriage** and sexual indulgence and masturbation in adolescence.

Es gibt noch einen weiteren Aspekt:

Impotence is generally due to damage of kidney-Yang resulting from repeated **seminal emission** or excessive sexual activities. *(Practical TCM)*

„Seminal emission" meint den Samenerguß im Schlaf – ein Vorgang, der in der chinesischen Kultur auffällig angstbesetzt ist.

Wichtigste pathogenetische Folge ist für die TCM das, was *Zhenjiuology* „Kidney Yang deficiency" nennt. Andere Arbeiten belassen es dafür beim klassischen Ausdruck bzw. dessen Übersetzungen, nämlich

- Decline of Mingmen fire *(ChinAcMox)*;
- Life Gate Fire Decline *(Peking-Acupuncture)*;
- Decline of the fire of the Vital Gate *(Nanking-Lehrwerk)*.

Einer frühen Theorie zufolge galt bekanntlich nur die linke Niere als „Niere" im TCM-Sinn, hingegen die rechte als „Mingmen" („Lebenstor"). Spätere Theorien betrachteten den Raum zwischen beiden Nieren als „Mingmen",

dem das Speichern des *Yuan-Qi* („Ursprungs-Qi") und die Produktion von Sperma zugeschrieben wurde. Die heutige TCM-Literatur setzt das „Life Gate Fire" mit dem Nieren-Yang gleich, dessen Schwäche als wichtigster Faktor für die Impotenz gilt:

Seven to eight out of ten impotent patients have **decline of Mingmen fire**. *(Clinical Acupuncture)*

Diese Form ist gekennzeichnet durch

poor erecting of penis or erection that lasts only for seconds, pallor complexion, cold limbs, dizziness, blurring of vision, poor spirit, soreness in the lumbar region and knee joints, frequent urination, pale tongue proper with white coating, and deep thready pulse. There will also be palpitation and insomnia if the impairment of heart and spleen is involved. *(Peking-Acupuncture)*

Also nicht nur eine erektile Dysfunktion, sondern ein Zustand tiefgreifender Schwäche.

Neben dem „Decline of Mingmen Fire" bzw. „Kidney Yang Deficiency" gelten andere Auslöser als weniger wichtig:

It may also be due to **damage to qi of the heart, spleen and kidney** resulting from emotional factors such as fright and worry. *(Essentials)*

In other cases, impotence is due to the **downward movement of damp-heat**, causing flaccidity of the tendons. *(Nanking-Lehrwerk)*

Mit „tendons" ist ein Sehnenapparat gemeint, dem die TCM die Erektion zuschrieb.

Als Symptome des „Damp-heat"-Syndroms nennt das *Nanking-Lehrwerk*

short duration of penial erection, premature ejaculation, wet scrotum with offensive smell, soreness and heaviness in the legs, yellow urine, a yellow sticky tongue coating and a soft and rapid pulse.

Shanghai-Acupuncture nennt für die Form

Heart-spleen deficiency: Failure of the penis in erection, or weak erection, accompanied with palpitation, shortness of breath, listlessness, sallow complexion, loss of appetite, pale tongue, thin and weak pulse.

Also ebenfalls ein allgemeiner Schwäche-Zustand.

Impotenz: Akupunktur-Behandlung in 28 von 35 untersuchten Werken

Punkt	Kategorie	O	E	C	re	cu	cp	ca	ap	cn	co	sy	ma	na	ex	pr	kn	rh	sh	pe	pt	sk	zh	ce	cs	in	mi	tr	el	gu	hb	se	am	cl	ad	di	Ges.	Rang
Mi6-Sanyinjiao	:	•	•	•	•		•	•		•		•				•	•		•	•	•	•	•		•					•	•	•	•	•		•	25	1.
Ren4-Guanyuan	: Mu-Dünndarm	•	•	•	•	•	•	•		•		•				•	•		•	•	•	•	•		•					•	•	•	•	•		•	25	1.
Bl23-Shenshu	BS-Niere	•	•	•	•		•					•				•	•			•	•	•	•		•					•	•	•	•	•	•	•	22	3.
Du4-Mingmen		•	•	•		•						•				•	•			•	•				•				•	•	•	•	•		•	•	20	4.
He7-Shenmen	3- Yuan			•	•	•				•		○		○		•			•	•	•	○	•		•		•	•	•	•	•						14	5.
Ma36-Zusanli	5 LH-Magen	•		•				○		•							•			•	•	•	○	•	•								•		•	13	6.
Ni3-Taixi	3 Yuan	•	•	•												•	•		•						•					•	•	•		•			11	7.
Ren3-Zhongji	: Mu-Blase			•				○		•						•	•		•	•		•		•	•									•			11	7.
Bl15-Xinshu	BS-Herz	•		•										○		•				•				•	•					•	•	•	•				10	9.
Mi9-Yinlingquan	5			•								•		•	•					•	•		•							•			•			•	9	10.
Le5-Ligou	Luo					•						•		•				•											•	•						•	8	11.
Bl32-Ciliao																	•				•		•	•												•	6	12.
Bl31-Shangliao																•	•				•	•	•						•						•	5	13.
Bl52-Zhishi			•																	•									•			•		•			4	15.
Du20-Baihui	:		•													•				○												•				4	15.
Ni7-Fuliu	4+																					○		•												•	3	20.
Pe6-Neiguan	Luo Con-YiW																							•									•		•		3	20.
Pe7-Daling	3- Yuan																			•		○		•					•								3	20.
Ren2-Qugu	:																														•	•	•				3	20.
Ren6-Qihai																•						•													•	3	20.

● = Hauptpunkt; ○ = Zusatz- oder Symptompunkt

Je 2 Nennungen: Bl20 (pt, ce); Ni12 (zh, di); Le3 (am, cl); Du3 (se, di). – **Je 1 Nennung:** Ma44 (zh); Bl18 (am); Bl26 (am); Bl28 (se); Ni2 (pt); Gb30 (ce); Le2 (pe); Le8 (am); Le14 (am); Du14 (am); Ren1 (cl); Ren12 (ce); E-Juyang (ce); E-Yijing (cp); E-Huanzhongshang (ex).

Buchkürzel und Kategorien siehe Übersichten S. 12ff.

Relevanzkarte Impotenz

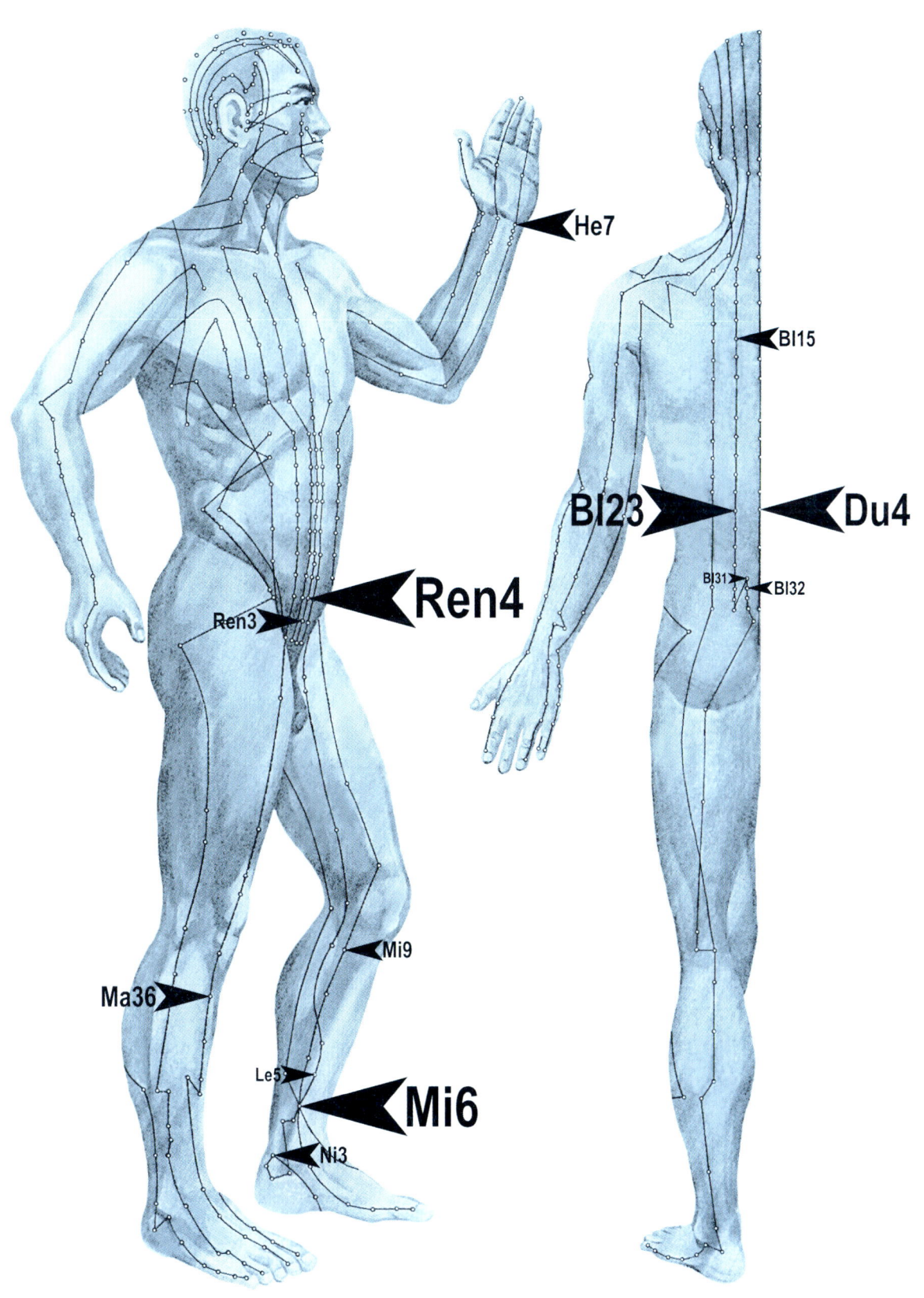

⬤ Anmerkungen zur Punktauswahl

Die wichtigsten 4 Punkte werden entweder für alle Formen oder für die „Kidney-Yang-Deficiency"-Form verwendet, und nur zwei Punkte eindeutig für einen anderen Typ. Daher wird in der Tabelle der Übersichtlichkeit halber nicht nach den einzelnen Formen differenziert.

Wie bereits angemerkt, werden die ersten 4 Punkte überwiegend als Hauptpunkte für alle Formen und zum Teil speziell für „Nieren-Yang-Schwäche" empfohlen. Diese aber gilt durchweg als wichtigste Form. Mi6-Sanyinjiao steht mit an erster Stelle, obwohl die *Essentials* über ihn nur feststellen:

Bl15-Xinshu, He7-Shenmen and Mi6-Sanyinjiao are used to tonify the qi of the heart and spleen.

Aber sein Wirkungsspektrum ist breiter:

Therefore, Bl23-Shenshu and Du4-Mingmen are used to tonify qi and to invigorate the function of the kidney. Mi6-Sanyinjiao strengthens the action of tonification. *(Nanking-Lehrwerk)*

Das macht ihn hier zum Standardpunkt:

It is an important point for treating diseases of the reproductive system. *(Peking-Acupuncture)*

Daß Ren4-Guanyuan Front-Mu-Punkt des Dünndarms ist, spielt sicherlich keine Rolle. Wichtiger dürfte sein:

Ren4-Guanyuan is the meeting point of the Ren Meridian and the three foot yin meridians. *(ChinAcMox)*

Ren4-Guanyuan tonifies original qi. *(Essentials)*

Technik

Die meisten Arbeiten empfehlen:

Mild stimulation. Moxibustion and electro-needle may also be applied. *(Outline)*

Apply acupuncture with the reinforcing method plus moxibustion to points of the Ren and kidney channels to tonify the kidney-Yang and at the same time to clear up the damp heat. *(Practical TCM)*

Skill schränkt ein:

Moxibustion is not applicable to cases due to downward flow of damp-heat.

Es gibt aber auch andere Auffassungen:

Manipulation: Puncture by using filiform needles with the reducing method first and then the reinforcing method. *(AcuMox-Therapy)*

⚖ Diskussion

Was ist denn nun die häufigste Ursache für Impotenz – mentale Störung (wie das *Outline* und die meisten westlichen Ärzte meinen) oder sexueller Exzeß?

Man muß diese Frage nicht beantworten, könnte aber zumindest feststellen, daß zwischen beiden Auffassungen ein gewisser Widerspruch besteht: die mentale Störung schließt den Exzeß weitgehend aus, und der Exzeß die mentale Störung.

Auf bemerkenswerte Weise löst *Clinical Acupuncture* diesen Widerspruch. Zu Beginn verkündet es wie oben zitiert:

Impotence is generally due to over indulgence in sex or excessive self masturbation.

Dann, nach einer ausführlichen Darstellung von Ätiologie, Pathogenese und Akupunkturtherapie, kommt es plötzlich zu dem Schluß:

Treatment of impotence with acupuncture and moxibustion has a certain therapeutic effect. Impotence in most cases is a functional disorder. Impotence resulted from organic disorder is not common. Therefore, psychotherapy should accompany the treatment in order to help the patients to get rid of fright. The treatment can not have a good therapeutic effect unless patients have a good understanding of the nature of impotence. In addition, patients should regulate their sexual life and keep on doing physical exercises so as to improve the therapeutic effect.

Es ist das einzige Werk, in dem sich eine solche Sicht findet – vermutlich deshalb, weil es einen japanischen Ko-Autor hat.

Fragt sich natürlich: sind denn nun die oben geschilderten Formen, vor allem die auf „Kidney-Yang-Deficiency" zurückgeführte, organischer Natur oder nur „functional disorders"? Und wenn letzteres der Fall wäre: ist dann die gesamte oben empfohlene Therapie sinnlos oder falsch?

Ich denke: Nein. Denn weil die Niere in der TCM nicht nur das Organ der Reproduktion ist, sondern auch das der allgemeinen Vitalität, sind unter den Hauptpunkten der Tabelle auch viele, die der allgemeinen Tonisierung und Stabilisierung dienen. Sie bilden daher ein solides Fundament, und zwar auch dann, wenn man Impotenz in den meisten Fällen für ein psychisch verursachtes, mit vegetativer Labilität einhergehendes Phänomen hält. Natürlich spricht nichts dagegen, weitere stabilisierende Punkte heranzuziehen.

Im übrigen sind die Ratschläge von *Clinical Acupuncture* im Blick auf innere Einstellung, Körpertraining und Lebensführung des Patienten sicherlich sinnvoll. Vor einem muß sich der Therapeut allerdings hüten: er darf seine Überzeugung, daß der Impotenz vor allem psychische Ursachen zugrunde liegen, nicht auf eine Weise vermitteln, die der Versagensangst des Patienten noch das Gefühl eigenen Verschuldens hinzufügt.

Notizen

11 ▶ Psycho-vegetativer Bereich

11.1 Schlafstörungen

Terminologie

Die chinesischen Arbeiten sprechen fast ausschließlich von „Insomnia". *Research* verbindet „Cardiopalmus and Insomnia", *New Needling* wählt „Neurasthenia (Insomnia)" und *Miracle* „Insomnia and Amnesia".

Das chinesische *shao mei* bedeutet „wenig Schlaf"; *bu mei* heißt „Nicht schlafen [können]" oder „Schlaflos[igkeit]".

TCM-Krankheitslehre

Betroffen sind mehrere Organsysteme:
The disease results mainly from heart disorders but also relates to problems of the **spleen, stomach, liver and kidney. Disorders of the heart and kidney, however, are the most frequently seen causes of insomnia.** *(Nanking-Lehrwerk)*

Zu den Gründen heißt es im einzelnen:

- **Impairment of the heart and spleen** by overthinking or overstrain causes **insufficiency of Qi and blood** which fail to nourish the heart and calm the mind.
- **Impairment of the kidney due to sexual indulgence** can cause kidney Yin deficiency and hyperactive fire that leads to **disharmony between the heart Yang and kidney Yin.**
  And stagnant phlegm produces fire which flares up to disturb the heart and mind. Stagnation of liver Qi turning into fire due to **emotional disturbance can cause flaring up of Liver fire** to disturb the heart and mind, resulting in insomnia.
- **Impairment of the spleen and stomach due to improper diet** leads to excessive accumulation of dampness and phlegm. *(Peking-Acupuncture)*

Die Bedeutung der „insufficiency of Qi and blood" erläutert *ChinAcMox* (und gibt dabei einen schönen Abriß der TCM-Organlehre):
Blood is made from food essence and supplies the heart with nourishment. Blood is **stored in the liver** and the liver is soothed by the blood. Blood is **controlled by the spleen**, where **production of essence** from blood continues. The essence **is stored in the kidney** [...] the kidney essence **ascends to the heart** and the **heart qi descends to the kidney.** With harmonious condition between the heart and kidney, the mind is at ease. Whenever there is anxiety, depression, or overwork to damage the heart, spleen, liver or kidney, essence and blood are consumed [...], resulting in insomnia.

Für „*impairment of the kidney*" gibt es außer „sexual indulgence" noch andere Gründe:
Congenital deficiency, indulgent sexual activity, or a prolonged illness damages the kidney yin. *(ChinAcMox)*
General debility or protracted illness leads to the deficiency of yin and hyperactivity of fire. *(Advanced Textbook)*

Den einzelnen Syndromen werden folgende Symptome zugeordnet:

(1) Deficiency of both the heart and spleen Qi:
Difficulty in falling asleep, dream-disturbed sleep, palpitation, poor memory, lassitude, listlessness, anorexia, sallow complexion, pale tongue with a thin coating, thready, weak pulse.
(2) Disharmony between the heart and kidney:
Restlessness, insomnia, dizziness, tinnitus, dry mouth with little saliva, burning sensation of the chest, palms and soles, or nocturnal emission, poor memory, palpitation, low back pain, red tongue, thready rapid pulse.
(3) Upward disturbance of the liver fire:
Difficulty in falling into sleep, irritability, dream-disturbed sleep, fright and fear accompanied with headache, distending pain in the costal region, bitter taste in the mouth and string-taut pulse.
(4) Dysfunction of the stomach:
Insomnia, suffocating feeling and distending pain in the epigastric region, belching, or difficult defecation, sticky tongue coating, and rolling pulse. *(Handbook)*

Es fällt auf, daß der Unterschied zwischen *Einschlaf- und Durchschlafstörungen* kaum eine Rolle spielt.

Typ (4) – schlechter Schlaf durch vollen Bauch – sollte leicht zu diagnostizieren sein, ist aber für die chronische Schlaflosigkeit wohl kaum von größerer Bedeutung. Typ (3) dagegen bereitet Schwierigkeiten, vor allem dann, wenn Schmerzen und bitterer Mundgeschmack fehlen: woran stellt man fest, ob „mentale Depression, schlechte Laune und Kopfschmerz" *Ursache* oder *Folge* anhaltender Schlaflosigkeit sind? Oder Typ (1): Mattigkeit und Lustlosigkeit bei zuwenig Schlaf sind kein Wunder, aber „Anorexie"? Erst recht Typ (2), angeblich „most frequently seen cause[s] of insomnia": wie oft sieht man hierzulande bei Schlafgestörten „Benommenheit, Tinnitus, Rückenschmerzen, nächtlichen Samenerguß, Leukorrhagie"?

Zum Glück geben fast alle Arbeiten zunächst eine Reihe allgemeiner Hauptpunkte für Schlafstörungen an, und dann je nach Syndrom lediglich einige zusätzliche Punkte.

Erstaunlicherweise sind Ratschläge wie in *Clinical Acupuncture* eher selten:
In treating insomnia, patients are advisable to take part in sports and physical work, so as to have an easy mind and get rid of worries and nervousness.

Schlafstörungen: Akupunktur-Behandlung in 23 von 35 untersuchten Werken

Punkt	Kategorie	O	E	C	re	cu	cp	ca	ap	cn	co	sy	ma	na	ex	pr	kn	rh	sh	pe	pt	sk	zh	ce	cs	in	mi	tr	el	gu	hb	se	am	cl	ad	di	Ges.	Rang
He7-Shenmen	3- Yuan	●	●	●	●	●	●			●	●	●		●	●	●			●	●	●		●						●	●	●	●	●	●	●	●	23	1.
Mi6-Sanyinjiao	:	●	●	●				O		●	●	●		●	●				●	–	●		●						●	●	●	●	–	–	●	–	20	2.
Pe6-Neiguan	Luo Con-Yinwei			●	●		●	O		●	●	●		●	O	●			●	O	●								●	●	●	●	S	S	K	S	17	3.
Bl15-Xinshu	BS-Herz		●		●	●						●		●	O	●			●	●									–	●	●	●	●	●	●	–	15	4.
Bl20-Pishu	BS-Milz		–	–								●		–	–	–			–	–			–				–		●	–	–	–	–	–	–	–	16	(4.)
Ma36-Zusanli	5 LH-Magen		S	S						O				K		S			K	S	O		S				S		●	S	S	O	S	S	S	S	15	6.
Bl23-Shenshu	BS-Niere		K	K							O		K	O		K			K	K	O						K		●	K	K	●	K	K	K		15	6.
Ni3-Taixi	3 Yuan		K	K									K	K		K			K	K							K		L	L	K	●	K	K	K	K	12	8.
Le3-Taichong	3 Yuan													K	L	L			L	L			L				L		L	L	L	L	L	L	L	L	10	9.
Bl18-Ganshu	BS-Leber		L	L										K	L	L				L			L				L			L	L	L	L	L	L	9	10.
Bl21-Weishu	BS-Magen		S	S										S	O	S				L			S				S			S	S				S	9	10.
Bl19-Danshu	BS-Gallenblase		L	L															L	L							O			L	L	O		L	L	8	12.
Mil-Yinbai	1		–	–									S			–				●	●								●		–	O			S	7	13.
Pe7-Daling	3- Yuan												K														O			●		K			K	7	13.
Ren12-Zhongwan	: Mu-Magen Inf-Fu												S						●	S	O										O	O	S	S	S	7	13.
Extr-Anmian-1	:				●	●		●															●													6	16.
Du20-Baihui	:				●															O	O										O		O		–	5	17.
Ma40-Fenglong	Luo												S							S													S		S	4	20.
Gb20-Fengchi	:												L								O											O				4	20.
Gb44-Zuqiaoyin	1												L							L													L	L	L	4	20.
Le2-Xingjian	2-												L							L													L	L	L	4	20.
Ma45-Lidui	1-												S							S													S	S	S	3	25.
He5-Tongli	Luo				●																								O			O			●	3	25.
Pe5-Jianshi	:																														L	O	O			3	25.
Gb12-Wangu	:		L	L																							L				L	L	L	L		3	25.
Extr-Taiyang																				O	O										O				3	25.

● = Hauptpunkt; O = Zusatz- oder Symptompunkt; [–] = „Deficiency of heart and spleen"; [K] = „Disharmony of heart and **kidney**"; [L] = „**Liver** fire"; [S] = „Dysfunction of **stomach**".

Je 2 Nennungen: Di11 (cn, ex); Bl14 (mi, se); Ni1 (sy, ex); Ni6 (na, ex); Pe8(sh, gu); Gb34 (sh, gu); Du4 (ex, se); Ren4 (pt, se); E-Sishencong (se, di). – **Je 1 Nennung:** Lu9 (ex); Di4 (ex); Ma8 (se); Ma25 (cl); Ma44 (el); Mi8 (ex); Dü19 (pe); Bl13 (ex); Bl28 (se); Bl31-34 (se); Bl52 (pe); Ni7 (di); Pe4 (pt); Sj17 (se); Sj21 (se); Gb40 (mi); Le14 (el); Du24 (cp); Ren6 (se); E-Yiming (cn); E-Yintang (ex).   Buchkürzel und Kategorien siehe Übersichten S. 12ff.

Relevanzkarte Schlafstörungen

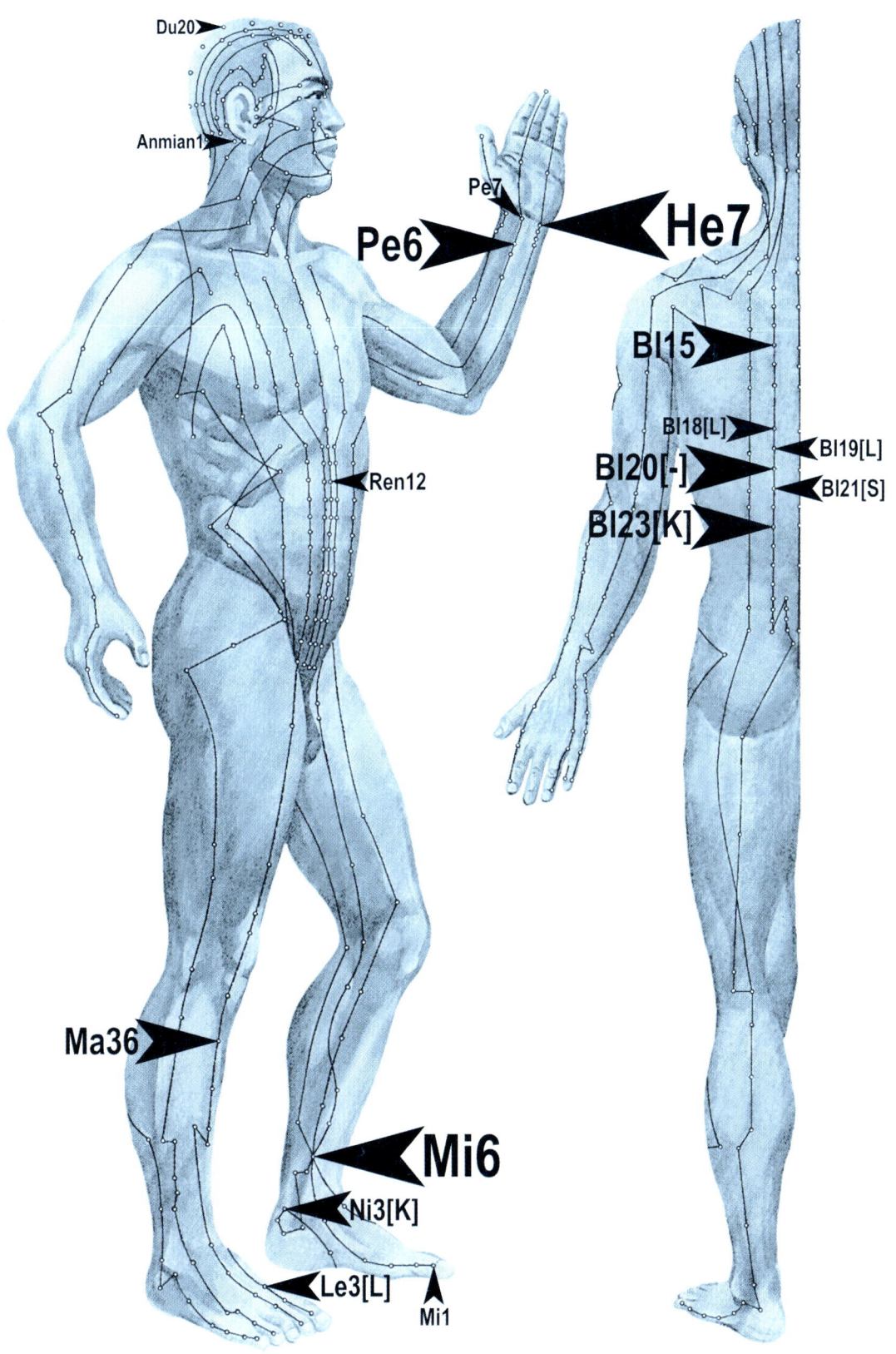

◐ Anmerkungen zur Punktauswahl

An der Spitze steht unangefochten das Trio:
- **He7-Shenmen,**
- **Mi6-Sanyinjiao,**
- **Pe6-Neiguan.**

Daß wie im Fall von He7-Shenmen ein Punkt von *allen* Arbeiten verwendet wird, die sich mit dem Beschwerdebild befassen, ist selten. Die gemeinsame Wahl der 3 Hauptpunkte wird so begründet:

He7-Shenmen is the Yuan (Source) Point of the Heart Channel, Pe6-Neiguan the Luo (Connecting) Point of the Pericardium Channel, and Mi6-Sanyinjiao the Crossing Point of the Liver, Spleen and Kidney Channels. Combining these three points may calm the heart and soothe the mind. *(Essentials)*

Obwohl Bl20-Pishu eine Nennung mehr erhielt, wurde Bl15-Xinshu auf Rang 4 gesetzt, weil er wie die „großen drei" als Hauptpunkt für *alle* Formen Anwendung findet. Hingegen beginnt mit Bl20-Pishu die Reihe der Punkte, deren Anwendung überwiegend auf eine der Formen beschränkt ist – Bl20-Pishu beispielsweise für „Deficiency *(Xu)* of Heart and Spleen". Eine Ausnahme macht lediglich der Extrapunkt Anmian (bzw. Anmian 1): in 5 der 6 Arbeiten, die ihn verwenden, zählt er zu den Hauptpunkten.

Technik

Diese ist wie stets dem Zustand des Patienten anzupassen:

The **reducing** method is applied for an **excess** condition.

The **reinforcing** method, or a combination [...] plus moxibustion, could be applied for a **deficiency** condition. *(Nanking-Lehrwerk)*

⚖ Diskussion

Manchmal habe ich beim Lesen der chinesischen Texte das Gefühl: die Kollegen, die das schreiben, leben nicht in Peking, Shanghai oder Nanking, sondern hinterm Mond.

Längst steht auch in Chinas Städten in jeder Wohnung ein Fernsehgerät, dazu oftmals ein Videorecorder – der aber nicht mehr benutzt wird, weil in China die Video-CD längst die Videokassette abgelöst hat. Der Sohn hat ein Gerät für Computerspiele. Auch in China haben die wissenschaftlichen Mitarbeiter der Universitäten zu Hause einen PC, an dem sie bis in die Nacht arbeiten. Derart umgeben vom Flimmern der Monitore, dem Piepsen der Super-Marios, dem Krachen und Knirschen der Gewaltszenen in den Hongkonger Action-Thrillern denken die werten Kollegen über Schlafstörungen nach und erinnern sich zuerst an das „Xu of Spleen and Blood Insufficiency" aus den zweitausend Jahre alten Wälzern, dann gar an „Yin-Schwäche aufgrund sexueller Exzesse", die ihrer Meinung nach massenhaft in den Ein-Raum-Wohnungen Nankings oder Kantons stattfinden (wo oftmals drei Generationen in einem Raum schlafen). Bei allem Wohlwollen: es fällt mir schwer, das ernstzunehmen.

Mir scheint, viele der Klassiker waren klüger als ihre heutigen Nachfahren. *Clinical Acupuncture* zitiert beispielsweise die *„Complete Works of Jingyue (Jingyue Quan Shu)"*:

Sleep means the spirit is calm. Sleeplessness is due to a restless spirit.

Eben. Man müßte nur die Augen aufmachen und zur Kenntnis nehmen, daß es heute noch andere Gründe für „restless spirit" gibt als damals. Nicht nur im Westen, sondern auch in China dürften die Hauptgründe chronischer Schlafstörungen heute nicht gestörte Organfunktionen sein, sondern

- *Stress und psychische Probleme;*
- *Mangel an körperlicher Belastung;*
- *falscher Tagesrhythmus mit geistiger und emotionaler Anspannung am Abend.*

Das zu korrigieren, muß im Mittelpunkt jeder Therapie stehen, sonst ist sie sinnlos.

Was die Akupunktur dazu beitragen kann, ist in erster Linie eine vegetative Stabilisierung. Aus diesem Grund halte ich es gerade hier für wichtig, die Behandlung möglichst ohne Lagewechsel durchzuführen. Das Liegen auf der Seite wäre aufgrund der asymmetrischen Position nur ein Notbehelf; vorzuziehen ist die Rückenlage. Daher würde ich auf die Back-Shu-Punkte verzichten. Die 3 Hauptpunkte bieten eine gute Basis, doch würde ich Ma36-Zusanli und Du20-Baihui in der Regel hinzufügen, gegebenenfalls auch Di11-Quchi und einen oder zwei Punkte im Bauchbereich.

Notizen

11.2 Depressionen

Terminologie

Wer sich von der TCM mit ihrer vielbeschworenen „Ganzheitlichkeit" eine besonders differenzierte Darstellung psychischer Störungen erwartet, dem bereiten die chinesischen Lehrwerke eine Enttäuschung. Die Depression als Hauptsymptom taucht unter folgenden Bezeichnungen auf:

* *„Manic-Depressive Disorder" (dian kuang) bzw. „Schizophrenia";*
* *„Melancholia" (yu zheng);*
* *„Hysteria" (zang zao).*

Diese Begriffe werden allerdings nicht sauber unterschieden. Einige Arbeiten sprechen von „Depressive and Manic Disorders", meinen aber ebenfalls Schizophrenie. *ChinAcMox* beschreibt Hysterie als Unterform der Melancholie, während *Clinical Acupuncture* beide explizit gleichsetzt. In *Current Acupuncture* erscheint Melancholie als depressive Form der Schizophrenie. Keines der untersuchten Werke kennt Begriffe wie „endogene" oder „larvierte" Depression. Das Attribut „reaktiv" taucht nur als „reaktive Psychose" auf und bezeichnet gleichfalls eine Geisteskrankheit:

Psychosis belongs to the category of **insanity** in Chinese traditional medicine. *(Applied Acupuncture)*

TCM-Krankheitslehre

Am Beginn steht auch für die TCM in der Regel ein seelischer Auslöser:

Depressive disorder:
In most cases it is caused by **overcontemplation and emotional depression**. *(ChinAcMox)*

Die Folge sind gestörte Organfunktionen, die den psychischen Zustand weiter verschlechtern. Es kommt zu

dysfunction of the **liver and spleen**. There are stagnant liver qi and accumulated fluid due to impaired transportation, which turns into phlegm. Then the phlegm pervertedly goes upward to invade the mind. *(ChinAcMox)*

Mitbetroffen sind auch Niere und Herz:

Anger and fright damage the **liver and kidney**. Caprice and excessive worries damage the **heart and spleen**, causing the consumption of heart Yin, which fails to nourish the mind, leading to depressive disorder. *(Clinical Acupuncture)*

Eine besondere Rolle wird dem pathogenen „Schleim" zugeschrieben. Laut TCM-Theorie wird er von der Milz gebildet und kann vielerlei Symptome hervorrufen. Hier *ChinAcMox*:

The most important etiological factor of manic-depressive disorder is emotional injury. **Pathogenetically, phlegm plays the primary role**. Depressive disorder is due to stagnation of phlegm combined with qi, while manic disorder is due to phlegm fire.

Auch eine Dysfunktion von Gallenblase und Magen wird angeführt. Ausgerechnet die Lunge (der doch die Emotion „Trauer" zugeordnet ist) spielt praktisch keine Rolle und wird nur in zwei Werken am Rande erwähnt.

Über die Interpretation als Fülle- oder Mangelzustand besteht keine Einigkeit. Im *Dictionary* heißt es:

The **depressive** state is attributed to the disorder or yin mostly due to **deficiency** [...],while the **manic** state is attributed to the disorder of yang mostly due to **excess**, manifested by irritability.

Miracle jedoch ist der Auffassung:

Manic and depressive mental disorders **both** pertain to excess type.

Die Symptomatik der depressiven Form von „Schizophrenie" wird wie folgt beschrieben:

Main Manifestations: Gradual onset, emotional dejection and facial dullness at the initial stage, followed by incoherent speech, abnormal behaviour, or silence, somnolence, anorexia. Thin and sticky tongue coating, wiry pulse. *(Shanghai-Acupuncture)*

In der Regel wird bei dieser Form nicht weiter differenziert. „Melancholie" hingegen umfaßt mit „stagnation of phlegm" die Symptomatik des Globus hystericus und als „insufficiency of blood" die „Hysterie".

Weiterhin führt *Peking-Acupuncture* auf:

1. Liver Qi Stagnation Type
   The chief manifestations include emotional depression, restlessness, fullness in the chest and distending pain in the hypochondrium, abdominal distention, and eructation, anorexia or abdominal pain, nausea and vomiting, thin greasy tongue coating, and wiry pulse.
2. Qi Stagnation Turning into Fire
   The chief manifestations include irritable temper, fullness in the chest and hypochondriac region, dryness and bitter taste in the mouth, headache, congested eyes, tinnitus or acid regurgitation, constipation, red tongue proper and rapid wiry pulse.

Hier und bei der als „Schizophrenie" beschriebenen Symptomatik stellt sich allerdings die Frage, ob diese Zustandsbilder für die nicht als „Geisteskrankheit" einzustufenden depressiven Verstimmungen wirklich typisch sind.

Depressionen: Akupunktur-Behandlung in 28 von 35 untersuchten Werken

Punkt	Kategorie	O	E	C	re	cu	cp	ca	ap	cn	co	sy	ma	na	ex	pr	kn	rh	sh	pe	pt	sk	zh	ce	cs	in	mi	tr	el	gu	hb	se	am	cl	ad	di	Ges.	Rang
He7-Shenmen	3- Yuan	•	•	•		•	•	•		•				•		•	•				•	•	•		•	•	•						•	•	•	•	24	1.
Pe6-Neiguan	Luo Con-Yinwei	•	•	•	•	•	•	•		•	•		•	•		•				•	•	•	•		•		•						•	•	•	•	20	2.
Ma40-Fenglong	Luo			•	•		•	•			•		•	•						•		•	•		•					•			•	•	•	•	17	3.
Mi6-Sanyinjiao	:	•	•		•						•		•	•					•				•		•				•		•		•	•	•	•	16	4.
Bl15-Xinshu	BS-Herz			•															•	•			•		•				•	•	•	•	•	•	•	•	14	5.
Ma36-Zusanli	5 LH-Magen	•												•									•				•			•		•	•	•	•	•	12	6.
Bl20-Pishu	BS-Milz			•	•		•	•												•					•							•	•	•	•	•	12	6.
Le3-Taichong	3 Yuan			•																			•		•					•		•	•				11	8.
Du26-Renzhong	:	•					•			•	•			•	•		•	•	•	•	•		•									•	•	•	•		11	8.
Pe7-Daling	3- Yuan		•																•	•					•	•	•		•	•	•	•	•	•	•		9	10.
Di4-Hegu	Yuan		•	•					•					•					•										•	•	•	•	•				8	11.
Bl18-Ganshu	BS-Leber			•																										•	•	•	•	•		•	8	11.
Ren17-Shanzhong	Mu-Perikard Inf-Qi			•																•									•	•	•	•	•	•		•	8	11.
Gb34-Yanglingquan	5 LH-Gb Inf-Sehnen					•	•	•						•								•	•							•	•	•	•				7	15.
Du20-Baihui	:					•		•						•									•							•	•		•				7	15.
Bl23-Shenshu	BS-Niere			•	•		•	•																							•			•			6	16.
Ren12-Zhongwan	: Mu-Magen Inf-Fu			•	•					•				•			•		•	•			•						•	•						•	6	16.
Pe5-Jianshi	4	•					•							•																							5	18.
Ren14-Juque	Mu-Herz		•		•									•					•	•	•									•	•	•					5	18.
Mi4-Gongsun	Luo Con-Chong		•	•	•				•														•									•					4	20.
Ni1-Yongquan	1-								•				•	•																			•	•	•		4	20.
Le2-Xingjian	2-			•	•				•					•																			•	•	•		4	20.
Du15-Yamen	:		•	•	•		•	•		•				•						•																	4	20.
Ren22-Tiantu	:													•																	•						4	20.
He5-Tongli	Luo				•																													•	•		3	25.
Bl17-Geshu	Inf-Blut						•																								•			•	•		3	25.
Sj6-Zhigou	4		•																												•						3	25.
Gb20-Fengchi	:							•						•																							3	25.
Extr-Yintang	:							•						•																			•	•		•	3	25.

● = Hauptpunkt; ○ = Zusatz- oder Symptompunkt; **Je 2 Nennungen:** Di11 (E, ap); Dü3 (ap, ex); Dü19 (m, kn); Bl60 (ap, ex); Bl62 (E, ex); Ni4 (cu, kn); Ni6 (ex, di); Pe8 (E, el); Pe9 (na, pt); Gb43 (C, hb); Du13 (C, ma); Du16 (E, ex); Ren13 (C, hb). – **Je 1 Nennung:** Lu9 (na); Lu10 (na); Lu11 (E); Di1 (na); Di17 (na); Ma6 (E); Mi1 (E); Dü18 (ex); Bl10 (cp); Bl14 (el); Bl19 (ex); Ni3 (di); Pe4 (ap); Sj7 (kn); Le5 (cu); Du3 (ex); Du14 (m); Du21 (ex); Du23 (E); Du24 (cp); Ren11 (cu); Ren15 (ap); Ren24 (es); E-Yiming (cp); E-Anmian-2 (ca); E-Taiyang (ma); Ahshi (ap)

Buchkürzel und Kategorien siehe Übersichten S. 12ff.

Relevanzkarte Depressionen

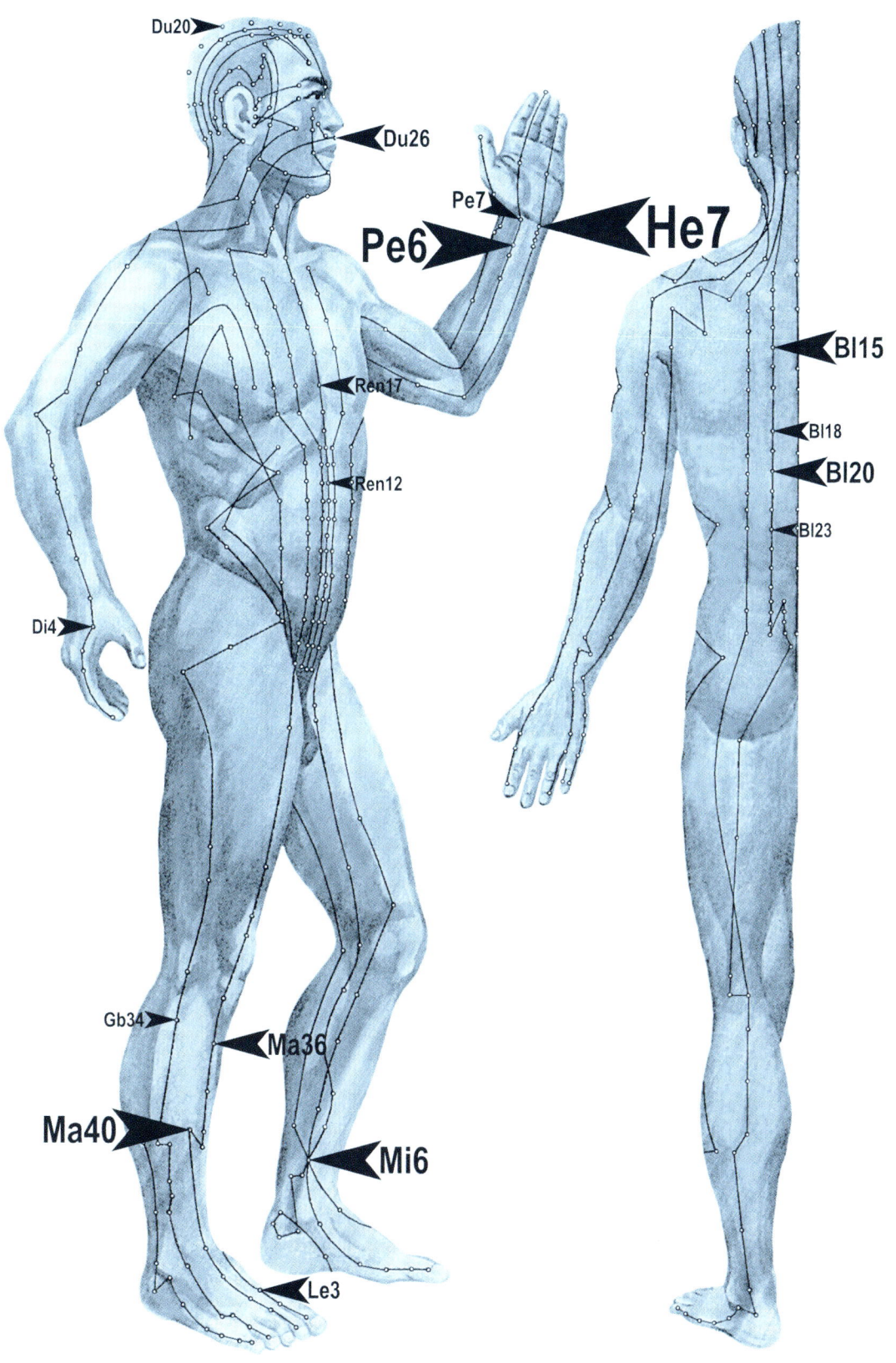

⚖ Kriterien der Punktauswahl

Die Hauptpunkte werden durchweg für alle Formen verwendet. Daher verzichtet die Tabelle auf eine entsprechende Kennzeichnung.

He7-Shenmen ist im Ergebnis klarer Spitzenreiter. Die ihm zugeschriebene Wirkung ist:

He7-Shenmen, the Yuan (Source) Point of the Heart Channel, **calms the mind.** *(Nanking-Lehrwerk)*

Auch Bl15-Xinshu hat die Funktion

to nourish the heart and calm the mind. *(Clinical Acupuncture)*

Pe6-Neiguan wird vor allem zur Erleichterung von Beklemmungsgefühlen eingesetzt:

Pe6-Neiguan relieves the fullness in the chest.
(Peking-Acupuncture)

Obwohl der Leber pathogenetisch eine zentrale Rolle zugeschrieben wird, findet sich Le3-Taichong als wichtigster Leberpunkt erst auf Rang 8. Überragend demgegenüber die Bewertung der Milz, auf die sich 3 der wichtigsten 7 Punkte beziehen: nicht nur Mi6-Sanyinjiao und Bl20-Pishu (Back-Shu-/Entsprechungspunkt der Milz), sondern auch Ma40-Fenglong (Luo-Punkt der Magen-Leitbahn, also Verbindungspunkt zur Milz-Leitbahn). Dessen Funktion zur „Auflösung von Schleim" bezieht sich nicht nur auf das reale Sputum etwa bei Husten, sondern auch auf den laut TCM-Theorie von der Milz erzeugten „pathogenen Schleim".

Ma40-Fenglong harmonizes the stomach and resolves phlegm. *(Nanking-Lehrwerk)*

In Beziehung zur Milz steht auch Ma36-Zusanli – sowohl wegen des engen Zusammenhanges von Milz und Magen in der TCM, als auch wegen der Innen-Außen-Kopplung der Leitbahnen. Über den Punkt heißt es:

Ma36-Zusanli may harmonize the stomach and make the stomach qi descend. *(ChinAcMox)*

Technik

Die Mehrzahl der Werke empfiehlt wie *Concise TCM*:

[...] puncture the points with the **even** manipulation for the depressive disorder.

Abweichend davon z.B. das *Guide-Book*:

Use the filiform needles to puncture the Points with the **reducing** method.

Einige Arbeiten empfehlen auch Moxibustion, zum Teil beschränkt auf wenige Punkte:

Moxa therapy may be added to Ma40-Fenglong and Mi6-Sanyinjiao to strengthen the action of resolving phlegm. *(Nanking-Lehrwerk)*

⚖ Diskussion

Daß die chinesischen Lehrwerke Depression als Geisteskrankheit betrachten, ist nur auf den ersten Blick erstaunlich. Unsere heutige Sicht, wonach die nicht-organischen Depressionen neben äußeren Umständen wesentlich auf ungelöste Konflikte der Kindheit und Jugend zurückgehen, setzt die Erkenntnis voraus, daß auch die Strukturen einer „normalen" Gesellschaft durchaus zu Leiden und Konflikten führen können. Diese zu erforschen heißt aber: *alle* Institutionen (also auch politisches System, Moralkonvention und Familienstruktur) prinzipiell einer kritischen Betrachtung zu unterziehen. Davon war das kaiserliche China weit entfernt, und das China von heute ist es immer noch (ebenso wie von einer Wahrung des Arztgeheimnisses).

Bezeichnenderweise sehen die chinesischen Autoren zwar die seelischen Auslöser von Depressionen, gehen dann aber sofort zu einer Somatisierung über, bei der Pathogenese ebenso wie bei der Therapie. Die Ursachen seelischer Erschütterung zu suchen und falls möglich zu beheben, gehört nicht dazu.

Aber die Sicht der Pathogenese bestimmt natürlich die Therapie. Zur Hypothese einer Dysfunktion von Leber und Milz mit Bildung von pathologischem Schleim, der Herz und Psyche schädigt, gehört die entsprechende Punktauswahl: Ma40-Fenglong, Bl20-Pishu und Mi6-Sanyinjiao.

Die westliche Sicht einer psychischen Störung mit vegetativen Begleiterscheinungen könnte zu ganz anderen Ansätzen führen: zum einen Beeinflussung der Begleitsymptomatik (z.B. Ma25-Tianshu bei intestinalen Symptomen), zum anderen vegetative Stabilisierung (neben He7-Shenmen und Ma36-Zusanli z.B. Du20-Baihui, Ren4-Guanyuan und Ren6-Qihai).

Daß der Versuch hinzukommen sollte, eine Lösung des Grundkonfliktes zu finden, versteht sich von selbst.

Notizen

12 ◢ Sonstiges

12.1 Raucher-Entwöhnung und Suchttherapie

Terminologie

Die untersuchten Arbeiten sprechen teils allgemein von „Drug Addiction" (was Alkohol und Rauchen umfaßt), teils von „Abstention of Tobacco Addiction" bzw. „Stop Smoking". Das chinesische *jie yan* bedeutet „Abgewöhnen [zu] rauchen", ist aber kein TCM-Begriff.

TCM-Krankheitslehre

Die Physiologie von Suchtentwicklung und Entwöhnung wird in den untersuchten Arbeiten weitgehend ignoriert. Keines der Werke unternimmt den Versuch, Suchtverhalten im Sinne der TCM zu interpretieren.

Auch Angaben über therapeutische Konzepte sind selten. Das früheste der Werke, in dem Drogen-Entwöhnung als Indikation auftaucht, ist in dieser Beziehung noch das ausführlichste, nämlich *Current Acupuncture* von 1978:

The therapeutic principle:
• **Mental treatment** through use of psychiatry and psychology with special emphasis on social problems.
• **Acupuncture treatment** for the withdrawal syndrome as symptoms appear (lacrimation, rhinitis, boneaches, wheezing, abdominal cramps, diarrhea, irritability).

Dies ist auch das erste und zugleich einzige Lehrwerk, in dem „social problems" Erwähnung finden. Die Angaben in anderen Werken (falls überhaupt vorhanden) sind weitaus schlichter. Die erhoffte Wirkung der Akupunktur wird mitgeteilt, aber selten begründet:

Acupuncture and moxibustion have proved effective in helping stop smoking. *(Clinical Acupuncture)*

Ausführlicher, aber gleichfalls ohne wirkliche Begründung ist *AcuMox-Therapy*:

Years of clinical practice have shown that addiction in smoking can be treated effectively with acupuncture-moxibustion, which work through two ways: Inhibiting the addiction so that smokers lose their desire for smoking, and getting rid of the abstinence symptoms after giving up smoking such as restlessness, failure to concentrate one's mind, headache, lethargy, gastrointestinal discomfort and anxiety.

Synopsis betont den Wert der Akupunktur auch bei harten Drogen:

It is economical and besides it has no side effects. There is no danger of addiction to the drug substitute, such as Methadone and the clinical result is excellent.

Chinese Acupuncture Handbook geht sogar in die Einzelheiten:

Generally speaking, compared with the opium addict, the heroin addict requires larger amount of stimulation, of which the course is also longer.

Wie *Clinical Acupuncture* die Wirkung der Akupunktur bei der Entwöhnung erklärt, klingt zwar einleuchtend, ist aber gleichzeitig eine Kapitulationserklärung der TCM-Theorie:

It is generally believed that the principle of giving up smoking by acupuncture is that **an endogenous morphine** is produced after needling.

Das Fehlen von jedem Versuch, die Entstehung von Sucht in TCM-Kategorien zu erklären, korreliert mit einem zweiten Phänomen: Entwöhnung ist die einzige Indikation, bei der primär die Ohrakupunktur empfohlen wird:

Auricular acupuncture therapy is more popular. *(Clinical Acupuncture)*

Nur *Current Acupuncture* räumt jedoch indirekt die Priorität von Nogier ein:

A novel approach to treatment of smoking addiction has been studied by the **French school under Nogier** and utilizes loci of the ear.

Clinical Acupuncture versucht, die besondere Eignung der Ohrakupunktur zu erklären:

Stopping smoking by auricular acupuncture is effective because **many kinds of nervous branches are distributed in the auricle, which links with the brain, the internal organs and extremities.** Stimulating the ear points by the nervous conduction may regulate functional activities of the body and lower the response to smoke stimulation.

Demnach könnte man sich im Grunde die gesamte Körperakupunktur samt ihrer komplizierten Theorie schenken und nur noch Ohrakupunktur machen – erst recht, wenn man so überzeugt davon ist wie *Selecting*:

After the needling on ear points, the smoker feels the unpleasant taste similar to that of cigarettes or tobacco in his mouth, and the feeling towards the cigarettes or tobacco becomes bitter and pungent. Coughing [...] will appear, so the smokers will have no more desire to smoke. Ear acupuncture can also eliminate „giving-up-smoking syndrome", such as restlessness, after stopping to smoke.

Dasselbe schreibt *Electroacupuncture* allerdings den Körperpunkten zu (AC = Alternating Current steht für Elektroakupunktur):

The AC therapy may produce a quick effect to stop smoking for the heavy smokers. Right after the start of AC treatment, the patients immediately begin to hate the smell of cigarette smoke and most patients can stop smoking after 1–2 courses of AC treatment.

Raucher- und Suchtentwöhnung: Akupunktur-Behandlung in 12 von 35 untersuchten Werken

Punkt	Kategorie	O	E	C	re	cu	cp	ca	ap	cn	co	sy	ma	na	ex	pr	kn	rh	sh	pe	pt	sk	zh	ce	cs	in	mi	tr	el	gu	hb	se	am	cl	ad	di	Ges.	Rang
Ohr-Akupunktur								○											●	●	●		●	●	●				●	●	●	●	●	●			12	1.
Di4-Hegu	Yuan							●											●	●			●	●								●		●			7	2.
Ma36-Zusanli	5 LH-Magen					●													●	●	●		●									●	●				7	2.
Mi6-Sanyinjiao	:					●			○														●		●						●						4	4.
He7-Shenmen	3- Yuan					●		○																●					●	●							4	4.
Pe6-Neiguan	Luo Con-Yinwei							○											●	●					●						●						4	4.
Lu7-Lieque	Luo Con-Ren																		●				●											●			3	7.
Di20-Yingxiang	:								○														●		●									●			3	7.
Bl13-Feishu	BS-Lunge					●			○			●							●																		3	7.
Du20-Baihui	:								○										●											●				●			3	7.
Extr-Jieyanxue	:																								●			○				●	●				3	7.
Lu5-Chize	5-								○																○												2	12.
Bl1-Jingming	:								○																○												2	12.
Le3-Taichong	3 Yuan																		●	●																	2	12.
Du14-Dazhui	:							●																									●	●			2	12.
Ren12-Zhongwan	: Mu-Magen Inf-Fu								○																								●	●			2	12.

● = Hauptpunkt; ○ = Zusatz- oder Symptompunkt

Je 1 Nennung: Lu1 (cl); Lu9 (el); Ma1 (ca); Ma9 (pe); Ma37 (ca); He8 (cs); Bl11 (cu); Bl15 (cl); Bl18 (cl); Bl19 (cl); Bl20 (cl); Bl21 (cl); Bl23 (cul); Bl57 (ca); Ni1 (cs); Ni3 (cs); Pe8 (cs); Gb20 (cs); Ren6 (ca); Ren23 (ca); E-Anmian-1 (ca); E-Anmian-2 (ca); E-Bichuan (ca); E-Dingchuan (cu); E-Yintang (cs).
Buchkürzel und Kategorien siehe Übersichten S. 12ff.

Relevanzkarte Raucher-Entwöhnung
(Körperpunkte)

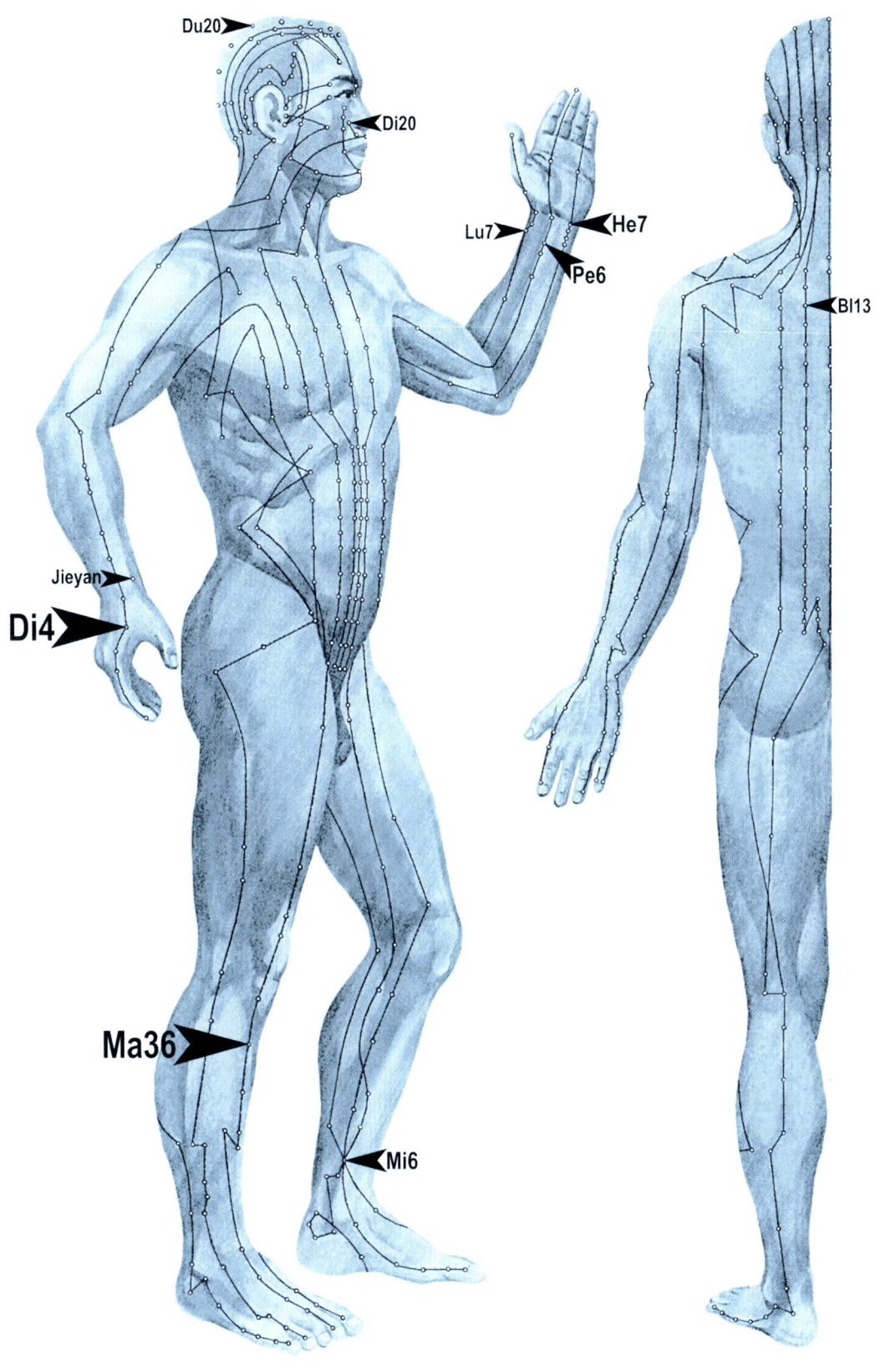

Du20

Di20

Lu7 He7

Pe6

Bl13

Jieyan

Di4

Ma36

Mi6

⬤ Anmerkungen zur Punktauswahl

Das gibt es bei keiner anderen Indikation: Von 42 genannten Körperpunkten tauchen 28 (also zwei Drittel) jeweils nur einmal auf. Von anerkannten Konzepten kann dabei keine Rede sein. Bezeichnend, daß außer *Current Acupuncture* nur ein einziges Werk überhaupt ein therapeutisches Prinzip nennt:

Principle of treatment: **To relieve mental stress.**
(Electroacupuncture)

Der oben festgestellten Kapitulation der TCM-Theorie entspricht die übereinstimmende Empfehlung der Ohrakupunktur.

Technik

Überwiegend wird intensive Stimulierung empfohlen, zum Teil mit elektrischer Reizung:

Give a moderate or strong stimulation and retain the needles for 20 minutes. *(Shanghai-Acupuncture)*

Electrical stimulation is more effective than manual needling. The current is increased until the patient feels the flow but without pain. *(Synopsis)*

Die Angaben über die Behandlungsfrequenz sind gerade hier nicht immer realistisch:

Treat 1–3 times a day with strong stimulation.
(Chinese Acupuncture Handbook)

Üblich sind Reizkörper am Ohr:

It is advisable to apply the subcutaneous needles or seed-embedding method. When the tobacco addiction appears, the patient should press the point embedded with the needle with his fingers himself to eliminate the tobacco addiction. *(Concise TCM)*

Statt der Vaccaria-Samen werden im Westen meist kleine Stahlkügelchen verwendet, die unter dem Hautpflaster mehrere Tage auf der Ohrmuschel verbleiben können.

⚖ Diskussion

Symbol für den Niedergang Chinas im 19. Jahrhundert war – vom Westen mit Waffengewalt gefördert – die Opiumhöhle. Vielleicht ist das der Grund, warum man harte Drogen in China zwar erbarmungslos bekämpft (z. B. mit der Todesstrafe für Dealer), aber sich scheut, eingehender auf die Ursachen von Drogenabhängigkeit einzugehen.

Die Kampagne gegen das Rauchen ist halbherzig. Geraucht wird überall, die billigsten Zigaretten kosten 20 Pfennig die Packung, und die rauchenden Radfahrer im chinesischen Berufsverkehr sind legendär. Daß sich jemand mit 60 Jahren unter die Erde qualmt, hat für die Regierung eines übervölkerten Landes nichts Erschreckendes: die Kosten für medizinische Behandlung würde er sonst auch verursachen, nur eben 20 Jahre später; aber in diesen 20 Jahren spart er dem Staat die Rente.

Geld für Rauchen ausgeben ist eine Sache – aber dann noch Geld auszugeben, um davon loszukommen, hat für die pragmatischen Chinesen etwas Komisches. Daher ist „Raucherentwöhnung" als Akupunktur-Indikation vor allem ein Angebot an Ausländer. Ganz ernst nimmt man die Sache offenbar nicht, und so erklärt sich wohl auch das bereitwillige Abschieben der Therapie an die Ohrakupunktur.

Um keine Mißverständnisse aufkommen zu lassen: auch ich halte hier das (zusätzliche) Anwenden der Ohrakupunktur für sinnvoll. Das hängt mit dem zusammen, was mir bei der Raucher-Entwöhnung erreichbar scheint:
a) den gefaßten Entschluß zu bestärken;
b) die Entzugssymptome abzumildern;
c) eine Ersatzhandlung anzubieten.

Hierbei ist die *Situation der Akupunktur* selber von großer Bedeutung. Der Raucher sucht eine *therapeutische Umgebung* auf, läßt sich *behandeln* und verbringt 30 Minuten in einer *meditativen Situation.* Diese Umstände – und daß er dafür *bezahlt* – unterstreichen die Ernsthaftigkeit seines Entschlusses.

Das Abmildern der Entzugssymptome leisten die Nadeln, aber primär an Körperpunkten: Du20-Baihui, Ren23-Lianquan, Pe6-Neiguan, Di4-Hegu, Di11-Quchi, He7-Shenmen, Lu7-Lieque halte ich zusammen mit Ren6-Qihai, Ma36-Zusanli und Mi6-Sanyinjiao für eine geeignete Basis.

Das Kügelchen am Ohr zu pressen, lenkt von dem Bedürfnis zu rauchen nicht nur darum ab, weil es einen bestimmten Punkt (dem zusätzlich eine beruhigende Wirkung zugeschrieben wird) spürbar macht – es ist auch eine Ersatzhandlung für die leeren Hände. Darum ist, wenn der Wille da ist, die Akupunktur zur Unterstützung der Entwöhnung fast ideal.

Bei harten Drogen kann sie vegetativ stabilisieren, jedoch weder den Sozialarbeiter noch den Psychotherapeuten ersetzen – schon gar nicht Arbeit, Lebensmut und gute Freunde.

Notizen

12.2 Adipositas

Terminologie

Überwiegend wird die Bezeichnung „Obesity" gewählt, zum Teil auch „Reduction of Over-weight" oder „Bodyweight Reduction".

Der chinesische Ausdruck *fei pang* bedeutet „fett-dick" und meint Adipositas.

TCM-Krankheitslehre

Noch vor 20 Jahren war in China die Feststellung „ni pangle" („Du bist dicker geworden") eine gern gehörte Freundlichkeit. Mit wachsendem Wohlstand in den Städten und immer mehr verwöhnten Einzelkindern (den sogenannten „kleinen Prinzen") wird Übergewicht auch in China zunehmend zum Problem.

Clinical Essentials erklärt das Dickwerden so:

According to the TCM lore, the basic mechanism of this affection is **deficiency of Qi** [...] Deficiency of Qi is closely related very much to the spleen and kidney. Weakness or **disorders of spleen and kidney** is the pathologic base of obesity.

Clinical Acupuncture sieht das anders:

In TCM, doctors believe that the etiology can be divided into **deficiency and excess**.

- The excess type is due to an overintake of fatty food, or an excessive consumption of alcohol. All of these can cause a stagnation of food essence and fat. [...] Fat is most likely to produce phlegm and dampness which may turn into heat.
- The deficiency type is due to spleen qi deficiency, or kidney qi deficiency. Qi deficiency leads to excess Yin, and Yin governs the body figure. Fat people are usually with deficiency of qi.

Hier zeigt sich die Yang-Natur des Qi und die Interdependenz von Yin und Yang: Qi-Mangel erzeugt Yin-Fülle, und „das Yin beherrscht die Körperform" – man wird dick.

Auch *Zhenjiuology* beschreibt zwei Typen:

1) The type of Qi deficiency. Obesity is accompanied by general lassitude, palpitation and breathlessness, spontaneous perspiration, pale tongue with white coating, deep and thready pulse.
(2) The type of phlegm and dampness which is manifested as dyspnea with feeling of heaviness in the chest, phlegm in the throat, lassitude, pale tongue with thick and white coating, and rolling pulse.

Demzufolge gäbe es Adipositas nur in Verbindung mit Mattigkeit und blasser Zunge – was sicherlich unvollständig ist.

Electroacupuncture differenziert anders:

(1) Excessiveness of spleen and stomach: Homogeneous obesity with firm muscles, excessive appetite, red face, hatred of hotness, profuse sweating, abdominal distension and constipation. The tongue proper is normal or red in color and the coating is thin and yellow. The pulse is slippery and strong.
(2) Deficiency of spleen and stomach: More obese face and neck, loose muscles, pale complexion, mental tiredness and physical weakness, cold skin, hatred of coldness, poor appetite, abdominal distension, constipation, oliguria and edema. The tongue proper is pale and the coating is thin and white. The pulse is deep, thready and slow.
(3) Deficiency of vital energy: More obese hip and thigh, loose muscles, mental tiredness and physical weakness, preference of rest and hatred of exercise, pale complexion, normal or slightly reduced appetite, hatred of coldness, oliguria and edema. The tongue proper is pale with tooth prints and the coating is thin and white. The pulse is deep, thready and slow.

Form (1) zeigt Vitalität, großen Appetit, Schwitzen – auch im Westen ein häufiger Typus. Die beiden anderen Formen mit „geringem Appetit, Mattigkeit und Blässe" beschreiben eher Schwächezustände. Im Prinzip interessant ist die Unterscheidung nach dem Ort der Fetteinlagerung (Gesicht und Nacken gegenüber Hüfte und Taille). Daß beide Formen aber außerdem durch Oligurie und Ödeme gekennzeichnet sind, verweist auf Grunderkrankungen, vielleicht auf Hungerödeme. (Wobei sich fragt, wie die TCM den Unterschied zwischen Fett und Ödem sowie zwischen Abnehmen und Wasserausschwemmung feststellte).

In anderen Werken finden sich weitere Differenzierungen. Seltsamerweise taucht der einfachste Zusammenhang in der TCM-Pathogenese nicht auf: *dick wird, wer zuviel ißt.*

Nur bei der Therapie wird vielfach auf Aspekte von Lebensführung, Diät und Bewegung hingewiesen. Der Ohrakupunktur mißt man (wie auch beim Rauchen) größere Bedeutung bei als bei anderen Indikationen:

1. In addition to herbal and acupuncture treatment, exercise and a healthy diet are also important. **Exercise is the most important way in treating obesity.**
2. In recent years, doctors often use **ear acupuncture to treat obesity** because it is quite convenient. The stimulation on the ear points may lead to a change in the hunger center, and may affect the nutritional state in order to control the appetite, reduce the food absorption and reduce fat. *(Clinical Acupuncture)*

Keines der Werke stellt jedoch Hunger und Appetit sowie deren Steuerung aus TCM-Sicht dar. Auch psychische und soziale Aspekte des Eßverhaltens spielen nirgends eine Rolle.

Adipositas: Akupunktur-Behandlung in 13 von 35 untersuchten Werken

Punkt	Kategorie	O	E	C	re	cu	cp	ca	ap	cn	co	sy	ma	na	ex	pr	kn	rh	sh	pe	pt	sk	zh	ce	cs	in	mi	tr	el	gu	hb	se	am	cl	ad	di	Ges	Rang
OHR						●												●	●	●			●	●	●				●	●	●	●	●	●			13	1.
Ma36-Zusanli	5 LH-Magen																		●	●			●	●					−		−	●	−	−			9	2.
Ma25-Tianshu	Mu-Dickdarm																	●	●				−	●	○				●		●	○	−	+			8	3.
Ma40-Fenglong	Luo																	●	●				+	●							−	○	−	+			8	3.
Mi6-Sanyinjiao	:																		●	●			+	●					●		−	●	●	−			8	3.
Mi9-Yinlingquan	5																						+	○	○				−		−	○	−	●			7	6.
Bl20-Pishu	BS-Milz																		−				−						−		−	●	−	●			7	6.
Ren12-Zhongwan	: Mu-Magen Inf-Fu																	●	●				−	●					−		−	●		+			7	6.
Di4-Hegu	Yuan																						−	●	●				+		+	+		+			6	10.
Ma44-Neiting	2															●								●	○				+		−	+		+			6	10.
Ren4-Guanyuan	: Mu-Dünndarm															●								●					−		−	○		−			6	10.
Ma34-Liangqiu	Xi																				●			●							+	○					5	12.
Bl23-Shenshu	BS-Niere																						−						−		−	−	−	−			5	12.
Ren6-Qihai	5+																						−	●					−			−	−	+			5	12.
Di11-Quchi	3																					●	−	●	●							+		+			4	15.
Mi3-Taibai	Yuan																							●	●												4	15.
Bl21-Weishu	BS-Magen																		●			−	−	●							−	●		●			4	15.
Ni3-Taixi	3																												−		−	−	−	−			4	15.
Ma15-Daheng	:																			●				●									−				3	20.
Sj6-Zhigou	4																	●							○				●			○					3	20.
Ren9-Shuifen																		●		●					○												3	20.
Lu7-Lieque	Luo Con-Ren																												●				−				2	25.
Pe6-Neiguan	Luo Con-Yinwei																						+								○	○					2	25.
Le3-Taichong	3 Yuan																							●							○	○					2	25.
Du4-Mingmen																															−	−					2	25.

● = Hauptpunkt; ○ = Zusatz- oder Symptompunkt; [+] = „Fülle"-Form (Shí); [−] = „Mangel"-Form (Xū). **Je 1 Nennung:** Lu5 (zh); Lu9 (zh); Ma9 (pe); Ma28 (cl); Mi5 (hb); Mi10 (cs); Mi14 (rh); He8 (am); Bl60 (ce); Ni7 (pe); Gb20 (ce); Gb26 (rh); Gb34 (se); Du20 (se); Du26 (se); Ren3 (se); Ren7 (rh); Ren13 (rh); Ren14 (ce); E-Yishu (rh). Buchkürzel und Kategorien siehe Übersichten S. 12ff.

Relevanzkarte Adipositas

(Körperpunkte)

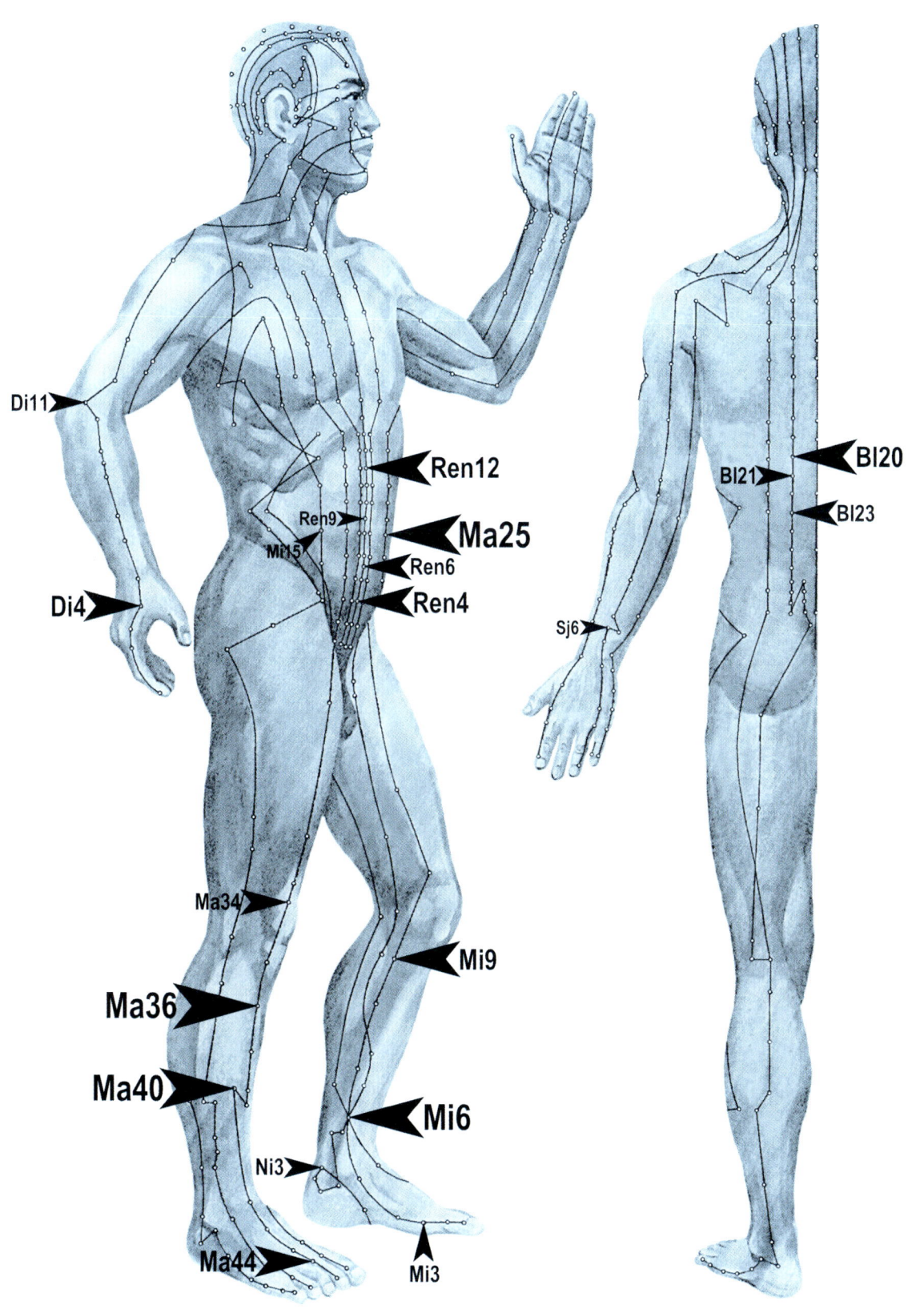

● Anmerkungen zur Punktauswahl

Von den 7 Hauptpunkten liegen 6 auf Magen- und Milz-Leitbahn; einer (Bl20-Pishu) gehört als Back-Shu-Punkt der Milz funktionell zum System Magen-Milz. Trotzdem ist dies kein Zeichen eines allgemein akzeptierten therapeutischen Konzeptes. Selbst beim meistgenannten Punkt Ma36-Zusanli ist fraglich, ob er wirklich zu den Hauptpunkten zählen dürfte – fast die Hälfte der Werke empfiehlt ihn ausschließlich für die „Mangel"-Form.

Obwohl sich lediglich 13 der 35 Werke mit der Indikation „Übergewicht" beschäftigen, fällt die große Zahl von Punkten auf, die jeweils nur in einem oder zwei Werken Anwendung finden: fast die Hälfte aller Punkte (20 von 44) wird nur ein einziges Mal genannt. Das Fehlen anerkannter Konzepte zeigt sich auch in der unterschiedlichen Anwendung einiger Punkte quer durch die Syndrome: so wird Ma40-Fenglong dreimal als Hauptpunkt eingesetzt, einmal als Symptompunkt, zweimal nur für die „Excess"-Form, und ebenfalls zweimal nur für die „Deficiency"-Form.

Einigkeit besteht einzig im Blick auf die Ohrakupunktur (bei *Current Acupuncture* sogar als alleinige Therapie). Auch dies ist im Grunde eine Kapitulation der TCM-Theorie.

Technik

Peking-Acupuncture rät für alle Formen:

Apply filiform needles with **even method** and retain the needles for 15–30 minutes, manipulating them two to three times.

Skill empfiehlt stärkere Stimulation:

Reducing manipulations by twisting, lifting and thrusting the needle are applied until comparatively strong needling sensation is induced to the patient.

Wie bei den Rauchern werden unterstützende Reizkörper am Ohr plaziert:

Put Semen vaccariae on these [ear] points and fix them with plaster. *(Clinical Acupuncture)*

Kleine Hautnadeln oder Pflaster mit Metallkügelchen erfüllen denselben Zweck, sind aber teurer. Angewendet werden sie wie folgt:

The patient is asked to press the point two or three times daily and for one or two minutes each time during the embedment, and additionally, to press the point forcefully whenever the patient himself feels hungry or ten minutes before eating, inducing a strong stimulation to the patient himself. *(Skill)*

⚖ Diskussion

Zur Erinnerung: in der Tabelle stehen links die drei „offiziellen" Lehrwerke, danach die anderen Arbeiten in der Reihenfolge ihres Erscheinens. Erneut zeigt sich, daß das 1978 erschienene *Current Acupuncture* (bzw. das 1974 in Shanghai erschienene *Zhenjiuxue*, auf dem es beruht) seiner Zeit voraus war. Erst ab 1990 beschäftigen sich die Lehrwerke wieder mit der Indikation „Übergewicht". Offenbar gibt es auch hier therapeutische Moden: erst seit 1994 tauchen mit der Zuordnung einer Adipositas-Form zur „Niere" regelmäßig die Punkte Bl23-Shenshu und Ni3-Taixi auf.

Wie beim Rauchen fragt sich auch hier: ***Was bewirkt die Akupunktur? Was will, was kann sie überhaupt erreichen?***

Da scheinen mir die TCM-Vorstellungen ebenso problematisch wie westliche Konzepte von „Verdauungsförderung". Letzteres macht keinen Sinn: je besser die Verdauung funktioniert – in TCM-Kategorien: je stärker Milz und Magen sind – desto besser wird Nahrung verwertet, und desto dicker wird der Mensch.

Seltsamerweise werden die Hauptursachen der Wohlstands-Adipositas in den chinesischen Arbeiten kaum gesehen. Erstens das ***Eßtempo***: weil das Sättigungsgefühl dem Füllungszustand des Magens etwa 10–15 Minuten hinterherhinkt, hat der hastige Esser bis zur Sättigung fast das Doppelte von dem gegessen, was bei langsamem Essen gereicht hätte. Zweitens das Essen zwischendurch: meistens aus Nervosität, und meistens ***Snacks oder Süßigkeiten***. Beides hat mit der Funktion von Magen und Darm (oder eben auch von „Milz") kaum zu tun, und die darauf gerichteten Konzepte gehen an der Realität vorbei.

Dennoch ist wie bei Raucherentwöhnung die Akupunktur ein gut geeignetes Verfahren. Auch hier spielt ihre Situation – das „Setting" der Akupunktur – eine wesentliche Rolle. Selbstbesinnung des Übergewichtigen, psychische und vegetative Stabilisierung, dazu mit den Reizkörpern am Ohr die Möglichkeit einer Beeinflussung (zumindest Ablenkung) von Appetit und Hungergefühl – das ist erreichbar, und das ist gar nicht wenig.

Notizen

Anhang

Quellenangaben

Wie in den Tabellen werden die Arbeiten unter ihren Kürzeln aufgeführt, und zwar zuerst die quasi-offiziellen Lehrwerke *Outline, Essentials* und *Chinese Acupuncture and Moxibustion*, danach die übrigen Werke in der Reihenfolge ihres Erscheinens. Genannt wird jeweils nur die erste Seite des entsprechenden Kapitels.

Die Aufschlüsselung der Buchkürzel findet sich auf S. 12ff.

1   Bewegungsapparat

1.1   Epicondylitis („Tennisellenbogen"): O:239; E:369; C:439; cu:282; cp:120; ca:97; ap:124; cn:55; co:98; sy:114; ma:209; na:233; pr:214; rh:294; sh:538; pe:143; pt:146; sk:393; cs:590; mi:63; tr:33; el:304; gu:212; hb:158; se:125; am:176; cl:299; di:511

1.2   Schulterbeschwerden: O:238; E:369; C:439; cu:279; cp:120; ca:97; ap:164; cn:55; co:98; sy:114; ma:200,205; na:233; ex:76, 161, 183, 192, 222, 291, 377; pr:214; rh:293; sh:528; pe:157; pt:143; sk:393; zh:262; cs:592; mi:114; tr:31; el:294; gu:171; hb:326; se:120; am:174; cl:511; ad:241; di:257

1.3   HWS-Beschwerden: O:235; E:389; C:481; re:78; cu:278; cp:120; ca:92; ap:159; cn:54; co:107; sy:109; ma:202; na:349; ex:54,160; pr:220; kn:335; rh:298; sh:530; pe:248; pe:403; pt:144; sk:397; zh:312; cs:596; mi:100; tr:25; el:298; gu:212; hb:388; se:116, 119; am:176; cl:296; ad:264; di:239

1.4   Lumbalgie: O:237; E:362; C:437; re:70; cu:287; cp:120; cp:121; cp:95; cp:98; ap:161; cn:56; co:96; sy:110; ma:203; na:250; ex:12; pr:212; rh:295; sh:534; pe:152; pt:139; zh:263; ce:442; cs:582; tr:44; el:290, 299; gu:171, 212; hb:155; se:132; am:180; cl:304; ad:243; di:545

2   Neurologie

2.1   Ischialgie: O:263; cu:291; cp:124; ca:88; ap:112; ma:220; na:239; ex:193; sh:546; pe:395; pt:169; sk:378; zh:263; ce:442; cs:584; mi:71; tr:50; el:179; gu:170; hb:275; se:70; am:166; ad:241

2.2   Kopfschmerz: O:260; E:336; C:429; re:80; cu:294; cp:122; ca:85; ap:98; cn:52; co:78; sy:108; ma:216; na:192; ex:41, 75, 166; pr:196; kn:201; sh:542; pe:133; pt:134; zh:256; mi:54; tr:60; el:174, 287; gu:167; hb:144; se:60; cl:262; ad:228; di:445

2.4   Fazialisparese: O:262; E:340; C:434; cu:300; ca:87; ap:105; cn:53; co:82; sy:116; ma:224; na:229; ex:260; pr:193; kn:91; rh:291; sh:550; pe:97; pt:165; sk:375; zh:259; in:128; mi:69; tr:48; el:185; gu:169; hb:151; se:82; am:163; ad:238; di:266

2.5   Trigeminus-Neuralgie: O:261; E:338; C:432; cu:320; cp:123; ca:87; ap:119; cn:52; co:78; sy:116; ma:217; na:200; ex:20; kn:85; pe:140; pt:138; sk:372; zh:258; mi:72; tr:47; el:175; gu:168; hb:148; se:73; am:162; ad:238; di:267

3   Herz / Kreislauf

3.1   Hypertonie: O:233; E:338; C:424; cu:244; cp:121; ca:83; ap:31; cn:49; co:81; sy:120; ma:184; na:206; ex:178; pr:198; sh:506; pe:86; pt:164; sk:351; zh:255; cs:336; mi:109; tr:14; el:236; gu:167; hb:314; se:138; am:137; cl:271; ad:233; di:520

3.2   Synkope: O:234; E:335; C:376; re:22; cu:220; cp:121; ca:118; ap:102; cn:63; co:77; sy:111; ma:178; ex:48; pr:162; kn:50; pe:383; pt:127; sk:449; mi:108; tr:02; el:257; gu:222; hb:224; se:59; cl:61; ad:284; di:230

4 Respirationstrakt

4.1 Bronchitis, Husten: O:227; E:345; C:382; cu:240; cp:121; ca:75; ap:13; cn:47; co:84; ma:181; na:10; ex:176; pr:157; sh:470; pe:06; sk:322; zh:267; cs:438; in:04; mi:19; tr:05; el:231; gu:177; hb:98; se:182; am:134; cl:105; ad:199; di:231

4.2 Asthma bronchiale: O:228; E:347; C:385; cu:237; cp:121; ca:76; ap:17; cn:47; co:85; ma:182; na:23; ex:204; pr:160; sh:474; pe:11; pt:132; sk:325; zh:268; cl:02; cs:446; in:07; mi:22; tr:07; el:233; gu:178; hb:101; se:185; am:136; ad:201; di:495

5 Magen / Darm

5.1 Magenbeschwerden: O:229; E:355; C:388; re:58; cu:253; cp:122; ca:78; ap:48; cn:48; co:91; sy:107; ma:185; na:40; ex:353, 376, 393; pr:175; kn:259; sh:80; pe:36; pt:150; sk:328; zh:277; ce:86; cs:390; in:27,30; mi:58; tr:15; el:243; gu:81; hb:104; se:159; am:140; cl:139; ad:203; di:467

5.2 Diarrhoe: O:231; E:357; C:395; re:58; cp:122; ca:77; ap:61; cn:48; co:106; sy:107; ma:88; na:70; ex:51; pr:168; kn:264; rh:290; sh:494; pe:57; pt:152; sk:338; zh:281; cs:400; in:35; mi:27; tr:09; gu:183; hb:113; se:156; am:186; cl:147; ad:208; di:507

5.3 Obstipation: C:403; cp:122; ca:78; ap:63; cn:49; na:88; ex:603; pr:171; kn:269; sh:496; pe:69; pt:155; zh:283; cs:414; mi:30; el:253; gu:184; hb:118; se:171; am:150; cl:160; ad:212; di:24

5.4 Hämorrhoiden: O:245; re:40; cu:364; ca:101; ap:193; cn:57; pe:245; sk:349; zh:308; cs:426; mi:96; tr:42; el:279; gu:206; hb:375; se:172; ad:262; di:606

6 HNO

6.1 Halsentzündung: O:255; E:395; C:487; re:76; cu:354; cp:121; ca:113; ap:08; cn:60; sy:112; ma:180; na:396; ex:245; pr:244; rh:286; pe:371; pt:130; sk:434; zh:321; mi:107; tr:70; el:339; gu:219; hb:199; se:278; am:191; cl:468; ad:276; di:534

6.2 Heuschnupfen: O:256; E:392; C:484; re:86; cu:352; cp:125; ca:112; ap:03; ap:243; cn:60; ma:242; na:386; ex:604; pe:366; sk:432; zh:319; cs:686; mi:104; tr:69; el:337; gu:217; hb:195; se:287; am:189; cl:495; ad:271; di:20

6.3 Tinnitus: E:389; C:482; cu:350; cp:124; ca:111; ap:252; cn:59; co:109; sy:109; ma:241; na:379; ex:144; pr:239; kn:121; pe:354; pt:161; sk:443; zh:318; mi:101; tr:67; el:335; gu:216; hb:191; se:274; cl:482; ad:270; di:97

7 Augen

7.1 Konjunktivitis: O:253; E:391; C:483; re:88; cu:343; cp:124; ca:110; ap:257; cn:58; ma:238; na:369; ex:227; pr:241; re:287; sh:562; pe:340; sk:436; zh:318; cs:678; in:120; mi:103; tr:64; el:323; gu:214; hb:193; se:254; am:197; cl:428; ad:272; di:114

7.2 Glaukom: cu:344; ca:109; cn:58; ma:238; ex:184; cs:672; mi:118; tr:62; el:328

8 Haut

8.1 Urticaria: O:246; E:383; C:472; re:92; cu:328; ca:101; ap:284; cn:60; na:328; ex:367; pr:247; kn:346; sh:568; pe:219; pt:186; sk:418; zh:306; cs:654; in:114; mi:91; tr:39; el:344; gu:203; hb:188; se:292; am:195; ad:266; di:116, 453, 466

9 Gynäkologie / Geburtshilfe

9.1 **Dysmenorrhoe:** E:375; C:451; cu:330; cp:125; ca:105; ap:208; cn:61; co:104; sy:115; ma:234; na:268; ex:205; pr:226; kn:368; rh:299; sh:524; pe:264; pt:173; sk:400; zh:292; cs:488; mi:75; tr:80; el:308; gu:191; hb:172; se:207; am:181; cl:329; ad:247; di:444

9.2 **Kindslagen-Korrektur:** O:248; C:461; ca:107; cn:62; ma:237; na:291; pr:232; sh:528; pe:283; sk:407; zh:298; mi:84; tr:83; el:318; gu:195; hb:347; se:215; am:184; cl:344; ad:253; di:13

10 Urologie

10.1 **Harnretention:** O:266; E:366; C:412; cu:268; ca:102; ap:74; cn:51; na:173; ex:135; pr:183; sh:514; pe:191; sk:387; zh:287; cs:478; mi:33; tr:76; el:289; gu:186; hb:127; se:190; am:154; ad:222; di:255

10.2 **Impotenz:** O:267; E:369; C:413; cu:267; cp:124; ca:104; cn:51; na:187; ex:145; pr:187; kn:373; sh:518; pe:182; pt:159; sk:390; zh:285; ce:344; cs:530; mi:37; tr:75; el:276; gu:189; hb:129; se:201; am:160; cl:253; ad:225; di:540

11 Psycho-vegetativer Bereich

11.1 **Schlafstörungen:** E:349; C:416; re:48; cp:124; ca:87; cn:53; co:86; sy:119; na:133; ex:82,144,509; pr:206; sh:552; pe:108; pt:162; zh:273; mi:39; el:213; gu:175; hb:131,312; se:98; cl:209; ad:219; di:28

11.2 **Depressionen:** O:265; E:352; C:421; cu:323; cp:123; ca:91; ap:80; cn:54; ma:233; na:140; ex:297; pr:203; kn:111; sh:556; pe:122; pt:185; sk:369; zh:274; cs:550; mi:43; tr:59; el:218; gu:175; hb:141; se:101; am:171; cl:227; di:574

12 Sonstiges

12.1 **Raucher-Entwöhnung:** cu:370; ca:120; sy:122; sh:572; pe:417; zh:323; cs:704; el:352; hb:369; se:330; am:205; cl:509

12.2 **Adipositas:** cu:373; rh:300; sh:570; pe:414; sk:399; zh:322; ce:244; cs:700; el:353; hb:207; se:335; am:156; cl:195

Punktlokalisation

Aufgeführt werden alle in den Tabellen genannten Punkte, sowie einige weitere Punkte zur Orientierung. Die Abkürzungen bedeuten:

¢   = **cun** = persönliches Längenmaß der Akupunktur, ca. einer Daumenbreite des Patienten entsprechend (Da auf diese Weise die Größenverhältnisse der unterschiedlichen Patienten berücksichtigt sind, ist sie einer starren Angabe in Zentimetern oder Millimetern vorzuziehen).

fen   = 1/10 cun (beim Erwachsenen ca. 2–2,5 mm)

QF   = Querfinger

2 QF [= Zeige- plus Mittelfinger] = 1,5 ¢.

3 QF [= Zeige- plus Mittel- plus Ringfinger] = 2 ¢

HB   = Handbreit [ohne Daumen]

–   = flache Stichführung parallel zur Haut

\   = Schräge Stichführung

| = Senkrechte Stichführung (in der Regel nicht gesondert angegeben)

M   = Nur Moxibustion (die *mögliche* Moxa-Applikation wird in der Regel nicht gesondert angegeben)

Die Angaben zur Stichtiefe weisen große Abweichungen auf, auch in den quasi-offiziellen Lehrwerken:

PUNKT	Stichtiefe *Outline*	Stichtiefe *Essentials*	Stichtiefe *ChinAcMox*
Lu1-Zhongfu	0,5–0,7 ¢	0,3–0,5 ¢	0,5–0,8 ¢
Lu5-Chize	0,5–1,0 ¢	0,3–0,5 ¢	0,5–1,0 ¢
Bl13-Feishu	0,3–0,5 ¢ senkrecht	0,5 ¢ schräg	0,5–0,7 ¢ schräg

Daß hier neben anatomischen auch forensische Überlegungen mitspielen, liegt auf der Hand. Doch wird die Angabe der Stichtiefe für die Praxis oftmals überschätzt. Noch mehr als in China gilt hierzulande:

1) *Sicherheit* (auch in kosmetischer Hinsicht: im Zweifel lieber flacher stechen und milder stimulieren);
2) *De-qi anstreben* (soweit beim jeweiligen Punkt möglich);
3) *Erfahrungen und Schmerzempfindlichkeit berücksichtigen* (Patienten mit Akupunktur-Erfahrung legen oftmals Wert auf intensive Stimulierung der Nadel, während bei erstmaliger Akupunktur die Angst vor Schmerzen überwiegt. Das ist bei Stichtiefe und Technik zu berücksichtigen)

Im folgenden werden für die Stichtiefe **Richtwerte** für normalgewichtige Patienten genannt. Diese orientieren sich überwiegend an den Angaben in *Essentials* und *ChinAcMox*.

Punkt	Kategorie	Lokalisation	Stichtiefe: Richtwert in *cun*
Lu1-Zhongfu	: Mu-Lunge	1 ¢ unterhalb der Fossa infraclavicularis, auf der Höhe des 1. ICR, 6 ¢ lateral der vorderen Medianlinie (Nadelung flach oder schräg nach lateral)	0,5 \
Lu5-Chize	5-	Ellenbogenfalte, radial der Sehne des M. biceps brachii	0,5
Lu6-Kongzui	Xi	1¢ proximal vom Mittelpunkt Lu5-Chize – Lu9-Taiyuan	0,7
Lu7-Lieque	Luo Con-Ren	Radiale Unterarmseite, 1,5 ¢ = 2 QF proximal der Handgelenkfalte (in der Mulde proximal des Processus styloideus)	0,5 –

Punkt	Kategorie		Lokalisation	Stichtiefe: Richtwert in *cun*
Lu9-Taiyuan	3+	Yuan Inf-Gefäße	Mulde am daumenseitigen Ende der inneren Handgelenkfalte, radial der durch Pulsschlag fühlbaren A.radialis	0,3
Lu10-Yuji	2		Innenseite des Daumenballens, in der Mitte zwischen Lu9-Tai-yuan und dem von Daumen und Zeigefinger gebildeten Winkel	0,5
Lu11-Shaoshang	1		0,1 ¢ radial-proximal vom Nagelwinkel des Daumens	0,1
Di1-Shangyang	1		0,1 ¢ radial-proximal vom Zeigefinger-Nagelwinkel	0,1
Di4-Hegu		Yuan	A) bei abgespreiztem Daumen: Mitte des vom 1. und 2. Mittel-handknochen begrenzten Muskeldreiecks. B) bei angelegtem Daumen: höchster Punkt des Muskelhügels	0,7
Di10-Shousanli			2 ¢ distal von Di11-Quchi	1,0
Di11-Quchi	5+		A) bei gebeugtem Arm am äußeren Ende der Ellenbogenfalte. B) Mittelpunkt zwischen der Sehne des M. biceps brachii und dem lateralen Epicondylus	1,2
Di12-Zhouliao			A) bei gebeugtem Arm 1 ¢ proximal von Di11-Quchi B) bei hängendem Arm 1 ¢ superio-anterior des lateralen Epicondylus	0,5
Di13-Shouwuli			3 ¢ proximal von Di11-Quchi mit Richtung auf Di15-Jianyu	0,7
Di14-Binao	:		Grube am Unterrand des Deltoideus, 7 ¢ proximal von Di11-Quchi	0,5 | 1,0 \
Di15-Jianyu	:		Bei abduziertem Arm vordere Mulde zwischen Acromion und Tuberculum majus humeri	1,0 | 1,0 \
Di16-Jugu	:		Mulde im Winkel Acromion–Spina scapulae	0,5
Di18-Futu			Mitte zwischen Vorder- und Hinterrand des M. sternocleido-mastoideus auf der Höhe der Prominentia laryngea	0,3
Di19-Kouheliao			Unter dem äußeren Rand des Nasenlochs, etwas oberhalb der Mitte zur Oberlippe	0,2
Di20-Yingxiang	:		Auf der Nasolabialfalte in Höhe der Nasenflügel-Mitte	0,2
Ma1-Chengqi	:		0,7 ¢ unter der Pupille, zwischen Augapfel und Orbita-Unterrand	0,5
Ma2-Sibai			1 ¢ unter der Pupille, im Foramen infraorbitale	0,2
Ma3-Juliao	:		Unter der Pupille auf der Höhe des Nasenflügel-Unterrandes	0,2
Ma4-Dicang	:		Unter der Pupille, 0,5 ¢ lateral vom Mundwinkel	0,5 \ 1,0 –
Ma5-Daying			Mulde vor dem Masseterrand, 1,5 ¢ vor dem Unterkieferwinkel	0,3 \
Ma6-Jiache			A) 1 QF mundwärts vom Unterkieferwinkel. B) Höchster Punkt des Muskelhügels beim Zusammenbeißen der Zähne	0,3 | 1,0 –
Ma7-Xiaguan	:		Mulde 1 ¢ vor dem Unterrand des Tragus (zwischen Arcus zygomaticus und Incisura mandibulae)	0,3
Ma8-Touwei	:		4,5 ¢ lateral der vorderen Medianlinie, 0,5 ¢ über der Haar-grenze bzw. 3 ¢ über Augenbrauen-Höhe	0,7 –
Ma21-Liangmen			2 ¢ lateral der vorderen Medianlinie, neben Ren12-Zhongwan auf Höhe des Mittelpunktes Nabel / unteres Brustbeinende	0,7
Ma25-Tianshu		Mu-Dickdarm	Auf Nabelhöhe, 2 ¢ lateral der vorderen Medianlinie	1,0
Ma27-Daju			2 ¢ unter Nabelhöhe, 2 ¢ lateral der vorderen Medianlinie	1,0
Ma28-Shuidao			3 ¢ unter Nabelhöhe, 2 ¢ lateral der vorderen Medianlinie	1,0
Ma29-Guilai			4 ¢ unter Nabelhöhe, 2 ¢ lateral der vorderen Medianlinie	1,0
Ma34-Liangqiu		Xi	2 ¢ proximal vom lateralen Oberrand der Patella	0,7
Ma35-Dubi			Mulde lateral der Patella	0,7
Ma36-Zusanli	5	LH-Magen	1 QF lateral der Tibiakante, A) 3 ¢ unter Ma35-Dubi B) Höhe des Unterrandes der Tuberositas tibiae	1,0
Ma37-Shangjuxu		LH-Dickdarm	3 ¢ unter Ma36-Zusanli, 1 QF lateral der Tibiakante	1,0
Ma38-Tiaokou			5 ¢ unter Ma36-Zusanli, 1 QF lateral der Tibiakante	0,7

Punkt	Kategorie	Lokalisation	Stichtiefe: Richtwert in *cun*
Ma40-Fenglong	Luo	A) 1,5 ¢ = 2 QF lateral von Ma38-Tiaokou B) Mitte zwischen Ma35-Dubi und äußerem Fußknöchel	0,7
Ma43-Xiangu	3	Fußrücken: Mulde proximal des Metatarso-Phalangealgelenkes, zwischen 2./ 3. Strahl, ca. 2 ¢ = 3 QF proximal vom Zehenspalt	0,5
Ma44-Neiting	2	Mulde 0,5 ¢ proximal vom Zehenspalt Z2/Z3	0,3
Ma45-Lidui	1-	0,1 ¢ lateral-proximal vom Nagelwinkel 2. Zeh	0,1
Mi1-Yinbai	1	0,1 ¢ medial-proximal vom Nagelwinkel großer Zeh	0,1
Mi3-Taibai	3 Yuan	Mediale Fußseite, Grenze zwischen roter und weißer Haut, Mulde postero-inferior vom 1. Metatarso-Phalangealgelenk	0,3
Mi4-Gongsun	Luo Con-Chong	Mediale Fußseite, Mulde antero-inferior von der Basis des 1. Mittelfußknochen	0,7
Mi5-Shangqiu	4-	Mulde zehwärts vom Innenknöchel	0,2
Mi6-Sanyinjiao	:	3 ¢ über dem Innenknöchel, am Hinterrand der Tibia	0,7
Mi8-Diji	Xi	3 ¢ unter Mi9-Yinlingquan	0,7
Mi9-Yinlingquan	5	1QF postero-inferior vom medialen Tibiakopf b. gebeugtem Knie	0,7
Mi10-Xuehai		2 ¢ proximal vom medialen Patella-Oberrand b. gebeugtem Knie	0,7
Mi14-Fujie		4 ¢ lateral der vorderen Medianlinie, 1,5 ¢ unter Bauchnabelhöhe	0,7
Mi15-Daheng	:	4 ¢ neben dem Bauchnabel	0,7
Mi21-Dabao	Luo	6 ¢ unter der Achselmitte, im 6. ICR	0,3 \
He3-Shaohai	5	Bei gebeugtem Arm: Mitte zwischen dem Ende der Ellenbogenfalte und dem Epicondylus medialis humeri	0,5
He5-Tongli	Luo	1 ¢ proximal von He7-Shenmen	0,5
He7-Shenmen	3- Yuan	Am ulnaren Ende der Handgelenkfalte, radial der Sehne des M. flexor carpi ulnaris	0,3
He9-Shaochong	1+	0,1 ¢ radial-proximal vom Kleinfinger-Nagelwinkel	0,1
Dü1-Shaoze	1	0,1 ¢ ulnar-proximal vom Kleinfinger-Nagelwinkel	0,1
Dü3-Houxi	3+ Con-Du	Bei losem Faustschluß am ulnaren Ende der Innenhand-Falte	0,5
Dü6-Yanglao	Xi	Bei halber Supination (Handfläche auf dem Brustkorb) in der Mulde radial-proximal des Ulnaköpfchens	0,3
Dü7-Zhizheng	Luo	5 ¢ proximal der Handgelenkfalte auf der Linie Dü6-Yanglao – Dü8-Xiaohai	0,5
Dü8-Xiaohai	5-	Mulde zwischen Olecranon und Epicondylus medialis humeri	0,5
Dü9-Jianzhen		1¢ über dem hinteren Ende der Achselfalte	0,7
Dü10-Naoshu	:	Über Dü9-Jianzhen in der Mulde unterhalb der Spina scapulae	0,7
Dü11-Tianzong		Auf dem Schulterblatt als dritter Punkt eines gleichseitigen Dreiecks mit Dü9-Jianzhen und Dü10-Naoshu (auf der Höhe des 4. Brustwirbels)	0,7
Dü12-Bingfeng	:	Über Dü11-Tianzong in der Mitte der Fossa supraspinata	0,5
Dü13-Quyuan		Am medialen Rand der Fossa supraspinata, in der Mitte zwischen Dü10-Naoshu und dem 2. Brustwirbel-Dornfortsatz	0,5
Dü14-Jianwaishu		3 ¢ lateral vom Unterrand des 1. Brustwirbeldornfortsatzes	0,5 \
Dü17-Tianrong		Hinter dem Unterkieferwinkel am Vorderrand des M. sternocleidomastoideus	0,5
Dü18-Quanliao	:	Unter dem lateralen Augenwinkel (Höhe Di20-Yingxiang), direkt unterhalb des Jochbeinbogens	0,5
Dü19-Tinggong	:	Mulde vor dem Tragus bei geöffnetem Mund	0,5
Bl1-Jingming	:	2 mm über dem inneren Lidwinkel	0,3
Bl2-Zanzhu		Am inneren Augenbrauenende, leicht medial über Bl1-Jingming	0,3 –

Punkt	Kategorie	Lokalisation	Stichtiefe: Richtwert in *cun*
Bl7-Tongtian		4 ¢ oberhalb der vorderen Haargrenze, 1,5 ¢ = 2 QF lateral der Medianlinie	0,3 –
Bl9-Yuzhen		2,5 ¢ oberhalb der hinteren Haargrenze, 1,3 ¢ lateral der Medianlinie	0,3 –
Bl10-Tianzhu		Auf der Höhe der hinteren Haargrenze, 1,3 ¢ lateral der Medianlinie, am Außenrand des M. trapezius	0,5
Bl11-Dazhu	: Inf-Knochen	1,5 ¢ = 2 QF lateral vom Unterrand des 1. BWD (= Brustwirbeldorn). – Die paravertebralen Punkte auf dem inneren Zweig der Blasen-Leitbahn sollten schräg nach medial genadelt werden.	0,7 \
Bl12-Fengmen	:	1,5 ¢ = 2 QF lateral vom Unterrand des 2. BWD	0,7 \
Bl13-Feishu	BS-Lunge	1,5 ¢ = 2 QF lateral vom Unterrand des 3. BWD (auf der Verbindungslinie der Scapula-Gräten)	0,7 \
Bl15-Xinshu	BS-Herz	1,5 ¢ = 2 QF lateral vom Unterrand des 5. BWD	0,7 \
Bl17-Geshu	Inf-Blut	1,5 ¢ = 2 QF lateral vom Unterrand des 7. BWD (Verbindungslinie der Scapula-Spitzen bei hängendem bzw. angelegtem Arm)	0,7 \
Bl18-Ganshu	BS-Leber	1,5 ¢ = 2 QF lateral vom Unterrand des 9. BWD	0,7 \
Bl19-Danshu	BS-Gallenblase	1,5 ¢ = 2 QF lateral vom Unterrand des 10. BWD	0,7 \
Bl20-Pishu	BS-Milz	1,5 ¢ = 2 QF lateral vom Unterrand des 11. BWD	0,7 \
Bl21-Weishu	BS-Magen	1,5 ¢ = 2 QF lateral vom Unterrand des 12. BWD	0,7 \
Bl22-Sanjiaoshu	BS-Sanjiao	1,5 ¢ = 2 QF lateral vom Unterrand des 1. LWD (= Lendenwirbeldorn)	1,0
Bl23-Shenshu	BS-Niere	1,5 ¢ = 2 QF lateral vom Unterrand des 2. LWD (ca. 3 ¢ = 1 HB oberhalb der Höhe des Darmbeinkammes)	1,0
Bl25-Dachangshu	BS-Dickdarm	1,5 ¢ = 2 QF lateral vom Unterrand des 4. LWD (ca. auf der Höhe des Darmbeinkammes)	1,0
Bl26-Guanyuanshu		1,5 ¢ = 2 QF lateral vom Unterrand des 5. LWD (ca. 1,5 ¢ = 2 QF unterhalb der Höhe des Darmbeinkammes)	1,0
Bl28-Pangguangshu	BS-Blase	1,5 ¢ = 2 QF lateral der dorsalen Medianlinie, auf der Höhe des 2. Sakralloches (neben Bl32-Ciliao)	1,0
Bl30-Baihuanshu		1,5 ¢ = 2 QF lateral der dorsalen Medianlinie, neben dem 4. Sakralloch	1,0
Bl31-Shangliao		Am 1. Sakralloch, in der Mitte zwischen Medianlinie und Spina iliaca posterior superior	1,0
Bl32-Ciliao		Am 2. Sakralloch, medial-kaudal der Spina iliaca posterior sup.	1,0
Bl35-Huiyang		0,5 ¢ (ca. Kleinfingerbreite) lateral der Steißbeinspitze	0,7
Bl36-Chengfu		Auf der hinteren Seite des Oberschenkels, in der Mitte der Glutealfalte	1,0
Bl37-Yinmen		A) 6 ¢ unter Bl36-Chengfu. B) 1 ¢ oberhalb des Mittelpunktes der Verbindungslinie Bl36-Chengfu - Bl40-Weizhong	1,5
Bl39-Weiyang	LH-Sanjiao	Am Außenrand der Kniegelenkfalte, medial der Sehne des M. biceps femoris	0,7
Bl40-Weizhong	5 LH-Blase	Mittelpunkt der Kniegelenkfalte	1,0
Bl43-Gaohuangshu		3 ¢ lateral vom Unterrand des 4. BWD	0,3 \
Bl46-Geguan		3 ¢ lateral vom Unterrand des 7. BWD (neben Bl17-Geshu)	0,3 \
Bl52-Zhishi		3 ¢ lateral vom Unterrand des 2. LWD (neben Du4-Mingmen und Bl23-Shenshu)	0,7
Bl54-Zhibian		3 ¢ lateral der Du-Leitbahn, auf der Höhe des 4. Sakralloches	1,5
Bl57-Chengshan		Mulde am mittleren Unterrand des Wadenmuskels, in der Mitte zwischen Bl40-Weizhong und der Ferse	1,0

Punkt	Kategorie	Lokalisation	Stichtiefe: Richtwert in *cun*
Bl58-Feiyang	Luo	1 ¢ distal-lateral von Bl57-Chengshan; 7 ¢ über Bl60-Kunlun	0,7
Bl60-Kunlun	4	Mitte zwischen äußerem Fußknöchel und der Achillessehne	0,5
Bl62-Shenmai	: Con-Yangqiao	In der Mulde unterhalb des lateralen Fußknöchels	0,3
Bl63-Jinmen	: Xi	Mulde unter dem Vorderrand des äußeren Fußknöchels, Mitte zwischen Bl62-Shenmai und Bl64-Jinggu	0,3
Bl64-Jinggu	Yuan	Mulde distal vom Ansatz des 5. Metatarsale; Grenze rot-weiße Haut	0,3
Bl67-Zhiyin	1+	0,1 ¢ lateral-proximal vom Kleinzeh-Nagel	0,1
Ni1-Yongquan	1-	Fußsohle, zwischen dem 2. und 3. Metatarsale: Vorderer Drittelpunkt der Mittellinie (ohne Berücksichtigung der Zehen)	0,3
Ni3-Taixi	3 Yuan	Mulde zwischen innerem Fußknöchel und Achillessehne	0,5
Ni5-Shuiquan	Xi	1 ¢ unter Ni3-Taixi	0,3
Ni6-Zhaohai	: Con-Yinqiao	Fußinnenseite, in der Mulde unter dem Knöchel	0,3
Ni7-Fuliu	4+	2 ¢ über Ni3-Taixi, vor der Achillessehne	0,5
Ni10-Yingu	5	Mediale Seite der Kniekehle, zwischen den Sehnen des M. semitendinosus und des M. semimembranosus bei gebeugtem Knie	0,7
Ni12-Dahe	:	Unterbauch: 4 ¢ unterhalb des Nabels, 05, ¢ lateral der vorderen Medianlinie	0,7
Pe3-Quze	5	Mitte der Ellenbogenfalte, ulnar der Sehne des M. biceps brachii	0,7
Pe4-Ximen	Xi	Unterarm-Beugeseite, 5 ¢ proximal der Handgelenkfalte zwischen den Sehnen (M. palmaris longus / M. flexor carpi radialis)	0,7
Pe5-Jianshi	4	Unterarm-Beugeseite, 3 ¢ proximal der Handgelenkfalte, zwischen den Sehnen	0,7
Pe6-Neiguan	Luo Con-Yinwei	Unterarm-Beugeseite, 2 ¢ proximal der Handgelenkfalte, zwischen den Sehnen	0,7
Pe7-Daling	3- Yuan	Unterarm-Beugeseite, Mitte der Handgelenkfalte zwischen den Sehnen d. M. palmaris longus und M. flexor carpi radialis	0,3
Pe8-Laogong	2	Mitte der Handfläche zwischen 2. und 3. Mittelhandknochen (in älteren Karten z.T. zwischen 3. und 4. MHK lokalisiert)	0,3
Pe9-Zhongchong	1+	Mitte der Mittelfingerspitze	0,1
Sj1-Guanchong	1	0,1 ¢ ulnar-proximal vom Ringfinger-Nagelwinkel	0,1
Sj3-Zhongzhu	3+	Handrücken zwischen 4. / 5. Mittelhandknochen, in der Mulde proximal der Knöchel der Metacarpo-Phalangealgelenke	0,3
Sj5-Waiguan	Luo Con-Yangwei	Dorsaler Unterarm, 2 ¢ proximal der HG-Falte, zwischen Radius und Ulna	0,7
Sj6-Zhigou	4	1 ¢ proximal von Sj5-Waiguan	0,7
Sj10-Tianjing	5-	Mulde 1 ¢ proximal vom Olecranon bei gebeugtem Ellenbogen	0,3
Sj14-Jianliao		Postero-inferior vom Acromion, 1 ¢ hinter Di15-Jianyu: hintere der 2 Mulden bei abgewinkeltem Arm	0,7
Sj15-Tianliao		Am oberen Schulterblatt-Winkel (Mitte zwischen Gb21-Jianjing und Dü13-Quyuan)	0,3
Sj17-Yifeng	:	Hinter dem Ansatz des Ohrläppchens in der Mulde zwischen Unterkiefer und Processus mastoideus	0,7
Sj21-Ermen		Mulde vor und über dem Tragus bei offenem Mund	0,3
Sj23-Sizhukong		Mulde am äußeren Ende der Augenbraue	0,3 –
Gb1-Tongziliao	:	0,5 ¢ lateral vom äußeren Augenwinkel	0,3 –
Gb2-Tinghui		Mulde vor dem Tragus-Unterrand bei offenem Mund	0,5
Gb4-Hanyan	:	Mulde am höchsten Punkt der Schläfengrube; 1/4 der Linie Ma8-Touwei–Gb7Qubin	0,3 –

Punkt	Kategorie	Lokalisation	Stichtiefe: Richtwert in *cun*
Gb5-Xuanlu		Mitte der Linie Ma8-Touwei – Gb7-Qubin	0,3 –
Gb7-Qubin	:	Schnittpunkt der Linien Ohr-Vorderrand und Ohrspitze	0,3 –
Gb8-Shuaigu	:	1,5 ¢ über der Ohrspitze	0,3 –
Gb12-Wangu	:	In der Mulde unmittelbar hinter/unter dem Mastoid	0,3 \
Gb14-Yangbai	:	Über der Pupille, 1 ¢ oberhalb der Augenbraue	0,3 –
Gb20-Fengchi	:	Am Unterrand des Hinterhauptbeins, in der Mulde zwischen M. sternocleidomastoideus und M. trapezius	0,7
Gb21-Jianjing	:	Oberhalb der Brustwarze, in der Mitte zwischen Du14-Dazhui und dem Acromion	0,5
Gb30-Huantiao	:	Äußerer Drittelpunkt der Linie Trochanter major – Hiatus sacralis	2,0
Gb31-Fengshi		Auf der Mittellinie des seitlichen Oberschenkels, 7 ¢ über Höhe Kniegelenkfalte (Position des Mittelfingers bei hängendem Arm)	1,0
Gb34-Yanglingquan	5 LH-Gall.bl. Inf-Sehnen	Mulde vor/unter dem Wadenbeinkopf	1,0
Gb37-Guangming	Luo	Unterschenkel-Außenseite, 5 ¢ über dem lateralen Fußknöchel, vor dem Wadenbein	0,7
Gb39-Xuanzhong	Inf-Knochenmark	Unterschenkel-Außenseite, 3 ¢ = 1 HB über dem lateralen Fußknöchel, vor dem Wadenbein	0,5
Gb40-Qiuxu	Yuan	Mulde vor/unter dem äußerem Fußknöchel	0,3
Gb41-Zulinqi	3 Con-Dai	Mulde zwischen 4. und 5. Mittelfußknochen ca. 2 ¢ proximal vom Zehenspalt, lateral der Sehne des M. extensor digiti minimi pedis	0,3
Gb43-Xiaxi	2+	0,5 ¢ proximal vom Zehenspalt zwischen 4. und 5. Zeh	0,3
Gb44-Zuqiaoyin	1	0,1 ¢ lateral-proximal vom Nagelwinkel des 4. Zehen	0,1
Le1-Dadun	1:	0,1 ¢ lateral-proximal vom Großzeh-Nagelwinkel	0,1
Le2-Xingjian	2-	0,5 ¢ proximal vom Zehenspalt zwischen Großzeh und 2. Zeh	0,5 \
Le3-Taichong	3 Yuan	Mulde zwischen 1. und 2. Mittelfußknochen, 2 ¢ proximal vom Zehenspalt	0,5
Le5-Ligou	Luo	5 ¢ über dem inneren Fußknöchel, auf dem medialen Tibiarand	0,5 –
Le13-Zhangmen	: Mu-Milz Inf-Zang	Unter dem Ende der 11. Rippe; ca. 2 ¢ über Nabelhöhe, bei gebeugt hängendem Arm unter der Position des Ellenbogen	0,7
Le14-Qimen	: Mu-Leber	2 Rippen (ca. 2 ¢) unterhalb der Brustwarze, im 6. ICR 4 ¢ lateral der vorderen Medianlinie	0,3 \
Du1-Changqiang	: Luo	Mitte zwischen Steißbeinspitze und Anus	0,7
Du3-Yaoyangguan		Unter dem Dornfortsatz des 4. Lendenwirbels, neben Bl25-Dachangshu	0,7
Du4-Mingmen		Unter dem Dornfortsatz des 2. Lendenwirbels, neben Bl23-Shenshu	0,7
Du12-Shenzhu		Unter dem Dornfortsatz des 3. Brustwirbels, neben Bl13-Feishu	0,7
Du14-Dazhui	:	Unter dem Dornfortsatz des 7. Halswirbels	0,7
Du15-Yamen	:	Unter dem Dornfortsatz des 1. Halswirbels, 0,5 ¢ über der Haargrenze	0,7
Du16-Fengfu	:	Mulde 1 ¢ über der Haargrenze, unter der Protuberantia occipitalis externa	0,7
Du19-Houding		1,5 ¢ hinter Du20-Baihui	0,3 –
Du20-Baihui	:	Mittelpunkt der Verbindungslinie beider Ohrspitzen	0,3 –
Du23-Shangxing		1 ¢ über der vorderen Haargrenze, 4 ¢ über Augenbrauen-Höhe	0,3 –
Du25-Suliao		Mitte der Nasenspitze	0,2
Du26-Renzhong	:	Oberer Drittelpunkt zwischen Nase und Oberlippe	0,3
Ren2-Qugu	:	Vordere Medianlinie, am Oberrand der Symphyse	0,7

Punkt	Kategorie	Lokalisation	Stichtiefe: Richtwert in cun
Ren3-Zhongji	: Mu-Blase	1 ¢ über der Symphyse, 4 ¢ unter dem Nabel	0,7
Ren4-Guanyuan	: Mu-Dünndarm	3 ¢ = 1 HB unter dem Nabel	1,0
Ren6-Qihai		1,5 ¢ = 2 QF unter dem Nabel	1,0
Ren8-Shenque		Nabel-Zentrum	nur Moxa
Ren9-Shuifen		1 ¢ über dem Nabel	1,0
Ren10-Xiawan	:	2 ¢ = 3 QF über dem Nabel	1,0
Ren11-Jianli		3 ¢ = 1 HB über dem Nabel	1,0
Ren12-Zhongwan	: Mu-Magen Inf-Fu	Mitte zwischen Nabel und Brustwarzenhöhe, 4 ¢ über dem Nabel	1,0
Ren13-Shangwan	:	5 ¢ über dem Nabel	1,0
Ren14-Juque	Mu-Herz	6 ¢ = 2 HB über dem Nabel	0,7
Ren17-Shanzhong	Mu-Perikard Inf-Qi	Vordere Medianlinie auf Höhe der Brustwarzen bzw. des 4. ICR	0,5 –
Ren22-Tiantu	:	Mitte der Fossa suprasternalis. [Nadelung: 0,2 ¢ senkrecht, dann ca. 0,5 ¢ parallel zur Oberfläche unter dem Sternum)	erst 0,2 | dann 0,5 –
Ren23-Lianquan	:	Über dem Zungenbein, Mitte zwischen Adamsapfel und Unterkiefer	0,7
Ren24-Chengjiang	:	Mitte des Sulcus mentolabialis unterhalb der Unterlippe	0,2 \
Extr-Anmian 1		Mitte zwischen Sj17-Yifeng und Extr-Yiming	0,5
Ex-HN8-Bitong	[= Shang-Yingxiang]	Oberes Ende der Nasolabialfalte, Treffpunkt der Knorpelflächen von Nasenflügel und Concha	0,2
Ex-B1-Dingchuan		0,5 ¢ lateral von Du14-Dazhui	0,7
Ex-UE2-Erbai		Doppel-Punkt 4 ¢ proximal der inneren Handgelenkfalte, beidseits der Sehne des M. flexor carpi radialis	0,5
Ex-B2-Huatuojiaji	[incl. Hals-Jiaji]	Punkte zwischen den Dornfortsätzen der Wirbel, 0,5 ¢ lateral der Medianlinie	0,7
Extr-Jiachengjiang		1 ¢ lateral von Ren24-Chengjiang	0,5 \
Extr-Jianneiling		Unterschiedliche Angaben: A) Mitte zwischen vorderem Achselfalten-Ende und Di15-Jianyu B) = Jianqian (siehe bei Jiansanzhen)	0,7
Extr-Jiansanzhen	[1) Di15-Jianyu 2) Extr-Jianqian 3) Extr-Jianhou]	1 ¢ über dem vorderen Ende der Achselfalte; Jianhou: 1,5 ¢ über dem dorsalen Ende der Achselfalte	0,7 0,7
Extr-Jieyanxue		Mitte zwischen Di5-Yangxi und Lu7-Lieque	0,5 –
Ex-UE8-Luozhen	[= Wailaogong]	Auf dem Handrücken zwischen dem 2. und 3. Mittelhandknochen, 0,5 ¢ proximal der Fingergrundgelenke	0,5
Ex-HN7-Qiuhou		Unterrand der Orbita, 1/4 der Strecke vom lateralen Rand	0,5
Ex-B8-Shiqizhui		„17. Wirbel" = unter dem Dornfortsatz des 5. Lendenwirbels	0,7
Ex-UE11-Shixuan		10 Punkte an den Fingerspitzen, 0,1 ¢ distal der Nägel	0,1
Ex-HN5-Taiyang		1 QF lateral vom Mittelpunkt zwischen äußerem Augenwinkel und Augenbrauenende	0,3
Extr-Weishang		2 ¢ = 3 QF über Nabelhöhe, 4 ¢ lateral von Ren10-Xiawan	1,0
Ex-UE7-Yaotongxue	[Doppel-Punkt]	Zwischen 1./2. und 3./4. Mittelhandknochen; Mitte zwischen dorsaler Handgelenkfalte und Matacarpophalangealgelenk	0,5 \
Ex-B7-Yaoyan		3,5¢ lateral vom Unterrand des 4.Lendenwirbel-Dornfortsatzes	1,0
Ex-HN14-Yiming		Unter der Mastoidspitze, 1 ¢ hinter Sj17-Yifeng	0,5
Ex-HN3-Yintang		In der Mitte zwischen den Augenbrauen	0,3 –
Ex-HN4-Yuyao		Mittelpunkt der Augenbraue	0,3 –
Ex-CA1-Zigong		Unterbauch: 4¢ unter Nabelhöhe, 3¢ lateral von Ren3-Zhongji	1,0

Die Grundlage: 35 chinesische Lehrwerke

Kürzel	Lehrwerk *(in Klammern: Kurzname in Textzitaten)*
o	Academy of TCM: An Outline of Chinese Acupuncture, Peking 1975 (= *Outline*)
E	Beijing College of TCM et al.: Essentials of Chinese Acupuncture, Peking 1980 (= *Essentials*)
C	Chen Xinnong (Hrsg.): Chinese Acupuncture and Moxibustion, Peking 1987 (= *ChinAcMox*)
re	Shui Wae: A Research into Acupuncture and its Clinical Practice, Hongkong 1977 (= *Research*)
cu	Lee/Cheung: Current Acupuncture Therapy, Hongkong 1978 (= *Current Acupuncture*)
cp	Lo/Tsui: Acupuncture in Clinical Practice, Hongkong 1979 (= *Clinical Practice*)
ca	Wong/Law: Chinese Acupuncture Handbook, Hongkong 1982 (= *Chinese [Acupuncture] Handbook*)
ap	Sun Xue-Quan: Applied Chinese Acupuncture for Clinical Practitioners, Shandong 1985 (= *Applied Acupuncture*)
cn	Anonym: China's New Needling Treatment, Hongkong 1985 (Revised edition) (= *New Needling*)
co	Liu/Zhou: A Common Chinese-English Terms of Acupuncture, Henan 1985 (= *Common Terms*)
sy	Cheong/Yang: Synopsis of Chinese Acupuncture, Hongkong 1985 (Revised edition) (= *Synopsis*)
ma	Lee: The Manual of China's Current Acup. Therapy, Hongkong (Nachdruck) 1988 (= *Manual*)
na	Nanjing College of TCM: Acupuncture Treatment of Common Diseases Based Upon Differentiation Of Syndromes, Peking 1988 (= *Nanking-Lehrwerk*)
ex	Chen/Deng (Hrsg.): Essentials of Contemporary Chinese Acupuncturists' Clinical Experiences, Peking 1989 (= *Experiences*)
pr	Zhang Jiyou: Practical Handbook on Acupuncture and Moxibustion, Changchun 1989 (= *Practical Handbook*)
kn	Shao et al.: The Treatment of Knotty Diseases with Chinese Acupuncture and Chinese Herbal Medicine, Shandong 1990 (= *Knotty Diseases*)
rh	Hu/Zu (Hrsg.): An Outstanding Collection Culture of Chinese Rehabilitation Medicine, Nanking 1990 (= *Rehabilitation*)
sh	Zhang Enqin (Hrsg.): A Practical English-Chinese Library of TCM, Bd. 9: Chinese Acupuncture and Moxibustion, Shanghai 1990 (= *Shanghai-Acupuncture*)